骨転移診療ガイドライン

改訂第2版

編集　日本臨床腫瘍学会

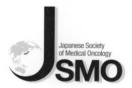

協力学会　日本整形外科学会
　　　　　日本放射線腫瘍学会
　　　　　日本泌尿器科学会
　　　　　日本乳癌学会
　　　　　日本口腔外科学会
　　　　　日本医学放射線学会
　　　　　日本病理学会
　　　　　日本がん看護学会

南江堂

骨転移診療ガイドライン改訂第 2 版　発刊にあたって

　治癒切除不能進行・再発がんの多くは全身の臓器に転移し，進行すると予後を決定する重篤な臓器障害にいたる．骨転移は肺がん，乳がんや前立腺がんなど頻度の高いがん種に高頻度に認められ患者数は多い．骨転移は疼痛，病的骨折，脊髄圧迫，高カルシウム血症など多彩な合併症をきたし，がん治療の中断や QOL の低下など患者に大きな不利益をもたらす．しかし，骨転移に対する治療は機能障害が直接予後を決定づける脳，肺，肝などの主要臓器転移に対する治療よりも長年軽視されてきた．

　そこで当学会は日本整形外科学会，日本泌尿器科学会ならびに日本放射線腫瘍学会の協力のもとで，2015 年 3 月にわが国ではじめて「骨転移診療ガイドライン」を発刊した．当時，骨転移に対する内科的治療法としてビスホスホネート製剤や抗 RANKL 抗体薬が使われるようになった時期と重なり，この両薬剤の開発が発刊の契機となったが，このガイドラインは外科的治療や放射線治療を含めた骨転移の治療の標準化に寄与したと考える．

　その後，2016 年に骨転移のある去勢抵抗性前立腺がんに対する放射線医薬品・塩化ラジウム (^{223}Ra) が保険承認され薬価収載されたが，それ以外に骨転移を適応とする新薬開発は進んでいない．しかしこの間，骨転移治療薬の使い方や骨転移合併症のマネジメント，特に整形外科的介入やリハビリテーション医療に関する医学的エビデンスが少しずつ蓄積されてきた．また，治療医の骨転移治療に対する関心の高まりとともに一部の医療機関で診療科連携が構築されるようになり，ガイドラインの改訂が切望されてきた．

　このような背景のもと当学会は 7 年ぶりに本ガイドラインを改訂した．今回の改訂にあたり，当学会のガイドライン委員会（馬場英司委員長）のもとに新たにガイドライン作成ワーキンググループ（WG）が組織された．初版に引き続き柴田浩行 WG 長（秋田大学教授）が中心となり，「Minds 診療ガイドライン作成マニュアル 2020」に準拠し，クリニカルクエスチョンの策定，文献検索とエビデンスの抽出と評価，推奨の決定のために会合が重ねられた．その結果，多くの臨床の現場の声に応え得る改訂となったと考える．作成に貢献した多くの皆様（9 学会からご参画の作成委員 33 名・協力委員 29 名と，ガイドライン作成指導 1 名，評価委員 15 名）のご尽力とご協力にこの場を借りて深謝したい．最後に，この改訂版ガイドラインが多くの医療従事者に活用され，骨転移診療と患者の QOL の向上に寄与することを期待する．

2022 年 9 月

公益社団法人日本臨床腫瘍学会　理事長
石岡 千加史

骨転移診療ガイドライン改訂第2版　発刊によせて

　悪性腫瘍に対する治療は日毎に進歩を遂げ，患者さんの生存期間は確実に延長してきました．そして医療者は同時に，治療期間を通じた患者さんの生活の質の向上も目指してきました．その点でがんの骨転移は重要な問題のひとつです．がん罹患数自体の増加，生存期間延長による骨転移の増加，さらに画像診断の進歩による骨転移の診断機会の増加などにより，骨転移が臨床上の課題となる場面は明らかに増えてきました．骨転移の診断治療には多くの診療科，医療スタッフが関与しており，それぞれなくてはならない役割を果たしています．骨転移を有するがん患者さんにおいて，薬物療法により見込める予後は様々であり，これを十分考慮して，外科的な介入方法が選択されます．一方で，外科治療の内容に応じて，その後の可動域や活動の違いを予測して，より負担が少なく効果が高い内科，放射線治療が実施されます．まさに集学的治療が強く求められる局面です．骨転移診療の必要性は増すとともにより密接なチーム医療が求められており，臓器横断的，そして診療科や職種を越えた骨転移診療の指針を示すガイドライン作成の意義は極めて大きいと思われます．

　本ガイドラインの初版が発刊された2015年は，骨修飾薬が登場し，骨転移に対して積極的な薬物治療が可能となった時期でした．骨転移診療のエビデンスを網羅的に記した本ガイドライン国内版は増刷を重ね，英語版はESMO Open 誌に掲載されると年間トップアクセスに選ばれるなど，国内外で注目を集めました．その後，骨転移に対する薬物療法は，本ガイドラインの普及もあり広く用いられるにいたりましたが，2022年の現在までにさらに多くの新知見が報告されています．乳がん，肺がんではエビデンスが蓄積し骨転移に対する薬物療法が強く推奨される一方，それ以外の固形腫瘍では必ずしもエビデンスが十分でないなど，がん種による治療モダリティの位置づけが異なる状況です．

　このたび発刊された改訂第2版では，登場後10年が経過した骨修飾薬の長期経過の報告がまとめられました．幸いなことに骨修飾薬を投与する前段階で骨関連事象を起こしている患者割合が低下していること，骨修飾薬投与前に歯科検診やカルシウム値の補正が行われていることが示され，一方，その投与間隔や至適投与期間は有害事象，利便性，コストなどの面から検討の必要性が指摘されました．また骨転移の病理学的，分子生物学的理解の深まりを反映して，初版では骨髄がん症として CQ に取り上げられた病態は，第2版では，骨転移の組織像に基づく4つの分類，溶骨型，造骨型，骨梁間型，混合型のうちの，骨梁間型に位置づけられた明確な解説が加えられました．さらに今回の改訂では，外科治療やリハビリテーション医療などによる積極的な介入を推奨し，「失われた機能」と生活の質を取り戻すという医療者の強い意志が提示されました．この考え方は今後がん治療全般にも拡がることが期待されます．

　この改訂第2版が，初版に引き続き柴田浩行ワーキンググループ長のリーダーシップのもと，関連9学会から参集いただいた63名の作成委員，協力委員，作成指導委員による昼夜を問わないご努力によって完成いたしましたことを心より御礼申し上げます．また，ここに記し得ない多くの関係の皆様の力強い御支援をいただきましたことも重ねて感謝申し上げます．

　この珠玉の骨転移診療ガイドライン改訂第2版が，がん診療現場でさらに広く用いられ，患者さんの充実した生活と人生を支える助けになることを願っています．

2022年9月

公益社団法人日本臨床腫瘍学会 ガイドライン委員会　委員長

馬場　英司

　骨修飾薬の登場と軌を一にした初版は4刷，英訳はESMO Openでトップアクセスに選ばれるなど反響を集めた．今回の改訂では外科治療やリハビリテーション医療など，積極的な介入を提示した．「失われた機能」と生活の質（quality of life：QOL）を取り戻すというアプローチは，今後，幅広く「がん治療」の領域にも拡がっていくはずである．COVID-19の蔓延下，キックオフを除き，すべての会合をウェブで行い，初校の校閲までに49回に及んだ．9学会から選ばれた，協力委員を含む63名が作成に関与し，さらに拡充された改訂版となった．

1．骨転移診療ガイドラインの目的と対象，および使用者

　骨転移診療に参加する様々な医療提供者に対して，標準的な診療の概要を示し，骨転移患者の診療プロセスの改善や患者アウトカムの改善を期することを目的とする．本ガイドラインは原則として成人を対象とし，小児は対象外とした．

2．作成者

ガイドライン作成ワーキンググループ（WG）

役職	氏名	所属	専門領域
WG長	柴田　浩行	秋田大学大学院医学系研究科臨床腫瘍学講座	腫瘍内科（消化器）
副WG長 小委員会1委員長	加藤　俊介	順天堂大学大学院医学研究科臨床腫瘍学	腫瘍内科（消化器）
副WG長 小委員会5委員長	関根　郁夫	筑波大学医学医療系臨床腫瘍学	腫瘍内科（呼吸器）
小委員会2委員長	河野　博隆	帝京大学医学部整形外科学講座	整形外科
小委員会3委員長	西森　久和	岡山大学病院血液・腫瘍内科	腫瘍内科（血液）
小委員会4委員長	公平　誠	公平病院	腫瘍内科（乳腺）
作成委員	安部　能成	埼玉医科大学病院緩和医療科／穂波の郷クリニック	リハビリテーション医療，緩和ケア
作成委員	井口　東郎	佐世保共済病院	腫瘍内科（消化器）
作成委員	稲葉　吉隆	愛知県がんセンター放射線診断・IVR部	IVR
作成委員	岩田　慎太郎	国立がん研究センター中央病院骨軟部腫瘍科	整形外科
作成委員	絹谷　清剛	金沢大学医薬保健研究域医学系	核医学
作成委員	小林　英介	国立がん研究センター中央病院骨軟部腫瘍科	整形外科
作成委員	齋藤　哲雄	荒尾市民病院放射線治療科	放射線治療
作成委員	佐藤　淳也	国際医療福祉大学病院薬剤部	がん専門薬剤師
作成委員	篠田　裕介	埼玉医科大学病院リハビリテーション科	整形外科，リハビリテーション医療
作成委員	篠原　信雄	北海道大学大学院医学研究院腎泌尿器外科学	泌尿器
作成委員	杉田　守礼	東京都立駒込病院整形外科	整形外科
作成委員	祖父江　由紀子	東邦大学医療センター大森病院看護部	がん看護
作成委員	髙木　辰哉	順天堂大学整形外科学・リハビリテーション科・緩和ケアセンター	整形外科
作成委員	髙橋　俊二	がん研究会有明病院総合腫瘍科	腫瘍内科
作成委員	高山　京子	順天堂大学医療看護学部	看護
作成委員	髙山　浩一	京都府立医科大学大学院医学研究科呼吸器内科学講座	腫瘍内科（呼吸器）
作成委員	立石　宇貴秀	東京医科歯科大学大学院医歯学総合研究科画像診断・核医学	放射線診断
作成委員	中西　京子	元 埼玉県立がんセンター緩和ケア科	緩和ケア
作成委員	中村　直樹	聖マリアンナ医科大学放射線医学（放射線治療）講座	放射線治療
作成委員	野田　知之	川崎医科大学運動器外傷・再建整形外科学教室	整形外科
作成委員	原　仁美	神戸大学医学部附属病院整形外科	整形外科
作成委員	原田　浩之	東京医科歯科大学大学院医歯学総合研究科	口腔外科
作成委員	松本　嘉寛	九州大学大学院医学研究院整形外科学分野	整形外科
作成委員	森岡　秀夫	国立病院機構東京医療センター整形外科	整形外科

はじめに

作成委員	山口　岳彦	獨協医科大学日光医療センター病理診断科	病理
作成委員	湯浅　健	がん研究会有明病院泌尿器科	泌尿器
作成委員	吉田　泰一	秋田大学大学院医学系研究科臨床腫瘍学講座	腫瘍内科
ガイドライン作成指導	吉田　雅博	国際医療福祉大学化学療法研究所付属病院	人工透析・一般外科
協力委員	足立　拓也	東京医科歯科大学大学院医歯学総合研究科画像診断・核医学	放射線診断
協力委員	阿部　信	栃木県立がんセンター病理診断科	病理
協力委員	飯田　圭一郎	九州大学大学院医学研究院整形外科学分野	整形外科
協力委員	伊藤　慶	東京都立駒込病院放射線診療科治療部	放射線治療
協力委員	今田　浩生	埼玉医科大学総合医療センター病理部	病理
協力委員	今西　淳悟	帝京大学医学部整形外科学講座	整形外科
協力委員	今野　伸樹	広島大学大学院医系科学研究科放射線腫瘍学	放射線治療
協力委員	浦崎　哲也	がん研究会有明病院総合腫瘍科	腫瘍内科
協力委員	大木　遼佑	がん研究会有明病院総合腫瘍科	腫瘍内科
協力委員	加島　義久	東京医科歯科大学大学院医歯学総合研究科	口腔外科
協力委員	河本　旭哉	神戸大学医学部附属病院整形外科	整形外科
協力委員	城戸　秀倫	順天堂大学大学院医学研究科臨床腫瘍学	腫瘍内科
協力委員	窪田　大介	順天堂大学整形外科学	整形外科
協力委員	澤田　良子	神戸大学医学部附属病院整形外科	整形外科
協力委員	篠崎　英恵	秋田大学大学院医学系研究科臨床腫瘍学講座	腫瘍内科
協力委員	菅谷　潤	国立がん研究センター東病院骨軟部腫瘍科	整形外科
協力委員	武井　大輔	埼玉県立がんセンター薬剤部	臨床薬学
協力委員	竹森　俊幸	神戸大学医学部附属病院整形外科	整形外科
協力委員	中田　英二	岡山大学整形外科	整形外科
協力委員	西村　瑠美	国立がん研究センター中央病院	腫瘍内科
協力委員	長谷川　貴章	愛知県がんセンター放射線診断・IVR 部	IVR
協力委員	平畑　昌宏	帝京大学医学部整形外科学講座	整形外科
協力委員	深澤　義輝	埼玉県立がんセンター緩和ケア科	緩和ケア
協力委員	藤吉　健史	静岡済生会総合病院リハビリテーション科	リハビリテーション医療
協力委員	藤原　正識	東京都立駒込病院整形外科	整形外科
協力委員	松本　隆児	北海道大学大学院医学研究院腎泌尿器外科学	泌尿器科
協力委員	山口　さやか	慶應義塾大学医学部整形外科学	整形外科
協力委員	横山　幸太	東京医科歯科大学大学院医歯学総合研究科画像診断・核医学	放射線診断
協力委員	吉山　晶	国立病院機構東京医療センター整形外科	整形外科

（役職順・五十音順）

ガイドライン委員会

役職	氏名	所属
委員長	馬場　英司	九州大学大学院医学研究院連携病態修復内科学
副委員長	下平　秀樹	東北医科薬科大学医学部腫瘍内科学教室
委員	岩間　映二	九州大学病院呼吸器科
委員	岸　一馬	東邦大学医療センター大森病院呼吸器内科
委員	北野　敦子	聖路加国際病院腫瘍内科
委員	武田　真幸	奈良県立医科大学がんゲノム・腫瘍内科学講座
委員	原　文堅	がん研究会有明病院乳腺センター乳腺内科
委員	矢野　真吾	東京慈恵会医科大学附属病院腫瘍・血液内科

（役職順・五十音順）

評価委員

氏名	所属
東　光久	奈良県総合医療センター総合診療科
大江　裕一郎	国立がん研究センター中央病院呼吸器内科
岡本　浩明	横浜市立市民病院呼吸器内科・腫瘍内科
奥坂　拓志	国立がん研究センター中央病院肝胆膵内科
木原　康太 *	特定非営利活動法人キャンサーネットジャパン
釼持　広知	静岡県立静岡がんセンター呼吸器内科
清水　千佳子	国立国際医療研究センター病院乳腺・腫瘍内科
田上　恵太 *	東北大学大学院医学系研究科緩和医療学分野
永倉　久泰 *	KKR 札幌医療センター放射線科
成田　伸太郎 *	秋田大学泌尿器科
平本　秀二	ピースホームケアクリニック
堀之内　秀仁	国立がん研究センター中央病院呼吸器内科
松本　誠一 *	がん研究会有明病院整形外科
室　圭	愛知県がんセンター薬物療法部
吉村　真奈 *	東京医科大学放射線科

* 日本臨床腫瘍学会非会員
（五十音順）

3. Clinical Question の作成について

　骨転移診療のアルゴリズムに基づいて重要な臨床的課題を選定した．臨床的課題の作成方法は「Minds 診療ガイドライン作成マニュアル 2020」に準拠した．病態の解説，診断法や治療法のような医学的知識に関する疑問，いわゆる背景疑問については Background Question（BQ）として表示し，回答と解説を記載した．複数の診療的な介入について，それらを比較検討して結果の優劣について問う，いわゆる前景疑問については Clinical Question（CQ）として，PICO（Patient, Intervention, Comparison, Outcome）形式での記載に努めた．

　また，CQ のなかで，いまだ十分なエビデンスが醸成されていない臨床疑問については Future Research Question（FRQ）とした．

a) エビデンスの検索方法

　日本医学図書館協会の協力のもと，主として 2014 年から 2019 年に発表された医学論文について PubMed，Cochrane Library，CINAHL，医中誌を検索した．検索式は学会ホームページにおいて掲載予定である．

b) エビデンスの抽出方法

　検索された論文は論文の形式からメタアナリシス，無作為化比較第 Ⅲ 相試験を中心に抽出され，またアブストラクトの内容からハンドサーチでも抽出された．

　抽出した論文のうち，ヒトに対して実施された臨床研究を採用し，遺伝子研究や動物実験は除外した．

c) エビデンスの評価

　介入研究のあるエビデンスについて「Minds 診療ガイドライン作成マニュアル 2020」に準拠して，批判的吟味を行い，そのレベルを「高＝A」（推定効果に高い信頼性が認められる），「中＝B」，「低＝C」，「非常に低い＝D（推定効果が憶測されるに過ぎない）」の 4 段階で評価した（表 1）[1]．

d) 推奨の決定

　評価されたエビデンスに基づいて，CQ に対する推奨（推奨するか，推奨しないか）とその強さ（強いか，弱いか）を決めた（表 2）．推奨の決定は修正デルファイ法により，WG 委員が提示した推奨とその強弱，エビデンスレベルに対する可否投票によって行った．すなわち，ガイドライン作成委員全員の投票により 70％以上の賛同が

表 1　エビデンスの強さ

A（強）
B（中）
C（弱）
D（とても弱い）

表 2　推奨度の提示

強い（「実施する」または，「実施しない」ことを推奨する
弱い（「実施する」または，「実施しない」ことを提案する

得られたものを採択した．1回の投票で合意が得られないときは，十分な意見交換ののち，再投票を行い，3回の投票でも決定できないときは推奨なしとすることとした（実際には1回の投票ですべてのCQについて70%以上の賛同が得られたため，再投票は実施していない）．その際，少数意見で重要なものは別途記載した．また，有害事象，技術的指導者の有無や適応の限界，利用可能な医療資源について記載した．患者の好みなどオプションが分かれるものも記載した．これらの「利益と不利益」を要約して記載した．

4．本ガイドラインに基づく医療行為の実施，技術的指導者，医療資源について

本ガイドラインでは骨転移診療における医療行為について，想定される臨床的課題ごとに推奨などを記載している．これらはエビデンスとその吟味に基づく，あくまでも「推奨」であり，実際の診療においては個別の状況判断を加味して，医療者の責任において施行されるべきものである．

また，ここで示された治療法については十分な経験に基づいて実施されるべきであり，少なくとも十分な経験を有する指導者の助言を必要とする．

さらに手技の詳細や実施可能な施設に関する情報などは関連学会のホームページなども参照して欲しい．

5．ガイドラインの公表前後評価について

公表に先立ち，ガイドラインの記載内容については日本臨床腫瘍学会のガイドライン委員会と，協力学会である日本整形外科学会，日本放射線腫瘍学会，日本泌尿器科学会，日本乳癌学会，日本口腔外科学会，日本医学放射線学会，日本病理学会，日本がん看護学会の査読を得た．さらに，日本臨床腫瘍学会のホームページで事前公開し，パブリックコメントを募った．これらの指摘に基づいて内容を一部修正した．

また，日本臨床腫瘍学会のホームページを通して常時，意見を受け付ける．これらの意見は改訂の際に参考とする．

6．モニタリング

ガイドライン発刊後1年以降を目途に，本改訂版による臨床的アウトカムへの影響について，関連学会を通じて以下の項目の調査を行う予定である．

1) 骨転移のがん種別頻度，2) 外科的介入の割合，3) 放射線治療の割合，4) 骨修飾薬の使用割合，5) ADLの評価（通院，入院治療の別）など

7．ガイドラインの改訂について

本ガイドラインは，日本臨床腫瘍学会ガイドライン委員会により，3年を目処に改訂することを予定している．

8．ガイドラインの作成費用について

本ガイドラインの作成は日本臨床腫瘍学会が，すべてその作成資金の提供団体であり，他企業からの資金提供はない．

9．利益相反について

日本臨床腫瘍学会利益相反委員会が求める開示項目に従い，ガイドライン作成委員・評価委員の利益相反について巻末の別表に開示した．また，アカデミックCOIなどに抵触する委員においては，該当するCQについて投票を辞退し，有効投票から除外した（WG委員の定数は33名である．合意率の分母は有効投票者を示す）．さらに本WGは，幅広い専門家の参加や，日本整形外科学会，日本放射線腫瘍学会，日本泌尿器科学会，日本乳癌学会，日本口腔外科学会，日本医学放射線学会，日本病理学会，日本がん看護学会の協力によって委員会を構成し，意見の偏りを防いだ．

目 次

総 説　　　　　　　　　　　　　　　　　　　　　　　　　　　　　　　　1

Question　　　　　　　　　　　　　　　　　　　　　　　　　　　　　21

用語集

AFF／BED／BMA／de-escalation／mHSPC, mCRPC／ONJ／PRO-SELF Pain Control Program／performance status（PS）／QALY／RANKL／RFA／SINS（Spine Instability Neoplastic Score）／SPECT／SRE／α線／アブスコパル効果／がん遺伝子パネル検査／がんロコモ（がんとロコモティブシンドローム）／経皮的椎体形成術（骨セメント充填術）／高カルシウム血症／骨代謝マーカー／骨転移キャンサーボード／骨転移予後予測スコアリングシステム／四肢長管骨骨転移の術式／新規ホルモン薬／脊髄圧迫／脊椎体幹部定位放射線治療／切迫骨折／鎮痛補助薬／デノスマブ／転移性脊椎腫瘍の術式／内固定／内照射療法／廃用症候群／ビスホスホネート／放射性医薬品による治療に関する用語について／リハビリテーション医療

文　献

1CTP	carboxyterminal telopeptide of type Ⅰ collagen	Ⅰ型コラーゲン C 末端テロペプチド
ADC	apparent diffusion coefficient	
ADL	activities of daily living	日常生活動作
AFF	atypical femoral fracture	非定型大腿骨骨折
AI	aromatase inhibitor	
AR	androgen receptor	男性ホルモン受容体
ARAT agent	androgen receptor axis targeted agent	男性ホルモン受容体シグナル標的阻害薬
AUC	area under the curve	
BAP	bone specific alkaline phosphatase	骨型アルカリホスファターゼ
BMA	bone modifying agents	骨修飾薬
BMP	bone morphogenetic protein	
BMSF	bone-metastasis-free survival	
BPI	brief pain inventory	
BRONJ	bisphosphonate-related ONJ	ビスホスホネート関連顎骨壊死
BS	bone survival	
BSAP	bone specific alkaline phosphatase	
BSI	Bone Scan Index	
CA	cryoablation	凍結療法
CAB	combined androgen blockade	
CCI	Circumferential Cortical Involvement	
CDKI	cyclin-dependent kinase inhibitor	
CI	confidence interval	信頼区間
CK	cytokeratin	サイトケラチン
CKD	chronic kidney disease	慢性腎臓病
COPD	chronic obstructive pulmonary disease	慢性閉塞性肺疾患
CRPC	castration-resistant prostate cancer	去勢抵抗性前立腺がん
CT	computed tomography	
CTC	circulating tumor cells	
CTx	type Ⅰ collagen cross-linked C-terminal telopeptide	Ⅰ型コラーゲン架橋 C テロペプチド
DCE-MRI	dynamic contrast-enhanced MRI	ダイナミック造影 MRI
DIC	disseminated intravascular coagulation	播種性血管内凝固症候群
DPD	deoxypyridinoline	デオキシピリジノリン
ECOG	Eastern Cooperative Oncology Group	
EGF	epidermal growth factor	
eGFR	estimated glomerular filtration rate	推算糸球体濾過量
ER	estrogen receptor	
ESAS	Edmonton symptom assessment system	
FACT-B	functional assessment of cancer therapy - breast	
FDG	fluorodeoxyglucose	
FFPE	formalin fixed paraffin embedded	ホルマリン固定パラフィン包埋
FGF	fibroblast growth factor	
GnRH	gonadotropin-releasing hormone	
HHM	humoral hypercalcemia of malignancy	悪性体液性高カルシウム血症
HR	hazard ratio	ハザード比
HRCT	high resolution computed tomography	
HSPC	hormone-sensitive prostate cancer	ホルモン感受性前立腺がん
ICI	immune checkpoint inhibitor	免疫チェックポイント阻害薬
ICPRE	International consensus on palliative radiotherapy endpoints	
IGF	insulin-like growth factor	
IL	interleukin	インターロイキン
ITT	intention to treat	
IVR	interventional radiology	インターベンショナルラジオロジー

LH-RH	luteinizing hormone releasing hormone	性腺刺激ホルモン放出ホルモン
LOH	local osteolytic hypercalcemia	局所性骨溶解性高カルシウム血症
M-CSF	macrophage colony-stimulating factor	
MDS	myelodysplastic syndrome	骨髄異形成症候群
MESCC	malignant epidural spinal cord compression	
mHSPC	metastatic hormone-sensitive prostate cancer	転移性ホルモン感受性前立腺がん
MIP	macrophage inflammatory protein	
MRI	magnetic resonance imaging	
MRONJ	medication-related osteonecrosis of the jaw	薬剤関連顎骨壊死
MSCC	metastatic spinal cord compression	転移性脊髄圧迫
MSTS	Musculoskeletal Tumor Society Scoring	
MWA	microwave ablation	マイクロ波凝固療法
NGS	next generation sequencer	次世代シークエンサー
NRS	numerical rating scale	
NSAIDs	non-steroidal anti-inflammatory drugs	非ステロイド性抗炎症薬
NTx	type Ⅰ collagen cross-linked N-telopeptide	Ⅰ型コラーゲン架橋Nテロペプチド
ONJ	osteonecrosis of the jaw	顎骨壊死
OPG	osteoprotegerin	
OS	overall survival	全生存期間
PET	positron emission tomography	
PFS	progression free survival	無増悪生存期間
PG	prostaglandin	プロスタグランジン
PICP	procollagen type Ⅰ C-terminal propeptide	Ⅰ型コラーゲンCプロペプチド
PID	pain intensity difference	
PINP	procollagen type Ⅰ N-terminal propeptide	Ⅰ型コラーゲンNプロペプチド
PR	progesterone receptor	
PRRT	peptide receptor radionuclide therapy	ペプチド受容体放射性核種療法
PS	performance status	
PSA	prostate specific antigen	前立腺特異抗原
PTHrP	parathyroid hormone-related protein	
PYD	pyridinoline	ピリジノリン
QALY	quality-adjusted life year	質調節生存年
QOL	quality of life	生活の質
RAC	response assessment category	
RANKL	receptor activator of nuclear factor kappa-B ligand	
RCT	randomized controlled trial	ランダム化比較試験
RFA	radiofrequency ablation	ラジオ波焼灼療法
ROC	receiver operatorating characteristic	
RR	risk ratio	リスク比
SERD	selective ER down-regulator	
SERM	selective ER modulator	
SINS	Spinal Instability Neoplastic Score	
SLAMF7	Signaling lymphocytic activation molecule family member 7	
SMR	skeletal morbidity rate	
SPECT	single photon emission computed tomography	単一光子放射型コンピュータ断層撮影
SR	systematic review	システマティックレビュー
SRE	skeletal related event	骨関連事象
SSEs	symptomatic skeletal events	症候性骨事象
SSI	surgical site infection	創感染
STIR	short-TI inversion recovery	
TAT	targeted alpha therapy	標的α線治療
TES	total *en bloc* spondylectomy	腫瘍脊椎骨全摘術
TESS	Toronto Extremity Salvage Score	
TGF	transforming growth factor	
TLSO	thoraco-lumbo-sacral orthosis	
TNF	tumor necrosis factor	
TRAPC5b	tartrate-resistant acid phosphatase-5b	酒石酸抵抗性ホスファターゼ

略語一覧

TTfSRE	time to the first SRE	
TTTF	time to treatment failure	
VAS	Visual Analogue Scale	
VRS	verbal rating scale	
VTE	venous thromboembolism	静脈血栓塞栓症

骨転移診療のアルゴリズム

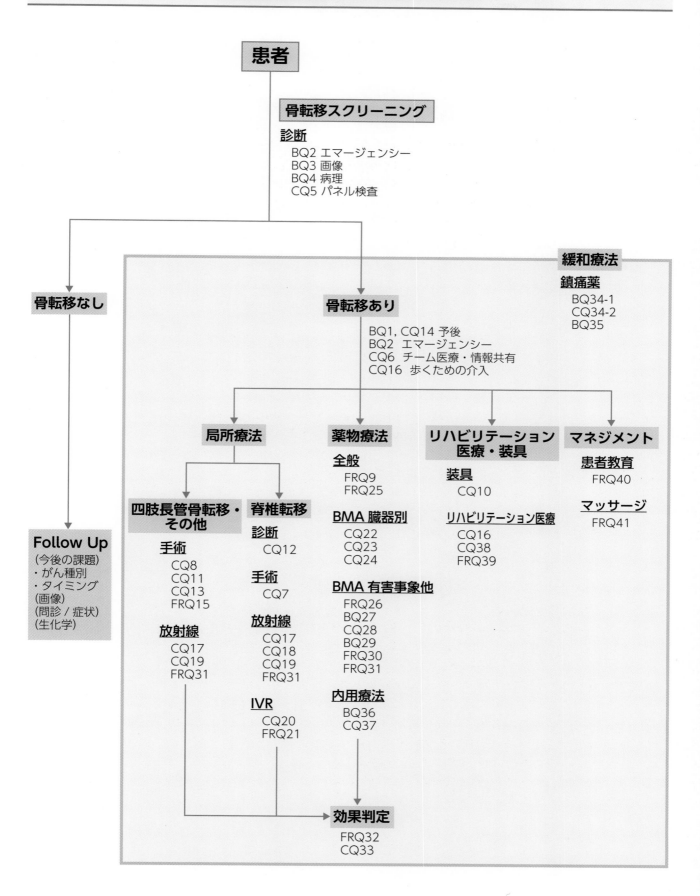

患者

骨転移スクリーニング

診断
　BQ2 エマージェンシー
　BQ3 画像
　BQ4 病理
　CQ5 パネル検査

骨転移なし

骨転移あり

　BQ1, CQ14 予後
　BQ2 エマージェンシー
　CQ6 チーム医療・情報共有
　CQ16 歩くための介入

緩和療法

鎮痛薬
　BQ34-1
　CQ34-2
　BQ35

Follow Up
（今後の課題）
・がん種別
・タイミング
（画像）
（問診／症状）
（生化学）

局所療法

薬物療法

全般
　FRQ9
　FRQ25

リハビリテーション
医療・装具

装具
　CQ10

マネジメント

患者教育
　FRQ40

マッサージ
　FRQ41

四肢長管骨転移・
その他

手術
　CQ8
　CQ11
　CQ13
　FRQ15

放射線
　CQ17
　CQ19
　FRQ31

脊椎転移

診断
　CQ12

手術
　CQ7

放射線
　CQ17
　CQ18
　CQ19
　FRQ31

IVR
　CQ20
　FRQ21

BMA 臓器別
　CQ22
　CQ23
　CQ24

BMA 有害事象他
　FRQ26
　BQ27
　CQ28
　BQ29
　FRQ30
　FRQ31

内用療法
　BQ36
　CQ37

リハビリテーション医療
　CQ16
　CQ38
　FRQ39

効果判定
　FRQ32
　CQ33

総説

総説 1

骨転移の病態

1. 疫学

　骨転移はすべてのがんで遭遇する可能性があり，がん患者の日常診療では，骨転移に注意を払う必要がある．この背景には，①治療法の進歩によるがん患者生存期間の延長，②がん以外の疾患（脳卒中，心筋梗塞など）の救命率向上によるがん罹患率の上昇，③画像診断機器の発達などがあげられる．

　骨転移の疫学調査は少ない．比較的大規模なものに 2010 年から 2016 年の SEER データベースを利用した米国の研究がある[2]．2,470,634 人のがん患者のうち 113,317 人に骨転移があった（4.6％）．転移性がんのがん種別の骨転移の頻度は前立腺がんでは 88.7％，乳がんでは 53.7％，腎がんでは 38.7％，肺腺がんでは 36.9％，婦人科がんでは 36.0％，肺小細胞がんでは 34.6％，食道がんでは 8.0％，胃がんでは 4.5％，膵がんでは 3.8％，結腸がんでは 1.2％と報告している．しかし，正確な発生数は不明で，米国では毎年 2 万 1 千人から 40 万人の骨転移患者がいると見積もられている．デンマークのコホート研究でも 10 大がんのなかで 7.5％に骨転移が認められると報告している[3]．

　疫学調査は診療レベルの向上のための基本情報であり，現在，日本では全国がん登録が行われているが，ここでは遠隔転移の記載のみで，骨転移を含む個別の転移部位は登録されていない．日本の調査例として胸椎〜腰椎の組織学的骨転移を剖検で調べた森脇らの報告を表 1 に示す[4]．この報告では，乳がんや前立腺がんでは 75％，肺がんや甲状腺がんでは 50％に骨転移がみられた．一方，消化器がん（消化管，肝胆膵）では 20％前後と低い数値を示し，傾向としては米国と同様である．

　最近のものとして，日本整形外科学会骨軟部腫瘍委員会が編集した全国骨腫瘍登録一覧表によると続発性骨腫瘍，がん骨転移の項に 2018 年は 1,695 例，2019 年は 1,808 例の登録がある[5,6]．このうち，原発がんの内訳（患者数）で 2018 年の上位 5 位は肺がん（23.2％），乳がん（15.0％），前立腺がん（11.4％），腎がん（10.2％），肝がん（4.3％）の順であり，2019 年の上位 5 位は肺がん（28.0％），乳がん（13.9％），前立腺がん（11.0％），腎がん（8.8％），大腸がん（4.8％）である．隣国，韓国でも同規模のコホート研究が行われ（1,849 例），上位は乳がん（18.8％），前立腺がん（17.5％），肺がん（13.7％）といずれも傾向は諸外国と同様である[7]．

　米国との人口比で考えると日本の年間の骨転移患者数は 8,400 人から 16 万人と見積もられる．整形外科以外の診療科を受診している可能性も高く，正確な疫学的調査は治療成績の向上のためにも重要である．

　肺がん，乳がん，前立腺がん，腎がんなどは骨転移の頻度が高いが，骨転移頻度が低い消化器がんでも，日本で罹患数が多い胃がんや大腸がんでは骨転移患者数となるとかなりの数となると予想され留意すべきである．

表 1　原発臓器別にみた骨転移頻度

原発臓器	剖検での頻度（％）（四国がんセンター 1959〜1997 年）	原発臓器	剖検での頻度（％）（四国がんセンター 1959〜1997 年）
乳腺	75.2	卵巣	22.9
前立腺	75.0	大腸	22.7
肺	54.3	胃	22.5
甲状腺	50.0	膵臓	21.3
腎	31.3	胆道	17.4
頭頸部	30.7	肝臓	16.8
子宮	27.8	膀胱	13.0
食道	24.6		

（森脇昭介ほか．癌の骨（髄）転移の病理形態と問題点．病理と臨床 1999; 17: 28-34[4] より引用）

2. 病理

a）骨転移の発生機序と組織像

　骨転移という名称は，悪性腫瘍が骨組織に転移した病態と理解されがちである．しかし，厳密にいうと骨転移の最初期像は骨髄転移であり，腫瘍が増大するに従い骨髄の器である骨に浸潤を生じる結果，いかにも骨に生じた転移性腫瘍にみえることから一般的に骨転移と表現される．

　骨転移は血行性に生じるとされ，血流の豊富な造血髄の多い骨に好発する．転移部位としては脊椎が最も多く，次いで大腿骨，骨盤，肋骨に多い[8]．脊椎では胸・腰椎に好発し，四肢末梢骨への転移はまれである．脊椎など中心骨への転移が多い理由には，脊椎には赤色髄が多いことに加え Batson 脊椎静脈叢の存在がある[9]．Batson 脊椎静脈叢は，弁構造を有さず，血流が緩徐で，血液はうっ滞したり容易に逆流することから，血管内に播種したがん細胞が着床しやすいと考えられている．Batson 脊椎静脈叢による骨転移は，大循環による転移では生じるはずの肺転移を伴わない骨転移を説明することができる．骨転移は基本的に多発性病変であり，臨床的に単発性転移であっても，経時的には多発病変が顕在化する．

　骨転移の組織像は，罹患骨梁の反応に応じて①溶骨型，②造骨型，③骨梁間型，④混合型の 4 型に分類される．この分類は骨梁の変化を反映することから単純 X 線や CT スキャン所見とある程度相関する．各組織像の頻度は，脊椎転移に限ると骨梁間型，造骨型，溶骨型，混合型の順に多い[10,11]．溶骨や造骨といった骨梁の反応は相互排他的な現象ではなく，骨代謝反応の常としてひとつの転移病巣にはしばしば溶骨所見と造骨所見が共存してみられることが多い．そのため，溶骨像・造骨像の多寡により溶骨型・造骨型・混合型に分類される．骨梁間型は罹患骨梁に溶骨や造骨反応を示さない組織像であり，骨髄組織を置換性に増殖しびまん性に進展することが多い[8,12]．骨髄がん症あるいは骨髄がん腫症と呼ばれることもあり，骨梁変化を欠くことから単純 X 線，CT スキャン，骨シンチグラフィーで病変を同定することは難しい[10,11]．

　骨梁間型の転移はがん間質の乏しい髄様がんでしばしばみられ，胃低分化腺がん，肺小細胞がん，膵がんなどに多い．溶骨型の転移は，乳がん，肺がん，甲状腺がん，胃低分化腺がん，腎細胞がん，各臓器の扁平上皮がんなど，多くのがん種がこの形態を示す．骨梁の破壊・吸収を特徴とするため骨折を起こしやすい．骨梁の破壊・吸収は，がん細胞ではなく腫瘍より誘導された破骨細胞が行う．造骨型の転移は，前立腺がんに最も多く，乳がんや胃低分化腺がんでもみられる．新生骨は既存骨梁に添加骨として，あるいは間質内に新たに形成される．新生骨梁は幼弱骨であり，その周囲には骨芽細胞が縁取ることから，既存骨梁と区別できる．造骨型を示す骨転移では骨折が生じないように思われがちであるが，圧迫骨折による椎体の扁平化はしばしばみられる[13]．

b）骨転移の組織診断

　骨転移の組織診断は，通常原発腫瘍の組織所見と対比することにより比較的容易に診断できる．しかし，骨転移を初発とするがんでは，形態学的な組織診断に難渋することも多い．腺がんや扁平上皮がんは臓器横断的に発生することや，がん腫が転移巣で肉腫様形態を示すことや，非上皮性腫瘍が，がん腫様形態を示すこともある．近年は臓器特異度の高い免疫染色用抗体が充実し，免疫染色を適切に行うことにより原発腫瘍を同定できることも増えてきた．しかし，最初から免疫パネルで診断を行うのではなく，形態所見から候補を絞り適切な抗体を用い鑑別診断を行うことが診断の近道であり医療経済学的にも優れた方法といえる．

　古典的な方法としてサイトケラチン（CK）7 と CK20 の組み合わせで原発臓器を推定する方法もある[14]．しかし，胃がんにおいては様々な形質発現をするため CK7 と CK20 の陽性パターンが症例によりばらつきが多く，この方法は必ずしも有用とはいえない（表 1）．表 2 に原発巣推定に有用な抗体を示す[14]．なお，このような原発不明がんに対し組織学的検討を十分に行い，また剖検を行ったとしても原発巣が同定されないこともある．

c）骨髄がん症について

　骨髄がん症は，転移の一病型として "diffusely infiltrative carcinoma" という概念として 1936 年に Jarcho によって報告されたのが始まりとされる[15]．日本では林らが 40 例の報告をもとにその臨床病理学的特徴をまとめ，"播種性骨髄がん症" といった疾患概念を 1979 年に提唱している[16]．骨髄がん症という名称は主に内科領域で用いられることが多く，多発性骨髄腫や白血病といった血液性腫瘍が骨髄内にびまん性増殖を示す病態を念頭に命名さ

表 1　CK7 と CK20 の組み合わせによる原発巣推定

	CK7 陽性	CK7 陰性
CK20 陽性	胃がん，膵がん，胆道がん，卵巣粘液がん，尿路上皮がん	大腸がん
CK20 陰性	肺腺がん，乳がん，膵がん，胃がん，非粘液性卵巣がん，子宮体がん，胆道がん	前立腺がん，肝がん，腎明細胞がん，副腎皮質がん

(吉田朗彦．原発不明癌の診断．免疫組織化学―実践的な診断・治療方針決定のために．病理と臨床（臨増）2020; 38: 397-404 [14] より引用)

表 2　原発巣推定に有用な抗体

がん種	抗体
尿路上皮がん	P40, Uroplakin II, Uroplakin III, GATA3
肺腺がん	TTF1, Napsin A
乳がん	ER, GATA3, Mammaglobin, GCDFP15
大腸がん，小腸がん	CDX2, villin, SATB2
腎がん	PAX8, PAX2, RCC
肝細胞がん	HEP-PAR1, Arginase 1, pCEA or CD10 (canalicular)
副腎皮質がん	SF-1, inhibin-α, Melan A
前立腺がん	PSA, NKX3.1
子宮内膜腺がん	ER, Vimentin, PAX8
漿液性がん（子宮，卵巣，卵管，腹膜）	PAX8, WT-1, ER
甲状腺がん（乳頭がん，濾胞がん）	Thyroglobulin, TTF1, PAX8
胃がん	HNF4α, CDX2
膵がん，胆道がん	HNF4α, SMAD4 消失

(吉田朗彦．原発不明癌の診断．免疫組織化学―実践的な診断・治療方針決定のために．病理と臨床（臨増）2020; 38: 397-404 [14] より引用)

れたと思われる．骨髄がん症は，既存骨梁の変化に乏しく骨梁間にびまん性増殖を示すことから，組織像では骨梁間型に相当し，特に広範囲，かつびまん性に増殖する骨梁間型転移に対して用いられてきた名称と考えられる．全脊椎椎体に骨梁間型転移を生じるような例では，造血能低下や播種性血管内凝固症候群（disseminated intravascular coagulation：DIC）を生じることがある．

d) 脱灰について

　骨転移病変の組織採取時に腫瘍組織のみ採取できれば問題ないが，しばしば骨組織を含む組織が採取される．骨が含まれる組織はそのままでは薄切できないため，脱灰処理を要する．脱灰にはギ酸や塩酸などの酸を用いる方法と EDTA などのキレート剤を用いる方法がある．酸を用いた脱灰は，短時間で処理が済むもののタンパクや RNA に変性を生じる．そのため遺伝子検査には不適であり，免疫染色においても一部の抗体に対し十分な染色性が得られなくなる．キレート剤による脱灰は，処理の時間がかかるもののタンパクや RNA の変性は限局的であることから，原発不明がんの診断時や遺伝子検査が想定されるときには，キレート剤による脱灰を行う必要がある．採取組織量が多いときには検体を二分し，それぞれ酸およびキレート剤による脱灰を行ったパラフィンブロックを作製するとよい．

3. 骨転移の細胞生物学

　がん細胞が標的臓器に転移を起こすまでには種々の過程が必要となるが，臓器特異的転移の成立に最も関与するのはがん細胞と標的臓器微小環境の相互作用と考えられる[17]．骨髄検査は他臓器の生検より比較的簡単に施行できるため骨髄への微小転移の検討が多くのがん種でなされており，早期がんの手術時にも高頻度に骨髄微小転移が存在する（20〜60％）ことが報告されているが，骨転移を発症するのはその一部である[18]．

　骨髄は造血幹細胞から膨大な数の血球細胞が産生され，それを幹細胞ニッチと呼ばれる微小環境が制御し，主に骨芽細胞ニッチ（osteogenic niche）と血管周囲性ニッチ（perivascular niche）が重要とされている．骨微小環境におけるがん幹細胞の維持，増殖についても両者が重要で，がん幹細胞とニッチの相互関係によりがん幹細胞の休眠状態の維持と解除から増殖がコントロールされていると考えられる．今のところニッチに作用して骨転移を抑制する薬剤のエビデンスはない[19]．

　さらにがん細胞が増殖して骨転移病巣が成立するためには，特に破骨細胞が重要である[20]．がん細胞がまず増殖するためには骨を破壊しなければならない．骨吸収の主役は破骨細胞であり，溶骨型骨転移だけでなく造骨型骨転移においても重要な役割を果たしていると考えられている．破骨細胞は血液幹細胞起源であり，単球マクロファージ系細胞が主に RANKL（receptor activator of nuclear factor kappa-B ligand）［☞用語集参照］の刺激によって分化・融合して形成される多核巨細胞である（図 1）．RANKL は主に骨芽細胞・骨細胞の細胞膜上に発現され，破骨細胞前駆細胞/破骨細胞上の RANK と結合し，破骨細胞の分化・活性化・生存を促進し，骨吸収を亢進させる．一方，骨芽細胞は RANKL の decoy receptor である osteoprotegerin（OPG）も分泌して破骨細胞活性を抑制する．

　がん細胞が産生する破骨細胞形成・活性化刺激因子としては，RANKL に加えて，主に骨芽細胞の RANKL 発現を亢進させる parathyroid hormone-related protein（PTHrP），prostaglandin（PG），interleukin（IL）-1，IL-6，IL-11，tumor necrosis factor（TNF）-α，macrophage inflammatory protein（MIP）-1 などが報告されている．一方，骨基質は非常に豊富な成長因子［insulin-like growth factor（IGF），transforming growth factor-β（TGF-β），

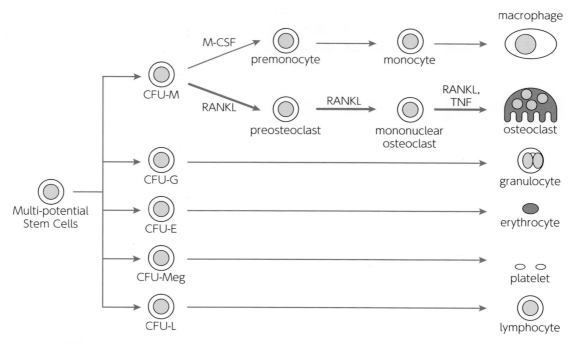

図 1　破骨細胞の分化

　CFU-M：colony forming unit-macrophage，CFU-G：colony forming unit-granulocyte，CFU-E：colony forming unit-erythroid，CFU-Meg：colony forming unit-megakaryocyte，CFU-L：colony forming unit-lymphocyte，M-CSF：macrophage colony-stimulating factor

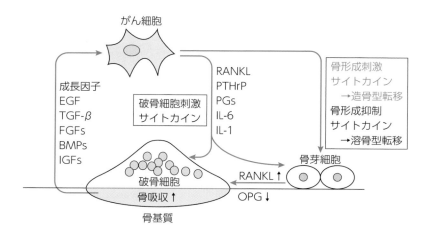

図 2　細胞と骨芽細胞・破骨細胞の相互作用
EGF : epidermal growth factor, TGF : transforming growth factor, FGF : fibroblast growth factor, BMP : bone morphogenetic protein, IGF : insulin-like growth factor, RANKL : receptor activator of nuclear factor-kappa B ligand, PTHrP : parathyroid hormone-related peptide, PG : prostaglandin, IL : interleukin, OPG : osteoprotegerin

epidermal growth factor（EGF），bone morphogenetic protein（BMP）など]を含んでおり，骨吸収によってそれらの成長因子が放出され，がん細胞に供給されることが骨転移巣の進行に重要であると考えられる．このように，がん細胞とがん細胞が転移した骨との間には「悪循環」が成立している（図 2）．また，がん細胞と線維芽細胞・血管内皮細胞・免疫細胞などとの相互作用も重要である．

　一方，溶骨型病変においては骨芽細胞の抑制，造骨型病変においては骨芽細胞の刺激が必要と考えられ，骨髄腫などにおける骨芽細胞抑制因子[21]や前立腺がん骨転移などにおける骨芽細胞刺激因子[22]も報告されている．

　上記の機序から，破骨細胞を直接抑制する（ビスホスホネート[☞用語集参照]），あるいは破骨細胞の形成を抑制する（抗 RANKL 抗体薬：デノスマブ[☞用語集参照]）などによって骨吸収を阻害することにより骨転移の形成・進行を抑制することが可能と考えられ，骨修飾薬（bone modifying agents：BMA[☞用語集参照]）として実用化されている．一方，骨芽細胞の機能調節，特に骨芽細胞抑制因子の阻害が溶骨型病変の治療につながる可能性も示唆されるが，実用化されてはいない．

総説 2

骨転移の診断

1. 診察

　進行がん患者の診察に際しては，骨転移の存在を念頭に置くべきである．

　骨転移の頻度はがん種によって異なり，さらに骨関連事象（skeletal related event：SRE［☞用語集参照］）の頻度もがん種によって異なる[23~25]．特に骨転移の頻度が高い乳がん，前立腺がん，甲状腺がん，肺がん，腎がん，多発性骨髄腫などのがん種の診察においては注意が必要である．

　骨転移の初期の場合には無症候性の場合も少なくなく，骨転移の初回診断時には27～60％が無症状であると報告されている[26,27]．一方，骨転移の症状は，一般的には痛みやしびれがあるが，通常の脊椎や関節の変性による症状と類似しており，鑑別が困難なこともある．そのため，がんの既往や治療の情報，増悪する腰背部痛や上下肢のしびれ，動作時痛や荷重時痛，圧痛などから適切な画像診断につなげる必要がある．さらに進行すると，脊髄圧迫［☞用語集参照］，高カルシウム血症［☞用語集参照］，切迫骨折［☞用語集参照］，病的骨折では緊急的な対応が必要となる（BQ 2）．

2. 生化学

a) カルシウム

　悪性腫瘍では約 30％の症例で高カルシウム血症を呈するとされている[28]．骨転移により局所で腫瘍が産生する PTHrP を介した悪性体液性高カルシウム血症（humoral hypercalcemia of malignancy：HHM）や，その他の骨吸収因子によって起こる局所性骨溶解性高カルシウム血症（local osteolytic hypercalcemia：LOH）などのメカニズムによるものがある[29]．

　そのため，がん患者に高カルシウム血症を認めた場合には，骨転移が存在する可能性を念頭に置く必要がある（BQ 2 参照）．

b) 骨代謝マーカー

　骨代謝マーカー［☞用語集参照］は，一般的に骨形成性のマーカーと骨吸収性のマーカーに分類される．主な骨形成性のマーカーとしては，骨型アルカリホスファターゼ（bone specific alkaline phosphatase：BSAP），オステオカルシン，Ⅰ型コラーゲン N プロペプチド（procollagen type Ⅰ N-terminal propeptide：PINP），Ⅰ型コラーゲン C プロペプチド（procollagen type Ⅰ C-terminal propeptide：PICP）などがあり，一方，骨吸収性マーカーとしては，Ⅰ型コラーゲン架橋 N テロペプチド（type Ⅰ collagen cross-linked N-telopeptide：NTx），Ⅰ型コラーゲン架橋 C テロペプチド（type Ⅰ collagen cross-linked C-terminal telopeptide：CTx），Ⅰ型コラーゲン C 末端テロペプチド（carboxyterminal telopeptide of type Ⅰ collagen：1CTP），デオキシピリジノリン（deoxypyridinoline：DPD），ピリジノリン（pyridinoline：PYD），酒石酸抵抗性ホスファターゼ（tartrate-resistant acid phosphatase-5b：TRAPC5b）などがある．骨代謝マーカーの測定は骨転移の診断に必須ではないが，がんの骨転移では骨代謝マーカーが高値を示すことがあり，骨転移の診断や評価の参考になる場合がある[30]．日本では，1CTP，NTx，DPD および TRACP-5b については，乳がん，肺がんまたは前立腺がんであるとすでに確定診断された患者について骨転移の診断のための検査として保険収載されている．

　また，ビスホスホネート［☞用語集参照］や抗 RANKL（receptor activator of nuclear factor kappa-B ligand）［☞用語集参照］抗体などの骨修飾薬（bone modifying agents：BMA［☞用語集参照］）は骨吸収を抑制することから，骨代謝マーカー値が低下することが知られており，日常診療においては骨転移治療のモニタリングに骨代謝マーカーを用いることは推奨されてはいないものの，有用性が検討されている（FRQ 32 参照）．

3. 画像診断

　骨転移の画像診断には単純 X 線，computed tomography（CT），magnetic resonance imaging（MRI），骨シンチグラフィー，fluorodeoxyglucose-positron emission tomography（FDG-PET）/CT が用いられる[31]．これら複数のモダリティーを併用して診断が行われる（BQ 3-1〜BQ 3-5 参照）．

　骨転移病変の骨破壊は，がん細胞の直接的浸潤ではなく，破骨細胞の骨融解によって間接的に引き起こされる．単純 X 線や CT による診断では，局所の骨吸収あるいは骨形成を反映した異常陰影，骨梁構造の破壊像より診断する．がんの骨転移はまず赤色髄に生じるため，この分布を確認する．脂肪髄への転移は二次的なものであり，皮質骨・骨膜下への転移はまれである．脊椎は好発部位であり椎弓根の破壊像が特徴的な所見である．椎体が全体的につぶれ，後弯・前弯・側弯を呈することはまれで椎間板腔は保たれる．

　骨転移の組織像の画像パターンには，①溶骨型，②造骨型，③骨梁間型の 3 つの基本型と④その混合型が知られる（表 1）．この他に特殊型として，Paget 型，osteopathia striata 型，壊死型がある．4 つの型は独立したものではなく密接に関連し合い，溶骨型と造骨型を両極端として相互に移行しうる．

　MRI は骨皮質の信号が得られないために単純 X 線や CT と比較し骨構造の破壊を描出しにくいという欠点があるが，骨転移の検出感度が高く病変の進展程度も把握しやすい．MRI の拡散強調像では，偽陽性もあるが骨転移検出に優れた方法として認識されている（図 1）．高速スピンエコー系 T1 強調像と short-TI inversion recovery（STIR）像による全脊椎矢状断像と高速グラディエントエコー T1 強調像と STIR による全身冠状断像を撮像し，water sensitive imaging をベースとして拡散強調像を撮像して診断する．

　骨シンチグラフィー［technetium-hydroxymethylene diphosphonate（99mTc-HMDP）や technetium-methylene diphosphonate（99mTc-MDP）］は骨転移診断法として最も汎用されてきた検査であると考えられている．骨組織の基本組成はハイドロキシアパタイト結晶 $Ca_{10}(PO_4)_6(OH)_2$ であり，骨シンチグラフィー製剤はハイドロキシアパタイトに結合する．骨転移では，無機質の代謝，リモデリングが亢進しているため，放射性核種の集積も亢進する．骨シンチグラフィーは骨の代謝反応を反映しているため，がん以外の骨代謝の亢進した良性病変でも陽性と

表 1　骨転移の画像パターンと特徴

パターン	例	単純 X 線，CT の特徴	MRI の特徴				骨シンチグラフィー	FDG-PET/CT	NaF-PET/CT
			T1 強調像	T2 強調像	（脂肪抑制）造影 T1 強調像	拡散強調像			
溶骨型	肺がん 頭頸部がん 腎がん 甲状腺がん 乳がん など	増殖速度の速いがんで特徴的．増殖速度の遅いがんでは溶骨病変部の辺縁に骨硬化があり，全体に膨隆性形態を示す．	低信号	高信号	増強	異常信号	集積あり	高集積	高集積
造骨型	前立腺がん 乳がん 消化器がん 卵巣がん	リモデリングによる造骨が盛んで，がん細胞は骨中に埋没するように存在する．造骨は線維化骨で病的骨折や骨外腫瘤を伴うことは少ない．	低信号	低信号	不明瞭	不明瞭	高集積	低集積	高集積
骨梁間型	肺小細胞がん など	骨梁の変化を伴わずに，海綿質内や洞内にがん細胞の浸潤がみられる．微小転移，局所反応を伴わない全身転移例も骨梁間型に分類しうる．形態変化に乏しい．	等〜低信号	等信号	等信号	等信号	不明瞭	集積あり	集積あり
混合型	肺がん 消化器がん など多数	びまん性骨転移をきたした場合の典型．病変ごとにリモデリングの程度や増殖速度に違いがあるため生じる．治療開始後であれば，反応性の良し悪しで混合型のパターンを呈する．	低信号	部分的高信号	部分的増強	部分的異常信号	集積あり	部分的高集積	高集積

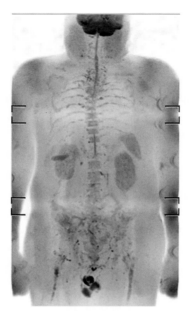

図 1　MRI の拡散強調像による骨転移の診断

　70 歳代男性，前立腺がんの多発骨転移．全身骨に異常信号域を認める．拡散強調像では体幹部を 3 回に分割してデータを収集するため辺縁部の画質は低下しゆがみが多い．

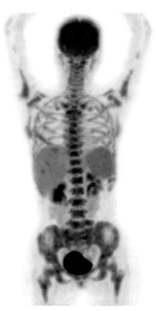

図 2　¹⁸F-FDG-PET/CT による骨転移の診断

　40 歳代女性，乳がんの多発骨転移．赤色髄の分布に一致してびまん性の異常集積を認める．¹⁸F-FDG-PET/CT は骨硬化性転移や糖代謝が低下した腫瘍では集積しにくい．

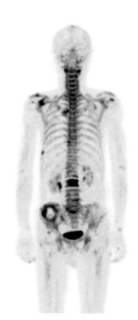

図 3　¹⁸F-NaF-PET/CT による骨転移の診断

　60 歳代男性，肺がんの多発骨転移．肩甲骨，脊椎，肋骨，腸骨，大腿骨に多発する異常集積を認める．¹⁸F-NaF-PET/CT は骨代謝が盛んな骨転移は強く集積する特徴がある．

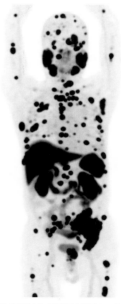

図 4　¹⁸F-PSMA-PET/CT による骨転移の診断

　60 歳代男性，前立腺がんの多発転移．全身の骨に多発する異常集積を認める．骨盤内にリンパ節転移への異常集積も認める．¹⁸F-PSMA-PET/CT は前立腺がんの転移病変を最も正確に診断できる画像検査となっている．
　（大阪大学核医学診療科　渡部直史先生のご厚意による）

なる（偽陽性）．この欠点を補うべく形態画像診断を併用して診断を行うのが一般的となっている．骨シンチグラフィーのプラナー像で判定困難な所見を認めた場合に，single photon emission computed tomography（SPECT［☞用語集参照］）あるいは，SPECT/CT を追加することで，骨転移の診断能が向上する．

^{18}F-FDG-PET/CT はがん細胞の亢進した糖代謝を画像化して骨転移の診断に役立てている（図 2）．糖代謝が不活発な腫瘍や細胞密度の低い腫瘍では集積が乏しいことが知られるが，骨転移の診断精度が高い検査である．^{18}F-FDG-PET/CT にも様々な限界が知られ，①炎症病巣への集積（偽陽性），②脳や尿路など生理的集積の影響，③高血糖時の集積低下などが知られている．^{18}F-FDG-PET/MRI は MRI の優れた組織コントラストと ^{18}F-FDG の高い診断精度を組み合わせた検査である．骨転移だけではなく脳転移の検出能の向上が期待されている．ただし，現状では PET/MRI 装置のある施設が限られている．

その他に日本では未承認であるが海外では骨転移に対する ^{18}F-NaF（sodium ^{18}F-fluoride）-PET/CT や前立腺がんの骨転移診断に ^{18}F-PSMA-PET/CT（prostate specific membrane antigen）や ^{68}Ga-PSMA-PET/CT などの PSMA を標的にした PET 診断薬が承認され，高い有用性が示されている[32~34]．

^{18}F-NaF（sodium ^{18}F-fluoride）はハイドロキシアパタイトに結合する．骨シンチグラフィーより高解像度，高感度な PET/CT にて撮影するため病変の検出成績が最もよい（図 3）．従来の骨シンチグラフィーより，^{18}F-NaF-PET がより優れていたとする報告がほとんどである．^{18}F-NaF-PET/CT は日本では複数の施設で先進医療あるいは研究目的に実施されている．PSMA は前立腺上皮細胞の細胞膜に高い発現を認める II 型 1 回膜貫通型糖蛋白で，前立腺がんではさらに発現量が増加する．これに結合する低分子リガンドと陽電子放出放射性同位元素を組み合わせた PET 製剤は，わずかな投与量にもかかわらず高いコントラストを与え高精度で病変を検出できる製剤として利用できると考えられている（図 4）．

これまで述べた検査のうち MRI を除くすべての検査で被ばくを生じる．ただし，その被ばく線量はわずかで人体にはほとんど影響がないレベルである．より正確に骨転移を診断し的確な治療に結びつけるためになくてはならない検査である．

総説 3

骨転移の治療とケア

1. 整形外科的治療の目的と意義

　骨転移による麻痺，骨折，疼痛のために移動機能に障害が生じれば，がん患者の日常生活動作（activities of daily living：ADL）と生活の質（quality of life：QOL）は大きく低下する．多診療科・多職種が関与する集学的な骨転移診療における整形外科的治療の第一の目的は移動機能の維持・向上である．

a) 治療対象

　整形外科医は運動器診療科として，四肢骨や脊椎の骨転移病変の力学的強度判定や神経学的予後予測を行い（CQ 12，CQ 14），状況に応じて安静度の指示，装具の処方（CQ 10），そして手術を行う（CQ 7，CQ 8，CQ 11，CQ 13，FRQ 15）．がん患者の全身の病状と骨転移病変の状態，そして患者本人の意向について，骨転移キャンサーボード［☞用語集参照］で情報を共有し，方針を決定する体制が望ましい（CQ 6）．ただし，現状では施設間の体制や医師による方針の違いは大きく，骨転移診療体制の適正化や均てん化は道半ばである．原発巣と他の転移病変に対する薬物療法，放射線治療，手術それぞれの必要性，期待される効果，そしてリスクを検討して方針を決定する．リハビリテーション（CQ 38），インターベンショナルラジオロジー（interventional radiology：IVR）（CQ 20），緩和ケア（CQ 34）についても集学的な協議のうえで判断されるべきである．

　病的骨折，神経麻痺，脊椎不安定性が生じた場合あるいは切迫する状況となった場合は，整形外科的手術の検討を行う．脊髄麻痺は発症から原則 48 時間以内の緊急手術，病的骨折も可及的速やかな手術が必要である（CQ 7，CQ 8）．整形外科的手術方法には，四肢骨の病的骨折に対する固定術・置換術，脊髄麻痺に対する除圧術，脊椎不安定性に対する固定術など様々なものがある．根治を目的とした手術を行うことは少ないが，腎がんや甲状腺がんのように進行の遅いがん種の単発転移では根治的切除が行われることがある．骨転移の予後はがん種によって大きく異なり，ひとくくりに論じることはできない．手術を行う骨転移の原発巣は肺がんと乳がんで 4～5 割を占める．これに腎がん，前立腺がん，多発性骨髄腫を加えると，骨転移手術症例の 8 割を占めるとする報告[35]もある．各原発がんの治療は急速に進歩しており，特に分子標的治療薬の出現によって状況は日々変化している．したがって，治療方針決定には原発がんに対応した各診療科担当医からの情報と意見が不可欠である．手術の可否，術式の選択についての判断は難しいが，種々の予後予測スコアリング［☞用語集参照］により，治療法を決定するのが現実的な対応である（CQ 14）．

　performance status（PS［☞用語集参照］）はあくまでも全身状態の指標である．しかし，運動器の機能障害のために活動性が制限されている場合には，たとえ全身状態が良好であっても低い PS になってしまう．結果として，がん治療の適応に影響を与えることになる．このような「見かけ上の PS」に留意して適切に評価し，機能障害を改善することは運動器診療科である整形外科の重要な使命といえる．整形外科的治療の意義は，骨転移病変だけではなく運動器障害の原因に対して適切に介入し移動機能を維持することで（FRQ 15，CQ 16），がん患者の ADL と QOL の向上が図れることであるが，それに加えて PS の向上を通じて，がん自体の治療適応が広がる可能性もある．日本整形外科学会はがん患者の移動能力の低下に着目し，「がんとロコモティブシンドローム（がんロコモ）」［☞用語集参照］というテーマの啓発活動を行っている．

2. 放射線治療の意義

　放射線治療は有痛性骨転移に対して，少ない有害事象，短い治療期間で高確率に疼痛緩和が得られる能力を持ち，非薬物療法の中心的役割を果たす．すべての有痛性骨転移に対して放射線治療は適応となりうる（CQ 17，CQ 18）[36]．初回照射後に疼痛が再燃した場合あるいは疼痛緩和が不十分だった場合には同一部位への再照射も検討に値する（CQ19）[37]．

　放射線治療は脊髄圧迫［☞用語集参照］に対しても適応となる[38]．脊髄圧迫に対して放射線治療，手術のいずれを選択するかに関しては多職種・多診療科で慎重な協議を行ったうえで決定することが望ましい（CQ 6）．脊髄圧迫にて麻痺症状が出現している場合には来院後 48 時間以内程度の可及的早期に治療を開始することが望まれる（BQ 2）．一方で，麻痺出現から時間が経過したとしても治療適応がなくなるわけではない．脊髄圧迫に対する手術が行われた場合には，30 Gy/10 回程度の術後照射が推奨される[39]．

　長管骨などで骨折リスクが高い場合には，骨折予防を目的とした放射線治療も検討される[40, 41]．ただし，骨折リスクが高い場合には放射線治療を行っても高率に骨折をきたすことが知られており[42]，予防的固定術などの手術と放射線治療のいずれを選択するかは慎重な検討が必要である．固定術が行われた場合には，機能予後の改善，疼痛の改善，再手術の回避を期待して，30 Gy/10 回程度の術後照射を行ってもよい[43]．

3. 薬物療法の意義

　固形がんの骨転移に対する薬物療法には，がん細胞の増殖・生存を阻害する化学療法，内分泌療法と，主に破骨細胞に作用する骨修飾薬（bone modifying agents：BMA）がある（CQ 22〜24，FRQ 25 参照）．進行がんに対するがん薬物療法の詳細は，それぞれのがん種の診療ガイドラインを参照いただきたい．

a）化学療法

　骨転移単独の進行固形がんに対する臨床試験はほとんどない．しかし，骨転移の反応を評価した探索的研究では化学療法で 0〜59％の奏効率が報告されているので[44~47]，一般に骨転移を伴った performance status（PS［☞用語集参照]）良好な進行固形がんに対しては化学療法が行われている．近年，薬物療法のなかで免疫チェックポイント阻害薬（immune checkpoint inhibitor：ICI）の適応拡大が進み，ICI 単独のみならず ICI と細胞障害性（殺細胞性）抗がん薬による併用療法もがん種によっては施行されている．しかし，ICI においても同様に骨転移単独の症例に対する臨床試験はなく，大規模試験における骨転移症例のサブ解析や後方視的観察研究でのエビデンスにとどまっているため，本ガイドラインでは FRQ として骨転移に対する ICI の有効性について取り上げた（FRQ 25 参照）．

b）内分泌療法

　乳がんや前立腺がんでは，ホルモン受容体シグナルを標的とした内分泌療法が行われている．乳がんでは，estrogen receptor（ER），progesterone receptor（PR），HER-2 と 3 つの受容体，および細胞増殖マーカー Ki-67，BRCA1/2 変異の有無や PD-L1 の発現などにより治療戦略が分けられる．そのなかでホルモン受容体陽性乳がん（Luminal type）では，内分泌療法が第一選択の薬物治療となり，luteinizing hormone-releasing hormone（LH-RH）agonist，selective ER modulator（SERM），selective ER down-regulator（SERD），aromatase inhibitor（AI），および cyclin-dependent kinase inhibitor（CDKI）が組み合わせて用いられる[48]．一方，前立腺がんでは，その発生，増殖，および転移に関して，男性ホルモン受容体（androgen receptor：AR）シグナルが，極めて重要な役割を果たしており，治療標的の根幹である（CQ 23）．現在，転移性前立腺がんに対する標準初期治療は，外科的治療である両側精巣摘出や LH-RH agonist あるいは gonadotropin-releasing hormone（GnRH）antagonist を用いた男性ホルモン除去療法と，男性ホルモン受容体シグナル標的阻害薬（androgen receptor axis targeted agent：ARAT agent）を用いた男性ホルモン受容体阻害併用療法である[49~51]．

c）骨修飾薬（BMA）

　BMA［☞用語集参照]は，骨吸収を抑制し，がん細胞と骨の宿主細胞との相互作用による悪循環を遮断することを目的に開発された薬剤で，ビスホスホネート製剤［☞用語集参照]と RANKL（receptor activator of nuclear factor kappa-B ligand）［☞用語集参照]に対する抗体薬がある．BMA は骨関連事象（skeletal related event：SRE［☞用語集参照]）を有意に抑えることが複数の第Ⅲ相試験で証明されており，日本でも多発性骨髄腫と骨転移を伴った固形がんに対して広く使われている（CQ 22-1〜22-3，CQ 24-1〜24-2）．

　ビスホスホネート製剤は，生理的石灰化阻害物質であるピロリン酸の P-O-P 構造を安定な P-C-P 構造に変えたもので，骨のカルシウムイオンに富んだハイドロキシアパタイトに親和性を示す[52,53]．そのため，静脈内に投与されたビスホスホネート製剤のおよそ半分は選択的に骨に集積し，残りは代謝を受けずに速やかに腎臓から排泄される[53]．破骨細胞に取り込まれたビスホスホネート製剤はメバロン酸代謝経路におけるファルネシルピロリン酸合成酵素を阻害することにより，その下流に位置する Ras, Rho, Rab などの細胞増殖や細胞運動にかかわる低分子 G 蛋白質の機能を阻害することで破骨細胞の骨吸収を抑制するとともに破骨細胞のアポトーシスを誘導する[52,53]．日本では各種固形がん骨転移と多発性骨髄腫に対してゾレドロン酸が 2005 年に，乳がん骨転移に対してパミドロン酸が 2007 年に保険承認されている．

　デノスマブ［☞用語集参照]は，破骨細胞の分化・成熟に必要な膜結合型サイトカインである RANKL を阻害するヒト型 IgG2 モノクローナル抗体薬で，RANKL が破骨前駆細胞や成熟破骨細胞に発現する RANK への結合を阻害することで破骨細胞の形成および骨吸収を抑制する[54]．日本では各種固形がん骨転移と多発性骨髄腫を対象

として 2012 年に保険承認されている．皮下単回投与されたデノスマブの生体利用率は 62％，血中最高濃度は投与後 1～6 週間後（中央値 1～2 週間後）に認められ，血中半減期は 6～8 週間である（ランマーク皮下注 120 mg 添付文書）．

BMA の副作用として，発熱，低カルシウム血症，腎障害，顎骨壊死（osteonecrosis of the jaw：ONJ［☞用語集参照］）がある（BQ 27）．

BMA が日常診療で使われるようになって 10 年以上が経過した．この間に，各がん種における骨転移にも有効ながん薬物療法の開発，BMA の使い方の進歩，長期使用の報告があり，それらは以下のようにまとめられる．

①2000 年での報告では，骨転移を持つ乳がん患者は 2 年以内に 50～60％が，5 年以内に 80％が SRE を起こしていたが[55]，2017 年に報告されたゾレドロン酸の投与間隔を比較する大規模臨床試験（CALGB 70604）では，登録された患者（乳がん：$n=855$，前立腺がん：$n=689$，多発性骨髄腫：$n=278$）のうち，ゾレドロン酸投与開始前の SRE の既往は 26％の患者に認められたのみで，ゾレドロン酸投与開始後の SRE 発生率は 2 年間でおよそ 30％であった[56]．骨転移の診断がされてから臨床試験に登録されるまでの観察期間は不明であるが，BMA を使わない状態での SRE の頻度は，がん薬物療法の発展とともに低下している可能性がある．

②BMA の有害事象の予防として，投与前に歯科検診を行うことが勧められる[57]（BQ 29）．また，BMA 投与前に低カルシウム血症を認める場合には，必要に応じてカルシウム製剤とビタミン D 製剤を投与し，血清カルシウム値を補正しておくことが勧められている[58]．

③有害事象，利便性，コストの観点から BMA の投与間隔について再検討された（CQ 28）．

④BMA の至適な投与期間は確立していないが，投与期間が長くなると ONJ の頻度が増加するという報告がある[59~61]．ただし，投与患者の背景が様々であること，後方視的解析結果であることに留意して解釈する．今後前方視的臨床試験が必要である．

d) 放射性医薬品 ［☞用語集参照］

骨転移の治療に用いられるものとしてはストロンチウム-89（現在製造中止）（BQ 36），サマリウム-153（日本未承認）などの β 線放出核種がある．これらの内照射薬は静脈内投与される．外照射と比較して，その薬理効果を全身の骨転移病巣に波及させることができる．主としてがん性疼痛の緩和を目的として用いられる．α 線［☞用語集参照］放出核種であるラジウム-223 は，疼痛緩和剤ではなく，抗腫瘍効果を期待する治療薬である（CQ 37）．いずれも，有害事象としては白血球減少や血小板減少などがある．

4. 緩和ケアの意義

　骨転移治療における緩和ケアの意義は，痛みを和らげるとともに，骨転移や麻痺を抱えながらも可能な限り生活の質（quality of life：QOL）を維持できるよう，全人的にサポートしていくことである．

　骨転移による痛みの治療は，安静時痛と体動時痛では適切な薬物療法が異なる．そのため，患者の訴える痛みが安静時痛なのか体動時痛なのか，その混合なのかを十分評価して治療を行うことが重要である[62]．安静時痛は，非オピオイド鎮痛薬，オピオイド鎮痛薬を定時投与し対応する（BQ 34-1，BQ 35 参照）．特に痛みのために夜間の睡眠が妨げられていないかに留意する．

　体動時痛に対しては，予防的なレスキュー薬の使用を推奨することもある[63]．痛みの病態によっては鎮痛補助薬［☞用語集参照］の検討を行うが（CQ 34-2），脊髄圧迫症候群［☞用語集参照］を回避することも重要である．痛みが最小限になる動作方法の工夫や装具の使用，環境調整などのリハビリテーションを組み合わせることである[64]．『生活様式の変更』は骨転移部の安定性を確保し，病的骨折や麻痺の予防に結びつくという点でも重要である．痛みが体動時に限定されており，安静時痛がない状態でオピオイド鎮痛薬を漫然と増量すると，眠気などの副作用によって QOL の低下や転倒につながるので注意する．

　このように体動時痛は薬物療法や放射線治療などの他の治療法を併用しても完全に制御できない場合も少なくないため，日常生活動作の制限を余儀なくされる．そのために精神的，社会的，そしてスピリチュアルな苦痛を生じることもある．治療の限界や「転移部の安静が，鎮痛と骨折予防につながること」などを患者と共有し，身体的な痛みだけではなく，心理・社会的な苦痛にも配慮した全人的なケアが求められる．また，患者・家族の個別性を尊重するために，十分な話し合いや意思決定支援も必要となる．

5. リハビリテーション医療の意義

　骨転移は，がん種にかかわらずステージⅣを意味する．しかしながら，その生命予後は改善してきており，最期まで生活を支援する必要があり，治療を行う必要性が高い．脊椎転移では，麻痺出現の可能性がある．また，肺がんや多発性骨髄腫では，初発症状が病的骨折ということもあり，日常生活に支障をきたす．

　リハビリテーション医療［☞用語集参照］では，当該患者の日常生活の再建が目的となる（CQ 38）．体動時痛への対策として痛みの少ない体動方法の指導および痛みの少ない生活環境の設定など多面的にアプローチする必要がある[65]．

　体動時痛の簡便なコントロールは「動かないでいること」であるが，これには少なくとも2つの危険がある．

　まず，体動時痛の発生を回避しようと一定の姿勢をとり続けると，血流低下により骨格筋の硬結をきたし，新たな痛みを生ずる．この痛みはオピオイド抵抗性である．その対応としてはトリガーポイントへブロック注射を行い，疼痛を緩和させつつ身体運動による骨格筋の収縮を促し，血流の再開を図ることである[66]．

　他に，低活動に起因する廃用症候群［☞用語集参照］の発生がある．一般に「長期・安静・臥床」の結果，廃用症候群が発生するといわれている．確かに，「安静」は低活動による症候の発生につながり，関節拘縮や筋力低下を生じる．「臥床」は重力刺激の減少による症候の発生につながり，起立性低血圧や骨萎縮などを生じる．ところが，「長期」については疑問があり，褥瘡は最短2時間で発生し，深部静脈血栓症は8時間程度で発生する．関節拘縮は2〜3日，筋力低下は1週間で10〜15％に発生するといわれており，意外に進行が早い．廃用症候群の発生は「長期」ではないことに留意すべきである．したがって，可及的早期の活動再開が必要であり，リハビリテーション医療の役割が大きい．

　病的骨折後のリハビリテーション医療では，再度の病的骨折のリスクを念頭に置く必要がある（FRQ 39）．典型例は，脊椎転移による対麻痺の発生における移乗動作である．事故などによる外傷性対麻痺者のように，麻痺した両足の代わりに元気な両手の力で体を支えること（プッシュアップ動作）を基本動作とすると，がん性疼痛の増悪や再度の病的骨折のリスクがある．さらに，がん悪液質が生じれば，骨格筋組織の崩壊による筋力低下も加わるので，麻痺のなかった上肢の筋力低下も避けられず，プッシュアップ動作はさらに困難となる．この場合には，座位の一定の姿勢を取ることで骨格の歪みを抑制し，痛みの発生を抑える．そして，位置エネルギーの活用により，最小限度の筋力で移乗動作を行う．これは，介護者の腰痛や転落事故などの予防にも結びつく[67]．

6. 看護の意義

　骨転移患者に対する看護の目的のひとつは患者の生活の質（quality of life：QOL）を維持することである．また，骨転移に対する治療効果が最大限となるような支援も看護師の役割である．骨転移患者は，身体的苦痛だけではなく病状進行や日常生活動作（activities of daily living：ADL）低下への不安，職場や家庭での役割遂行ができないことへの不満やもどかしさといった心理社会的苦痛を抱えている．このような患者に対して，家族を含めた支援も必要となる．

a）身体的苦痛への支援
　疼痛マネジメントにおいては，患者が自分自身の疼痛の特徴を知り，適切に鎮痛薬や装具などを使用しながら日常生活に適応できることを目指す[68]．そのためには，鎮痛薬の使用方法，副作用への対処，疼痛が緩和されないときの相談などの疼痛マネジメントのための知識と具体的方法について教育する必要がある（FRQ 40）．教育という視点では，痛みや病的骨折，脊髄圧迫などを回避するための体動時の工夫や骨転移の治療（放射線治療，手術など）を完遂するための情報提供も必要である．また，日常臨床のなかでは，非薬理学的苦痛緩和方法としてマッサージについては病的骨折などの危惧があり，エビデンスの蓄積が待たれる（FRQ 41）．

b）日常生活上の援助
　疼痛や神経症状によって生じたADLの低下が，治療によって回復を見込めるかを随時多職種間で情報共有し，検討しながら患者の生活に適した支援を行う．また，転倒や病的骨折を防ぎ，安全で体動制限下でも患者自身が行えることが増えるような環境整備について家族とともに検討する．装具を使用している患者へは，装着に対する患者のネガティブな心情への配慮，および圧迫や擦過による皮膚トラブル回避のための援助を行う[68]．

c）骨転移治療に関連した看護援助
　悪性腫瘍による脊髄圧迫は患者のQOLを著しく低下させる病態で，症状出現後はできるだけ早期の治療開始が重要とされる[69]．看護師は患者が早期に必要な治療を開始できるように脊髄圧迫の切迫症状を評価し，症状出現時には医療者へ速やかに連絡するよう患者に説明する．
　骨修飾薬（bone modifying agents：BMA［☞用語集参照］）の副作用には低カルシウム血症や腎機能障害，顎骨壊死（osteonecrosis of the jaw：ONJ［☞用語集参照］）などがあるため，検査値をモニタリングする必要がある．ONJのリスク因子として口腔内の不衛生が知られており，治療開始前の歯科治療，口腔ケアの励行，異常がある場合の迅速な報告などの患者教育を行う．

d）心理社会的支援と多職種連携
　患者は骨転移という事実に衝撃を受け，不安や悲嘆が生じる．また，骨折や麻痺をきたした場合，他者の介助を必要とする生活に喪失感が生じることもある．また，体動制限下では仕事の量や内容の変更を必要とすることも多く，経済的問題を抱えることもある．さらに，ADLの状況と自宅環境や家族の受け入れなどを勘案して療養環境を整えることも必要となる．そのためには，患者の心理や社会的問題に対する専門家やソーシャルワーカーなどを含む多職種からなる緩和ケアチームによるアプローチが重要である[70]．

総説 4

高齢者，サルコペニア，フレイル患者の骨転移治療

　超高齢化社会が世界に先駆けて到来した日本では健康寿命と平均寿命とのギャップを埋めるべく様々な対策が策定されているが，こういった時代背景のもとで高齢者の身体機能の衰えをあらわしたサルコペニア・フレイルといった病態が注目を集めている．

　サルコペニア：「筋量と筋肉の進行性かつ全身性の減少に特徴づけられる症候群で，身体機能障害，生活の質（quality of life：QOL）低下，死のリスクを伴うもの」と定義されており，加齢が原因の一次性サルコペニアと加齢以外の原因［がん，慢性閉塞性肺疾患（chronic obstructive pulmonary disease：COPD），慢性腎臓病（chronic kidney disease：CKD），低栄養，低活動など］からくる二次性サルコペニアがある[71]．

　フレイル：「加齢に伴う様々な臓器機能変化や予備能力低下により，外的ストレスに対する脆弱性が亢進した状態」と定義され，ストレスに対して十分な回復力を有する「健常な状態」と自立した生活が困難である「要介護状態」との中間に位置する可逆的病態を意味している[72]．

　サルコペニアとフレイルはいずれも加齢に伴う機能低下をあらわす病態ではあるが，サルコペニアが筋肉量減少を主体とした身体機能の低下を意味しているのに対して，フレイルにはその原因によって①身体的フレイル，②社会的フレイル，③精神・神経的フレイルがあり，フレイルはサルコペニアに比べてより広義の機能低下を意味している．なお，サルコペニアは身体的フレイルを構成するひとつの要因として位置づけられている．

　さて，サルコペニア・フレイルとがん骨転移との接点に関しては，がんが二次性サルコペニアの要因として位置づけられており，両者が緊密につながっていることが窺われる．実際，骨転移患者では骨痛と筋肉量減少との関連が示唆されており[73]，骨転移を有する肺がん患者では筋肉量減少（サルコペニア）が予後不良因子となることが報告されている[74,75]．また，骨転移患者では疼痛や運動機能障害などが日常生活動作（activities of daily living：ADL）の低下を招き，これがサルコペニア・フレイルの発症につながる．サルコペニア・フレイルでは活動性の低下が骨塩量減少（骨吸収亢進）を招来することが予測されるが，実際に高齢者ではサルコペニアと骨塩量減少との関連性が報告されている[76,77]．骨塩量の減少によって，骨髄腔は骨基質から溶出した各種成長因子で満たされ，骨髄に到達したがん細胞の増殖にとって好都合な微小環境を形成する[78]．遺伝子改変マウスを用いた研究で，骨塩量を低下させたマウスでは骨転移頻度が増加，一方，骨塩量を増加させたマウスでは骨転移頻度が低下することが報告されている[79]．また，ヒトでは，骨粗鬆症の治療に使われる骨修飾薬（bone modifying agents：BMA［☞用語集参照］）が破骨細胞機能（骨吸収）を抑制するが，これが骨転移の予防につながるとも報告されている[79]．

　このようにサルコペニア・フレイルとがん骨転移は相互に密接に関連しており，骨転移患者の診療に際してはサルコペニア・フレイルを念頭に置いた対応が必要と思われる．

Question

Background Question 1

骨転移の有無は予後を規定するか？

回答
骨転移の存在は，複数のがん種において生命予後を規定する可能性がある．しかし，個々の症例の予後を考えるうえでは，原発臓器，performance status（PS），日常生活動作（activities of daily living：ADL），その他の転移の有無，治療応答性なども勘案されるべきである．そして骨転移は正しく診断され，適切に治療されることで予後の延長が期待される．

解説

　Danish National Patient Registry に 1997 年から 2007 年に登録された 23,087 例の前立腺がん患者のうち 569 例（約 3%）に診断時の骨転移が認められた．骨転移を有さない患者の 1 年生存率と 5 年生存率はそれぞれ 87% と 56% であったが，骨転移を有するものではそれぞれ 47% と 3% であった[80]．特に骨関連事象（skeletal related event：SRE［☞用語集参照］）を有する患者の 5 年生存率は 1% 未満であった．さらに 65 歳以上の男性に限った研究であるが，米国 Surveillance, Epidemiology, and End Results（SEER）program に 1999 年から 2005 年の間に登録された 126,978 例の前立腺がん患者のうち 1.7% の患者において診断時に，5.9% の患者において経過観察中に骨転移が認められた（観察期間中央値 3.3 年）．死亡リスクに対するハザード比（hazard ratio：HR）は骨転移ありSRE なしが 6.6，骨転移と SRE ともにある場合は 10.2 であった[81]．Danish National Patient Registry による乳がん 35,912 例による検討[82] では，1,494 例（約 4%）に診断時の骨転移が認められ，骨転移を有さない患者の 5 年生存率は 75.8% であったのに対し骨転移を有する場合は 8.3% であった．ただし，全身転移があるなかでの骨転移の有無による予後か，全身転移がない症例も含めての予後かによって変わる．遠隔転移を持った乳がん患者のうち，骨転移のみの患者と他の臓器への転移を持った患者との比較では，骨転移のみの患者のほうが予後は良好であった[83~85]．

　大腸がんと胃がんでも乳がんと同様の傾向が認められ，骨転移のみの患者と他の臓器への転移を持った患者との比較では，骨転移のみの患者のほうが予後良好であった[86,87]．

　他のがん種については，生命予後に対する骨転移の影響に関する大規模な検討は存在しないが，数百例規模の研究をもとに，肺がん，腎がん，原発不明がん，頭頸部がん，卵巣がん，胃がん，神経内分泌がんなどで骨転移例は予後不良としている[88~94]．多発性骨髄腫では多くの症例で診断時より骨病変が存在するが，その進展度は生命予後と関連すると考えられている．しかし，骨転移を有する症例の予後が不良なのは，臨床病期が進行している可能性も考えられる．

　一方，片桐らは前方視的観察研究にて，骨転移を有する 808 例について，その他の生命予後因子に関する多変量解析を行っている．その結果，原発巣，臓器転移・脳転移の有無，異常検査値，PS［☞用語集参照］，前化学療法歴，骨転移数の 6 項目が生命予後にとって重要であることを見出し，さらにこれらをスコアリングし，予後（累積生存率）との相関を示している［☞用語集参照］（表 1）[95]．分子標的治療薬，免疫チェックポイント阻害薬

表 1　予後因子と生存率

スコア	生存率		
	6 ヵ月生存率（%）	12 ヵ月生存率（%）	24 ヵ月生存率（%）
0～3	98.1	91.4	77.8
4～6	74.0	49.3	27.6
7～10	26.9	6.0	2.1

(Katagiri H, et al. Cancer Med 2014; 3: 1359-1367.[95] より引用)

（immune checkpoint inhibitor：ICI）などの新薬の導入も含め，骨転移症例に対する管理の進歩に伴い，スコアリングシステムは適宜，アップデートされる必要があると思われる．

　さらに，大腸がん，肺非小細胞がん，前立腺がんなどの脊椎転移症例で，歩行能力などの神経運動機能と生命予後との正の関連を示す報告もある[96~98]．また，大腸がん，肺非小細胞がん，去勢抵抗性前立腺がんで SRE と生命予後との関連が示されている[99~101]．

　さらに骨転移への治療介入による生命予後の延長もいくつかの報告で示されている．去勢抵抗性前立腺がんに対する Ra223[102]，ドセタキセルとゾレドロン酸の併用[103]，エンザルタミド[104] などである．また，後方視的解析ではあるが肺非小細胞がんや甲状腺がんに対しては薬物療法や放射線内用療法に併用してデノスマブによる治療を行うことで，生命予後の延長に貢献すると報告されている[105, 106]．

　以上から，骨転移は正しく診断され，適切な治療介入を受けることで患者の生命予後の改善につながると考えられる．

Background Question 2

緊急に対応が必要な骨転移の病態は何か？

回答
脊髄圧迫や高度な高カルシウム血症は緊急な対応が必要である．

解説

　いわゆる oncologic emergency のなかで，骨転移症例に密接に関係すると考えられるのは，脊髄圧迫 [☞用語集参照] と高カルシウム血症 [☞用語集参照] の2つの事象である．2015年版の本ガイドラインでは Clinical Question に対する回答としてこれらをあげている（2015年版 CQ 2）．なお，2015年版のガイドラインの内容については英文誌にも報告[107]しており，そのなかでは "CQ 1" となっている．ともに放置すれば，下肢麻痺や意識障害など重篤な病態を引き起こす緊急性の高い事象であるが，その後，これらに関して特異的な比較試験の報告などは確認できず，エビデンスのある新たな情報を追加するにはいたらなかった．

　骨転移に伴う随伴症状である骨関連事象（skeletal related event：SRE [☞用語集参照]）には，痛みを除く病的骨折，圧迫骨折，これらに関連した放射線治療や外科手術，そして高カルシウム血症が含まれる．このなかで脊髄圧迫と高カルシウム血症は，注意深い診察が必要となる．両者とも軽症のうちは気づかれないことが多い．

　脊髄圧迫と高カルシウム血症の頻度はがん種によって異なる．乳がんでは，高カルシウム血症が13％，脊髄圧迫が3％[108]．前立腺がんでは，高カルシウム血症が1％，脊髄圧迫が8％[109]．肺がんなどでは，高カルシウム血症が4％，脊髄圧迫が4％と報告されている[110]．

a）脊髄圧迫

　骨転移が原因となる場合，日～週単位で亜急性に進行することが多いが，症状発現から数時間で麻痺が完成する場合もある．治療のタイミングを逸すれば不可逆的な脊髄麻痺が生じるため，診断・治療にあたっては緊急性が高い．海外のガイドライン[38,111]を参照すると，発症後24時間以内に全脊椎 MRI などの画像検査を行い，整形外科や放射線治療科に治療の適応について相談し，24時間以内の治療開始が目安である．がん患者の背部痛や下肢の脱力感などの神経症状は特に注意すべき徴候である[112]．脊髄圧迫が切迫している可能性があり，注意すべき症状を表1にあげる．また，馬尾症候群では表2にあげた項目について注意する必要がある[113]．馬尾症候群では臀部，陰部，膀胱，直腸などで感覚低下が起こり，これはサドル型感覚脱失と呼ばれる．下腿の感覚と筋肉の制御機能が損なわれることもある．

表1　注意すべき症状

○強い，苦痛を伴う，あるいは，これまでの痛みとは異なる，脊椎の一部（特に脊椎上部や頸部）における背部痛
○物を持ち上げたりするときに体勢によって変化したり，夜間覚醒や不眠の原因となるような，だんだん強くなる脊椎の強い痛み
○脊椎で始まり，胸や腹部に拡がる痛み
○脚や腕に走る痛み
○新たに生じた腕や脚の巧緻運動障害・脱力感，歩行困難
○腕や脚のしびれ
○膀胱直腸障害

(National Institute for Health and Care Excellence. www.nice.org.uk/guidance/cg75/evidence/full-guideline-242052589.[112] より引用)

表2　馬尾症候群

○残尿
○失禁
○サドル麻痺
○肛門括約筋の弛緩

その他の症状としては，以下のようなものがみられる．

・性的な反応性の低下（男性の勃起障害など）

・尿閉（膀胱に尿が溜まっても排尿できない状態）

・尿失禁

・便失禁

・膝蓋腱反射，アキレス腱反射の消失

　治療は脊髄の圧迫の解除を目的に行われる．外科的な圧迫解除を目的として手術を行うか否かについては整形外科に，放射線治療については放射線治療科に速やかに相談して対応する必要がある．ステロイド投与については，本邦では，デキサメタゾンの投与を10～16mgから開始することが多い[114]．放射線治療開始後は4～6mgで維持し，症状に合わせて適宜漸減していく．

b) 高カルシウム血症 [115]

　高カルシウム血症はがん患者の20～30％にみられる．多発性骨髄腫，乳がん，肺非小細胞がんなどで多く認められる腫瘍随伴症でもあり，必ずしも骨転移を伴うわけではない．骨転移を伴う場合は，局所性骨溶解性高カルシウム血症（local osteolytic hypercalcemia：LOH）といい，局所で破骨細胞活性化因子を含むサイトカインなどを放出する骨融解型転移による．乳がんで多く，悪性腫瘍における高カルシウム血症の20％を占める．高カルシウム血症の臨床症状は初期には症状がほとんどないか軽微で，食欲不振，悪心，倦怠感，多尿などである．進行すると，筋力低下，反射の低下，錯乱，精神症状，振戦，嗜眠などが認められる．

　心電図上は，典型的にはQT間隔の短縮，ST部分の短縮～縮小などを認める．血清カルシウム値はPayneの式による補正が必要である［補正カルシウム濃度(mg/dL)＝血清カルシウム濃度(mg/dL)−血清アルブミン濃度(g/dL)＋4］．補正カルシウム濃度が12(mg/dL)を超えると，無症状から軽度の症状が出現するようになり，原因の探索を行う．14(mg/dL)を超えると，中枢神経障害（記憶障害や傾眠など）や多尿・脱水による腎機能障害などが出現し，積極的な治療介入が必要となる．さらに，16(mg/dL)を超えると，意識障害，急性腎不全に陥り，生命に危険が及ぶ（高カルシウム血症クリーゼ）．高カルシウム血症に対しては，まず，生理食塩水の急速投与を行い尿量を確保する．このとき，高カルシウム血症による血管内脱水を増悪させる可能性があるため利尿薬のルーチンでの投与は推奨されない．緊急時には即効性のあるカルシトニン投与を行い，高カルシウム血症が持続する場合は，効果発現に時間を要するが，ゾレドロン酸水和物の点滴静注を行う．ゾレドロン酸水和物で十分な効果が得られない場合，骨転移を伴う症例に対して，デノスマブ［☞用語集参照］の皮下注を考慮する[116,117]．

Background Question 3-1

骨転移診断に単純 X 線は推奨されるか？

回答
全身単純 X 線撮影はルーチン検査として推奨されないが，局所の評価や骨折の評価には安価で低被ばく線量の検査として有用である．

解説

　PubMed で "Bone Neoplasms/secondary", "Bone Neoplasms" AND "Neoplasm Metastasis", "Bone Neoplasms/diagnostic imaging", "Diagnostic Imaging" のキーワードを組み合わせた検索で 2014 年から 2020 年までに出版された骨転移の画像診断の論文，1,004 文献を抽出した．一次スクリーニングを行った結果，単純 X 線に関する文献は 1 文献であった．ルーチン検査での全身単純 X 線による骨転移診断の有用性を示す文献はなく，積極的には推奨されない．ただし安価かつ CT より低被ばくで撮影可能であり，有症状症例の局所評価や骨折の評価としては考慮されうる．

Background Question 3-2

骨転移診断に CT は推奨されるか？

回答
CT は溶骨型病変と造骨型病変を捉えることができるので，骨転移診断に有用であるが，骨梁間型骨転移など一部の転移が検出できないこと，X 線被ばくがあることに留意する．

解説

　PubMed で "Bone Neoplasms/secondary", "Bone Neoplasms" AND "Neoplasm Metastasis", "Bone Neoplasms/diagnostic imaging", "Diagnostic Imaging" のキーワードを組み合わせた検索で 2014 年から 2020 年までに出版された骨転移の画像診断の論文，1,004 文献を抽出した．一次スクリーニングを行った結果，CT に関するものは 3 文献であった．これにハンドサーチで得た 3 文献を加えた．

　CT の有用性は示されるものの，骨以外の転移巣や原発巣を含めた全身検索の一環で頻用される．メタアナリシスにおいて特異度は 95％と報告されているが，感度が 73％と不十分で，感度，特異度いずれも MRI，18F-FDG-PET/CT に劣る [118]．疼痛や神経症状から骨転移が疑われる患者においては，まず CT が用いられる．骨病変の大きさや進展範囲，骨の安定性を評価可能であり，骨折のリスク評価や治療方針決定に寄与する．

　また，スクリーニング的には骨条件で検出感度がよいとされる一方で正常骨髄や転移巣の造骨や溶骨の程度によっては軟部条件のほうが検出しやすい場合があり，条件設定による検出能の違いも報告されている [119, 120]．

　CT は MRI，18F-FDG-PET/CT と比較して安価に検査が可能だが，骨転移検索では MRI（BQ 3-3），骨シンチグラフィー，18F-FDG-PET/CT，の診断能が高い．骨シンチグラフィー，18F-FDG-PET/CT と同様に被ばくを伴い，他検査と合わせての使用や頻回の使用にはこの点も考慮する必要がある．

Background Question 3-3

骨転移診断に MRI は推奨されるか？

回答
MRI は骨梁間型を含む骨転移を鋭敏に捉えることができ，X 線被ばくがない．CT よりも骨転移の検出能が高いので骨転移診断に利用できるが，偽陽性が多く，また治療後変化でも信号異常が遷延するので MRI 単独での質的診断には注意が必要である．

解説

　PubMed で "Bone Neoplasms/secondary", "Bone Neoplasms" AND "Neoplasm Metastasis", "Bone Neoplasms/diagnostic imaging", "Diagnostic Imaging" のキーワードを組み合わせた検索で 2014 年から 2020 年までに出版された骨転移の画像診断の論文，1,004 文献を抽出した．一次スクリーニングを行い，MRI は 6 件の文献が該当した．これにハンドサーチで得た 4 文献を加えた．MRI は骨梁間型を含む骨転移を鋭敏に捉えることができ [121, 122]，全身 MRI（whole-body MRI）による骨転移検出能を評価した論文が目立つ．

　全身 MRI は骨転移局所の診断だけではなく全身検索目的にも使用されており，T1 強調像，STIR（short tau inversion recovery）像などの water sensitive imaging をベースとして拡散強調像や造影 MRI 検査を追加したシーケンスが用いられていることが多い．全身 MRI の 11 文献を含めたメタアナリシスでは感度 90%，特異度 92% であった [123]．MRI は骨シンチグラフィーや CT 単独と比較して高い感度と特異度で骨転移を検出可能である [118]．^{18}F-FDG-PET/CT と全身 MRI の比較では，感度は同等で特異度は MRI が劣ると報告されている [118]．全身 MRI で全身拡散強調像を併用すると特異度は 90% 未満に低下した [118, 123]．したがって，拡散強調像を含む全身 MRI を用いる際には圧迫骨折などによる偽陽性に注意が必要である．MRI における造影検査の必要性について評価したエビデンスレベルの高い研究は行われていない．造影検査を含む全身 MRI の診断能を評価したメタアナリシスでは AUC（area under the curve）が 0.98 と非常に高い精度を示した [124]．

　一方で乳がん患者を中心とした後方視的解析では造影 MRI は診断精度を向上させなかったと報告 [125] されており，現時点では造影検査を推奨する科学的根拠に乏しい．MRI は検査費用が CT と比較して高いが，被ばくを伴わない点が長所である．

　全身 MRI は前立腺がんの病期診断，経過観察を中心に普及してきているが，撮像を行っていない施設も多く存在するのが現状で，他のがん種への有用性についてもさらなる経験の蓄積が待たれる．日本では 2020 年に日本磁気共鳴医学会が「全身 MRI 撮像指針」を公開しており，導入の際には参照されたい．

Background Question 3-4

骨転移診断に骨シンチグラフィーは推奨されるか？

回答
骨シンチグラフィーは造骨性変化を鋭敏に捉えることができるので，前立腺がん，肺がん，乳がんの造骨型骨転移検出に有用性が確立された検査である．変形性変化でも高集積を示すので，適宜 CT などを参照する必要がある．Planar 像に加え，SPECT 撮像を行うと診断能が向上するので，診断に迷うときは SPECT 撮像の追加が可能である．

解説

　PubMed で "Bone Neoplasms/secondary", "Bone Neoplasms" AND "Neoplasm Metastasis", "Bone Neoplasms/diagnostic imaging", "Diagnostic Imaging" のキーワードを組み合わせた検索で 2014 年から 2020 年までに出版された骨転移の画像診断の論文，1,004 文献を抽出した．一次スクリーニングを行い，骨シンチグラフィーは 15 件の文献が該当した．これにハンドサーチで得た 3 文献を加えた．骨シンチグラフィーは前立腺がん，肺がん，乳がんなど造骨型転移をきたす疾患での骨転移診断の有用性が確立されている[126]．骨転移の検出能に関するメタアナリシスによると Planar 像では感度 46.8％，特異 88.3％であるが，SPECT［☞用語集参照］撮像を追加すると感度 81.5％，特異度 99％に上昇する[127]．変形性変化でも高集積を示すので，適宜 CT などを参照する必要がある[128]．がん種にもよるが，一般的には CT よりも診断能が高く，MRI，^{18}F-FDG-PET/CT よりも診断能が低い傾向にある[123, 124, 126, 127]．

Background Question 3-5

骨転移診断に ¹⁸F-FDG-PET/CT は推奨されるか？

回答
¹⁸F-FDG-PET/CT は骨転移診断および骨外病変の診断に有用である．MRI よりも骨転移診断の感度は劣るが，治療後病変の viability を評価できるので，特異度が高い．治療後再発診断や骨外病変も合わせた評価が必要な症例で可能である．

解説

　　PubMed で "Bone Neoplasms/secondary", "Bone Neoplasms" AND "Neoplasm Metastasis", "Bone Neoplasms/diagnostic imaging", "Diagnostic Imaging" のキーワードを組み合わせた検索で 2014 年から 2020 年までに出版された骨転移の画像診断の論文，1,004 文献を抽出した．一次スクリーニングを行い，¹⁸F-FDG-PET/CT は 8 件の文献が該当した．これにハンドサーチで得た 2 文献を加えた．¹⁸F-FDG-PET/CT は様々ながん種の骨転移検出能で有用性が確立されており，一部の研究では感度 97％，特異度 98％，正診率 98％とする報告もある [126]．肺がんや乳がんなど骨転移をきたす主要ながん種では骨シンチグラフィーより検出能が高いとする報告が多いが，分化型甲状腺がん [129]，鼻咽頭がん [130] など特定のがん種によっては骨シンチグラフィーと差がない，あるいは骨シンチグラフィーのほうが優れるとする報告もあり，原発巣によっては検出能が低下する病態もあることに留意する必要がある．MRI との比較では MRI のほうが感度に優れるとする報告がある一方で特異度は ¹⁸F-FDG-PET/CT のほうが優れ [123,124]，治療後病変の viability 評価には ¹⁸F-FDG-PET/CT のほうが有用である．また，骨外病変の評価には CT，MRI，骨シンチグラフィーといずれのモダリティより優れており，骨外病変を合わせた評価の際には ¹⁸F-FDG-PET/CT が有用である．偽陰性の理由として撮像範囲外となることがあげられており [127]，四肢への転移が疑われる症例ではこれらも field of view（FOV）に含む工夫が必要である．¹⁸F-FDG-PET/CT は CT，骨シンチグラフィーと比較して被ばく線量が高く，費用も高額である．また，肺がんでの肺野の評価は high resolution computed tomography（HRCT）が推奨されており，原発巣の評価モダリティも考慮する必要がある．以上を踏まえても転移のリスクが高い症例では費用対効果を上回ると考えられる．

　　その他の薬剤として海外では骨転移に対する ¹⁸F-NaF-PET [33] や前立腺がんの骨転移診断に ⁶⁸Ga-PSMA-PET [131] が承認され保険診療で使用され，高い有用性が示されている（日本未承認）．

Background Question 4

骨転移診断に病理学的検査は必要か？

回答
がんの既往があり臨床的に転移性腫瘍が確実な場合には生検による病理学的検査を省略することが多い．しかし，画像検査にて鑑別が困難な症例や重複がん症例あるいはコンパニオン診断のための組織検体を要する症例では病理学的検査が必要とされる．

解説

　骨転移に対する生検は，組織学的確定診断や良性病変や原発性骨腫瘍など他疾患との鑑別診断に有用と考えられる．しかし，臨床的にがんの既往があり画像検査などにより骨転移が疑われる場合には，骨生検を省略することが多い[132~134]．また，脊椎病変による脊髄麻痺に対して行われる緊急の脊髄除圧や脊椎固定術施行時にも骨生検が省略されることがある．原発不明の骨転移が疑われる場合，重複がん例でどの腫瘍からの転移であるかを確定できない場合，原発がんの手術前スクリーニングやがんの既往のある患者において血液生化学検査や画像検査などによる非侵襲的検査で骨転移の可能性が否定できない場合では，骨生検の重要度が増す[134~137]．病理組織検査により，骨粗鬆症による骨折や骨髄炎などの非腫瘍性骨疾患との鑑別を行うとともに，転移性腫瘍であることが確認されれば，既知の原発がんと組織像についての検討を行う[134,138]．組織所見が既知のがんと異なる場合や原発腫瘍が不明の場合には，原発腫瘍を推定するため免疫染色や遺伝子検査などの手法を用いた検討を行う．

　病理学的検査を行うための検体採取方法には生検組織診と細胞診がある．生検による組織採取では，CTガイド下での経皮的針生検が主流であるが，検体採取が困難な例やある程度の腫瘍組織量が必要とされる場合には切開生検を選択される．針生検によって確定診断が得られるのは骨転移の70~94％と報告されている[134,139~142]．

　生検より侵襲が少ない穿刺吸引細胞診の正診率が，針生検や切開生検による組織診断と同等という報告もある[143,144]．細胞診は単独で実施，あるいは生検と併用される．針生検での検体不適正による偽陰性を防ぐためにon siteでの細胞診を併用することを推奨する報告や併用することにより正診率が高くなるという報告がある[145~148]．

　骨転移を生じた原発腫瘍の推定に関しては，がんだけでなく形質細胞腫や悪性リンパ腫などの造血器腫瘍や肉腫も鑑別に含まれる．がん種の鑑別診断には，腺がん，扁平上皮がん，神経内分泌腫瘍などと組織型が明らかになることにより，可能性のある原発臓器を指摘することが可能となる．臓器特異性のある腫瘍マーカーに対する免疫染色を行うことにより，原発腫瘍を推定できる可能が高まる．

　生検により骨転移の組織を採取することは，その組織診断だけでなく治療につながる遺伝子変異を同定することも可能になる．一般的に遺伝子診断は原発腫瘍に対し行われるが，原発性腫瘍治療後時間を経て骨転移が生じた場合には，原発腫瘍とは変異プロファイルが変わる可能性がある．針生検での採取組織量は少ないため，遺伝子変異を同定するためには採取量の多い切開生検を選択することも考慮される．組織診断のためだけでなく，併せてコンパニオン診断を含む遺伝子診断を目的とする病理学的検査が求められてきている．

Clinical Question 5

骨転移を有する原発不明がん患者において，骨転移巣を用いた遺伝子パネル検査は原発巣の同定に有用か？

推奨	推奨度	合意率 (得票数)	エビデンス の強さ
原発巣の同定を目的とした，骨転移巣を用いたがん遺伝子パネル検査は単独では行わないことを提案する.	弱い	90.9% (30/33)	C
適切な処理が行われていない骨転移巣については，がん遺伝子パネル検査で解析しないことを推奨する.	強い	90.9% (30/33)	B

※治療法の提示に関するがん遺伝子パネル検査［☞用語集参照］の有用性については探索的な課題である.

【利益】頻度は高くはないが治療につながる可能性がある.
【不利益】費用面，新たに検体を採取する場合の侵襲性（リキッドバイオプシーを考慮する）

解説

　がん遺伝子パネル検査は，切除あるいは生検で得られた腫瘍組織を用いて次世代シークエンサー（next generation sequencer：NGS）で複数のがん関連遺伝子の構造変異を一度に解析し，得られた変異情報から患者に適した治療法を検討するために用いられている.

　原発不明がん骨転移症例のみを対象としてがん遺伝子パネル検査を行った報告はみつけられなかったが，原発不明がん全体を対象とした報告は複数みられる[149~154]. いずれも10数例から100例規模であり，骨転移症例が含まれている報告もあった.

　これらの報告では，原発不明がんでみられる遺伝子異常の多くは，*TP53*，*KRAS*，*CDKN2A*，*MYC*，*ARID1A*，*SMAD4*，*EGFR*，*HER2* などであり，臓器横断的にみられる遺伝子異常である. そのため，遺伝子変異プロファイルの結果から原発臓器の特定にいたった症例はなく，免疫組織化学染色や遺伝子発現プロファイルなどの結果と総合して原発巣の同定にいたったものが症例報告として報告されているのみで，がん遺伝子パネル検査単独では原発巣の同定に有用ではないと考えられる.

　上記の論文では，遺伝子変異プロファイルを利用した治療により良好な結果が得られた症例も数例報告されている. ただし，治療薬に紐づく変異がみつかる可能性は高くないこと，また，たとえば代表的な活性化型 *BRAF* 遺伝子変異（V600E など）を有していても，原発臓器ごとに治療応答性が異なることも知られていることから，治療法に関するがん遺伝子パネル検査の有用性についても慎重に判断することが必要である[155].

　ただし，原発不明がんのなかには，過去に複数のがんの既往があり，転移巣がどちらの腫瘍に由来するかわからない原発不明がんの場合においては，過去の腫瘍検体と転移巣の遺伝子変異プロファイルを比較することで転移巣の原発部位の同定が可能となった報告がみられる[156].

　また，がん遺伝子パネル検査に使用する腫瘍検体については，通常の病理診断に用いられたホルマリン固定パラフィン包埋（formalin fixed paraffin embedded：FFPE）検体の余剰を使用するが，原発不明がんの骨転移生検ではがん遺伝子パネル検査に用いるには検体量が不足することが予測される[157]. また，硬組織の脱灰処理にあたって，強酸を用いると核酸の断片化を引き起こし収量も低下する. シークエンス解析に支障が生じるので Ca-EDTA-2Na 処理が必要になる[158].

　既存検体が NGS 解析のための品質を満たさない可能性がある場合や十分な組織量確保のため追加の生検が必要な状況においては，腫瘍細胞由来血中 DNA を用いたリキッドバイオプシーによるがん遺伝子パネル検査への

変更も考慮すべきである.

　骨転移巣を用いたがん遺伝子パネル検査と，リキッドバイオプシー検査との一致率についての直接的な比較の報告はみつけられなかった. *KRAS* 変異を有する肺がん患者を転移臓器ごとに分け，リキッドバイオプシーによる *KRAS* 変異の検出率を臓器ごとに比較した報告では，ほかの転移と比べて骨転移でも比較的高い頻度で検出が可能であった[159]. ただし，骨転移組織は，あくまでも既存検体が NGS 解析のための品質を満たさない場合にのみ使用するべきであると考える.

作成グループにおける，推奨に関連する価値観や意向

　原発巣の同定率，治療オプションの提示の可能性，がん遺伝子パネル検査にかかる費用，骨転移巣を用いた場合の NGS 解析成功率，検体採取に伴う侵襲度などを考慮した.

CQ に対するエビデンス総体の総括（重大なアウトカム全般に関する全体的なエビデンスの強さ）

　他の検査方法との原発巣同定率の直接的な比較はなされておらず，また得られた結果に対する真の答えが存在しないため，エビデンスの質は低い. また，得られた結果に基づいた治療法と従来の治療法との比較試験もないため治療法に関する有用性については今後の課題である.

推奨の強さを決定するための評価項目

■アウトカム全般に関する全体的なエビデンスが強い　　　　　　　　　　　　　　　　　　いいえ
　他の検査方法との直接的な比較がなされていない.

■利益と不利益のバランスが確実（コストは含まず）　　　　　　　　　　　　　　　　　　いいえ
　原発巣同定率は低く，がん遺伝子パネル検査解析のために追加で生検検体を必要とする場合がある. 治療法の提示につながる可能性はあるが，探索的な治療となるケースも多い.

■患者・市民の価値観・希望や好み，負担の確実さ（あるいは相違），医療費のうち自己負担分，患者の立場から見たその他の資源利用など
　積極的な治療を望む場合，NGS 解析のための十分な検体がすでにあり追加生検を必要としない場合，高額療養制度などの利用により患者負担が大きくない場合は，患者の価値観や好みは検査を実施する方向になる.

■費用対効果の観点からの留意事項
　直接の比較はないが，日常診療で行われる免疫染色と比べると費用対効果は低い.

Clinical Question ⑥

キャンサーボードや院内骨転移登録は骨転移診療に有用か？

推奨	推奨度	合意率 (得票数)	エビデンス の強さ
キャンサーボードや院内骨転移登録は患者の状態把握や治療法検討に有用であり，行うことを提案する．	弱い	87.5% (28/32)	D

【利益】骨関連事象（skeletal related event：SRE［☞用語集参照］）の予防・早期対応，骨転移患者の日常生活動作（activities of daily living：ADL）維持，生活の質（quality of life：QOL）改善

【不利益】医療コストの増大

解説

　骨はすべてのがん種に共通の転移組織である．直接的に生命にかかわることは少ないが，骨転移の出現はそれに伴う痛みや患者の運動機能を障害することにより，がん治療の継続を困難にする．その結果，患者のQOLを低下させることのみならず生命予後も悪化させる．一方，近年のがん治療における技術革新は目覚ましく，がん患者の生命予後は改善の一途をたどっている．これにより，骨転移を生じたあとも原発巣に対する治療は多くの選択肢をもって継続され，がん患者はADLを維持しながら治療を受け，がんと共生しながら生活していく時代に入ったといえる．これに伴い，骨転移診療にも大きな変化が起きており，骨転移を管理し病的骨折や脊髄圧迫［☞用語集参照］などのSREを予防し早期に対応することが重要と考えられるようになった．本CQでは，以上に述べたような骨転移診療に対する新しい流れの取り組みとして，キャンサーボードのなかで骨転移を対象とした骨転移キャンサーボード［☞用語集参照］や院内骨転移登録が骨転移診療に有用かどうかを検証するため，SREの予防・早期対応や患者QOLの維持・改善を益として，医療コストの増大を害としてアウトカムを設定しシステマティックレビュー（systematic review：SR）を行った．

　SRの結果，英文3論文，和文5論文が検出された．いずれも観察研究であり，ランダム化比較試験（randomized controlled trial：RCT）は含まれていなかった．6論文では骨転移診療体制の整備として骨転移キャンサーボードや院内骨転移登録の取り組み前後で比較を行っていたが，診療時期や背景因子が異なることからバイアスリスクがある．骨転移キャンサーボードに関しては5論文を解析した．篠田ら[160]は骨転移キャンサーボード設置前後で緩和ケア診療部患者が整形外科を受診した割合を比較し，設置前は101例の骨転移患者の内，整形外科を受診した患者は56例（55%）であったが，設置後は153例すべての骨転移患者が整形外科を受診し，骨転移キャンサーボードは潜在的要治療症例の発見に有益としている．また，これらの患者が整形外科を受診したことで，がん性疼痛とがん以外の疼痛の鑑別がなされ，不必要な麻薬投与による副作用が軽減され，がん患者のQOL改善に有用であったとも述べている．さらに，骨転移キャンサーボード設置前後の骨転移手術の比較も行っており，設置により手術数は2倍以上増加し，骨折・麻痺に対する早期介入症例が増加したとしている．そして設置により，歩行能力が維持され，自宅療養可能な患者も増加したと述べている．また，城戸ら[161]は，骨転移キャンサーボードとフォローアップシステムで討議・診療を行った61例を対象にSREリスクを後方視的に解析し，原疾患の病勢とSREリスクの間に相関はなく，原疾患の病勢によらず骨転移が管理されていたとしている．角谷ら[162]は，骨転移キャンサーボードが脊椎転移診療に与えた影響を検討し，骨転移キャンサーボード設置前後の比較において，脊椎転移の手術件数が平均5.2件/年から平均22件/年と約4倍に増加したと述べている．また，緊急手術の割合は平均53.8%から平均17.7%に減少したとし，さらにこの傾向は経年的に顕著になったとしている．脊髄麻痺の指標であるFrankel分類も，B＋Cの割合が50%から32%へと低下し，各診療科で脊椎転移に関する認識が向上したとしている．これは，診療科間での密な連絡が可能となり，診断や評価が迅速化され，神経症状の

悪化や出現前に脊椎転移を診断し，脊椎外科医に相談される症例が増えたことを意味している．そして，神経症状や疼痛の増悪前に脊椎転移が指摘され，予防的な手術と放射線治療を行うなど積極的な集学的治療を行うことにもつながったと述べている．また，Vieillard ら[163]は，多診療科による会議が骨転移患者の正確な診断と治療の適応，経過観察法を決めるうえで重要としている．Ibrahim ら[164]は 19 人の専門家が所属する組織を施設内に立ち上げ，最初の 3 年間に 425 例のアセスメントを行い，98％の患者を満足する結果に導いたと述べている．そして，このように多診療科および多職種で検討し診療することは，患者の精神的不安の解消に有効であり，がん治療を継続できたと報告している．

院内骨転移登録に関する論文は 3 論文を解析した．杉原ら[165]は，重篤な SRE 発生を防ぐため放射線診断と連携した院内骨転移登録を開始し，麻痺発生リスクが高い例には積極的に放射線治療を行い，重篤な SRE は減少したと述べている．しかし，登録開始後も麻痺を発症し歩行不能となる例があり，画像で確認できない例があるなど，その問題点も指摘している．大野ら[166]は骨転移登録開始前 7 例と開始後 7 例で大腿骨転移の治療成績を比較し，開始前は全例病的骨折を生じてからの治療であったが，開始後は手術を行った 5 例中，切迫骨折［☞用語集参照］が 4 部位，病的骨折が 2 部位と切迫骨折例の手術増加がみられたとしている．

Nakata ら[167]は，脊髄圧迫による神経障害を，脊椎転移患者において MRI と連携した骨転移登録システムの導入前後で比較している．導入前 286 例，導入後 206 例に放射線治療が行われ，神経障害の発生率は，導入前が 13.2％（38/286），導入後が 3.4％（7/206）と有意に低下し，神経症状の改善は，導入前が 5.3％，導入後が 28.6％と導入後が有意に高い．また，整形外科医への紹介が，導入前で 45％，導入後で 100％，骨修飾薬（bone modifying agents：BMA［☞用語集参照］）の使用は，導入前で 39％，導入後で 100％，診断から治療開始までの期間は，導入前後で中央値 3 日から 0 日に大幅に改善し，本システムは神経症状の発生率とその改善率，整形外科医への紹介，BMA の導入など多くの点において有用であったとしている．

骨転移キャンサーボードや院内骨転移登録のコストに関する論文は検出できず，保険診療上もこのような取り組みに関する算定項目は現時点で存在しない．また，がん診療連携拠点病院の指定要件にキャンサーボードの開催は記載されているが，骨転移を対象としたキャンサーボードについては義務化されていない．骨転移患者の病態は複雑で背景因子も様々であり，患者の治療方針を決めるにあたって，複数の診療科・多職種で検討を行うことは患者にとって有益性があると思われる．一方，骨転移診療体制に関しては，本ガイドライン改訂時点において，いまだ施設間格差が大きい．2018 年に日本整形外科学会が行ったがん診療に関する実態調査では，学会研修施設のがん診療拠点病院における骨転移キャンサーボードの開催割合は約 16％であった[168]．しかし，2022 年 1 月に日本放射線腫瘍学会と一般社団法人がん医療の今を共有する会から出された「がん診療における緩和的放射線治療の積極的活用に向けて」の提言[169]のなかで，骨転移専門のキャンサーボードを通じて，治療方針を決定することが望ましいとされており，骨転移キャンサーボードの重要性はますます高まっている．骨転移登録に関しては，放射線診断と連携した方法[165~167]が，より多くの骨転移患者をスクリーニングでき有益であると思われる．

がんと共生しなければならない骨転移患者の QOL 維持・改善を行い，がん治療の継続を実現するために，骨転移キャンサーボードや院内骨転移登録は有用であり，エビデンスレベルは現時点でまだ低いものの推奨できる取り組みと思われる．

作成グループにおける，推奨に関連する価値観や意向

この推奨の作成にあたっては，病的骨折や脊髄麻痺などの SRE の予防・ADL の維持，またこれによって得られる QOL の改善を重要視した．

CQ に対するエビデンス総体の総括（重大なアウトカム全般に関する全体的なエビデンスの強さ）

骨転移患者に生じる病的骨折や脊髄麻痺などの SRE の予防や ADL の維持，QOL 改善に関して，骨転移キャンサーボードや院内骨転移登録の有用性を検討した RCT はないため，現時点のエビデンスは低い．したがって，エビデンスレベルは D（非常に弱い）と判定する．

推奨の強さを決定するための評価項目

■アウトカム全般に関する全体的なエビデンスが強い　　　　　　　　　　　　　　　　　いいえ

SRE の予防や QOL に関する骨転移キャンサーボードや院内骨転移登録の有用性に関する RCT はない.

■利益と不利益のバランスが確実（コストは含まず）　　　　　　　　　　　　　　　　　いいえ

骨転移の背景は複雑であるため複数の診療科・職種の介入が必要だが, キャンサーボードに参加する医療者や骨転移登録を行う者の負担を量ることは難しい.

■患者・市民の価値観・希望や好み, 負担の確実さ（あるいは相違）, 医療費のうち自己負担分, 患者の立場から見たその他の資源利用など

個人情報管理は重要だが, 複数の医療者で治療法の検討を行うことと情報共有は重要であり患者の理解を得やすい.

■費用対効果の観点からの留意事項

多くの医療者が時間を費やすことになるが, 診療報酬やがん診療連携拠点病院の必須項目にはなっていない.

Clinical Question 7

脊髄圧迫症状を呈する転移性脊椎腫瘍の治療に手術は有効か？

推奨	推奨度	合意率 (得票数)	エビデンス の強さ
脊髄圧迫症状を呈する転移性脊椎腫瘍の治療に手術は有効な可能性が高いので，行うことを提案する．	弱い	78.8% (26/33)	C

【利益】歩行能力の維持，回復
【不利益】手術関連合併症

解説

　脊椎転移は全がん患者の 30% に発生し，5〜10% の患者に神経圧迫による症状が発生する[170, 171]．近年のがん患者の薬物治療の進歩により患者の生命予後が延長していくことが期待され，したがって転移の出現数は今後さらに増加していくことが想定される．

　しかし，転移性脊椎腫瘍において手術の有効性を示したエビデンスレベルの高い論文は本ガイドラインの初版以降に新規で発表されたものは見当たらない．原因には第 1 に各患者において転移性脊椎腫瘍の病態が多様多彩であることがあげられる．また，第 2 に手術技術の進歩により経皮的な脊椎固定[172]や標準的に行われている後方除圧固定，ならび腫瘍脊椎骨全摘術[173]など手術方法も多彩となり，術式によっては可能な施設も限定されてくるため，標準的な治療という単一の基準上での評価がさらに難しくなっていることもあげられる［☞用語集参照］．

　エビデンスレベルの高い研究としては，Patchell らの，101 例の神経症状のある転移性脊椎腫瘍の患者をランダム割り付けにより手術＋放射線治療群（50 例）と放射線治療単独群（51 例）の 2 群で比較したものがある[39]．その結果，手術＋放射線治療群では放射線治療単独群に比して有意に歩行能力や歩行期間の改善が認められた．ただし，放射線感受性の非常に高い腫瘍（多発性骨髄腫，悪性リンパ腫，白血病，胚細胞腫瘍）による転移性脊椎腫瘍では手術は適応にならず，過去の報告でも適応基準から除外されている．また，完全麻痺を呈してから 48 時間以上経過している場合，予後 6 ヵ月以内と推定される場合にも基本的に手術は推奨されていない[163]．同一データベースを用いた 65 歳以上の患者に絞ったサブ解析では手術の優位性が放射線治療単独に対して示されなかったという報告もあり，65 歳以上には手術を推奨しない，との結論になっている[174]．

　乳がんや前立腺がん による転移性脊椎腫瘍では，内分泌療法や放射線治療に反応しない場合に手術を考慮すべきであるとも報告されている．手術が有効であるという報告の一方，Rades らは 108 例の Matched Pair Analysis の結果によって手術＋放射線治療群と放射線治療単独群の結果は同様であったとも報告しており，新たなランダム化比較試験（randomized controlled trial：RCT）を行うべきであるともしている[175]．

　これらの研究を総合すると現時点においては「65 歳未満の麻痺を生じてからまもない放射線感受性の低い腫瘍のみが手術が有効」という結論となる．

　一方，手術の有効性に対するこれらの研究が行われたのは 2000 年前後であり，患者背景が現在と大きく異なっていた可能性がある．転移性脊椎腫瘍を有する高齢者に対する手術のアウトカムを評価した論文は前方視的観察研究や RCT を行ったものはなく，あくまで後方視的観察研究に限定されるが，複数の論文が散見される．40 例の後方視的観察研究では生存期間や歩行可能期間が Patchell らの後方視的観察研究より明らかに伸びている[176]．また，症状出現から短期間で手術を行えば高齢者においても神経予後がよいという報告も存在する[177]．現状のがん患者の生命予後やがん治療の状況を考えると，高齢者に対しての手術による治療適応は拡大していく可能性があり，運動器の専門家である整形外科医の関与の必要性も増していくことが想定されるが，現状の医療状況を踏

まえると，高いエビデンスレベルでそのことを示すためにRCTなどの研究をこれから計画していくことは倫理的にも難しいという意見もある[178]．この状況下で各ケースに対して適切な治療方針を定めていくためには，転移性脊椎腫瘍に対してがん診療科，整形外科，放射線科などの横断的な診療体制が重要である．

作成グループにおける，推奨に関連する価値観や意向

この推奨の作成にあたっては，エビデンス登場時の状況から現状のがん治療を取り巻く環境の変化を考慮した（薬物治療の進歩による予後の延長）．

CQに対するエビデンス総体の総括（重大なアウトカム全般に関する全体的なエビデンスの強さ）

転移性脊椎腫瘍に対する手術の有効性を示した前方視的観察研究はほとんどないが，原発腫瘍の放射線感受性が乏しくかつ麻痺にいたってからの時間経過が一定以下の場合，転移性脊椎腫瘍によって脊髄圧迫［☞用語集参照］を伴ったときには手術＋放射線治療が放射線治療単独よりも術後機能の改善において有効であることがRCTで示されている．しかしながら研究は単独であり，かつかなり古いものであるため，エビデンスレベルはC（弱い）と判定する．

推奨の強さを決定するための評価項目

■アウトカム全般に関する全体的なエビデンスが強い　　　　　　　　　　　　　　　　　　いいえ
　　RCTは2000年を最後に行われていない．
■利益と不利益のバランスが確実（コストは含まず）　　　　　　　　　　　　　　　　　　　はい
　　限定条件下ではあるが，RCTで有効性が示されている．
■患者・市民の価値観・希望や好み，負担の確実さ（あるいは相違），医療費のうち自己負担分，患者の立場から見たその他の資源利用など
　　方法が多彩であるがゆえに具体的手段の決定には患者状況の把握および専門家の関与を必要とする．
■費用対効果の観点からの留意事項
　　術式の手段によっては高難易度となることもあり，実施可能な施設が限られることがある．

Clinical Question 8

病的骨折や切迫骨折のリスクのある四肢長管骨の骨転移に手術は有効か？

推奨	推奨度	合意率 （得票数）	エビデンス の強さ
疼痛を緩和し，患肢の支持性を確保することは，生活の質（quality of life：QOL）を維持するために有効であり，手術を行うことを推奨する．また，腎がんなど特定のがん種において，単発転移の場合には腫瘍切除術がより有効な場合がある．	強い	78.8% （26/33）	C

【利益】疼痛と患肢機能の改善，病的骨折の予防
【不利益】術後合併症

解説

　四肢長管骨の骨転移は，サイズが大きくなり切迫骨折［☞用語集参照］や病的骨折の状態になると，手術困難な全身状態あるいは術後回復に要する期間の予後が見込めない場合を除き，骨の力学的破綻の修復，疼痛の軽減，患肢機能の改善，QOL の改善を目的として手術が行われる．四肢長管骨転移に対する手術には，骨接合±腫瘍掻爬と腫瘍切除＋人工骨頭や人工関節による再建がある［☞用語集参照］．前方視的観察研究の報告は 3 件 [179~181] であるが，後方視的観察研究の報告は多い [182~187]．手術により疼痛と患肢機能は多くの報告で改善を認めている．

　Nooh らによる多施設前方視的観察研究の報告 [181] では，術前と比較して術後 2 週間で患肢機能評価（Musculoskeletal Tumor Society Scoring：MSTS）は 39％から 62％に，疼痛（brief pain inventory：BPI）は 52％から 30％に改善し，さらに術後 6 週，3 ヵ月，6 ヵ月，1 年において患肢機能（MSTS および Toronto Extremity Salvage Score：TESS）と疼痛（BPI）が経時的に改善した．しかし，Quality Of Life During Serious Illness スコアの改善は認められなかった．QOL は手術以外の因子（患者背景，併用する薬物治療や放射線治療，全身状態の悪化など）の影響が大きいためと考えられる．

　安全性については，進行がんでの手術であることもあり，術後の全身性合併症が 1~14.5％の患者に認められ，静脈塞栓，肺塞栓，心筋梗塞，術中死などが散見される．術後の局所合併症については，感染，創癒合不全，再発，神経障害，骨接合材の折損，人工骨頭・人工関節の脱臼・ゆるみなどが 10~14％の頻度で報告されている．しかし，患者集団の背景が不均一で，術式や手術部位によっても様々な報告がされており，骨転移に対する手術介入が一律にリスクが高いと断定することは困難である．

　術後の予後因子としては，原発がんの種類，病的骨折の有無，内臓転移や多発転移の有無が検出される傾向にある．原発腫瘍に対する根治的手術，また腎がんや甲状腺がんの単発骨転移に対する腫瘍切除（CQ 11）は予後良好との報告があるが，原発がんの治療の進歩により変化していく可能性がある．

　また，病的骨折を起こしてからの手術と比べて，切迫骨折の状態における手術のほうが，輸血量が軽減し，術後早期機能回復が可能となることから，入院期間の短縮や医療経済面でも優位であり，推奨されるという報告 [188~191] が増えているが，一方では切迫骨折での髄内釘における脂肪塞栓のリスクは高いとする報告 [35] がある．しかし，手術適応におけるバイアスや両群の背景に他因子の影響の検討が不十分であるため，今後さらなる議論が必要である．

　骨転移が実際に骨折にいたるリスクを計る尺度を Mirels，Linden らが報告している [192,193]［☞用語集 表 7，表 8 参照］．Mirels は，病的骨折を予測するスコアリングシステムとその点数に従った推奨治療を報告し，Linden らは，放射線治療の臨床研究に参加した多数症例を前方視的に検討し，長管骨の長軸方向に 3 cm 以上で周径 50％以上の骨皮質欠損が骨折予測因子として最も有用で，Mirels よりも実際の骨折を予見する感度は高いと報告している．最近のシステマティックレビュー（systematic review：SR）によると，Mirels スコアが 9 点以上の病的骨折予測では，感度 100％，特異度 13％，偽陽性 14％，偽陰性 94％と特異度が非常に低いこと，Circumferential

Cortical Involvement（CCI）30％以上では感度100％，特異度89％，偽陽性71％，偽陰性100％であり，骨皮質の破壊が周径の30％以上（または50％以上）に及ぶ所見がより有用であることから，定量的なCT画像［computed tomography rigidity analysis（CT-RA）やfinite element analysis（CT-FEA）］を組み合わせることで特異度を向上させることができると報告されており[194]，新たな病的骨折予測因子の構築が必要と考えられる．しかし，実臨床では放射線治療や全身化学療法と骨修飾薬（bone modifying agents：BMA［☞用語集参照］）の影響などにより，判断が難しい場合も多い．

多くの文献では予後により手術適応や術式を考えるべきで，予後不良であればできるだけ侵襲の小さい骨接合材による手術を行い，予後が長いと予想されれば腫瘍切除を含めたより長期に耐えうる手術を行うことを推奨すると報告されている．しかし，前方視的観察研究は行われておらず，エビデンスレベルは低い．また，専門性の高い術式も存在し，術式選択についての施設間の均てん化も現時点では不十分である．

手術適応と術式の選択には，生命予後のみならず，全身治療，放射線治療や術式による局所制御に対する効果（局所予後）も考慮する必要がある．各原発がんの治療は急速に進歩しており，分子標的治療薬や免疫チェックポイント阻害薬（immune checkpoint inhibitor：ICI）（FRQ 25）の出現は予後予測と骨転移の治療に大きな変化をもたらしている．さらにインターベンショナルラジオロジー（interventional radiology：IVR），内照射療法［☞用語集参照］（BQ 36，CQ 37）など新しい治療も出現してきている．しかし，手術による疼痛の軽減と運動機能の改善はたとえ短期間であっても骨転移患者にとっては大きなメリットになる．特に，骨の脆弱性に伴う疼痛や力学的支持性の破綻に対する有効な代替治療はない．手術をしない場合，動けない，退院できない，家族に会えないまま死を迎えるという，患者の尊厳にかかわるデメリットがあるということを考慮すべきである．多くの科を含めたキャンサーボード［☞用語集参照］（CQ 6）で多方面から検討し，より正確な予後予測によって，骨転移患者の残りの寿命に対して最適な治療方法を選択することが重要である．

作成グループにおける，推奨に関連する価値観や意向

この推奨の作成にあたっては，疼痛，患肢機能，QOLに対する有効性を重要視した．

CQに対するエビデンス総体の総括（重大なアウトカム全般に関する全体的なエビデンスの強さ）

非手術群との比較試験がなく，前方視的観察研究報告は第1版の3文献に加えて1報告あるが，ほとんどが後方視的観察研究のためエビデンスの質は低い．

推奨の強さを決定するための評価項目

■アウトカム全般に関する全体的なエビデンスが強い　　　　　　　　　　　　　　　　　　　　　いいえ

手術の有効性についての前方視的観察研究は3件のみでありエビデンスレベルは低い．

■利益と不利益のバランスが確実（コストは含まず）　　　　　　　　　　　　　　　　　　　　　はい

術後合併症のリスクはあるが得られる利益が大きい．また，予防的手術を行うことで利益を大きくできる可能性がある．

■患者・市民の価値観・希望や好み，負担の確実さ（あるいは相違），医療費のうち自己負担分，患者の立場から見たその他の資源利用など

手術適応については多診療科・多職種で症例ごとに検討したうえで患者および介護者の価値観を重視した決定になる．

■費用対効果の観点からの留意事項

利益に見合った介入コストであり，さらに予防的介入でコストを減少させる可能性がある．

> **Column**　手術部位，術式により使用するインプラント，人工補填材料は異なる．一般的に，骨転移による骨折の手術においては転移の進行による破綻の可能性がある．人工骨頭や人工関節（特に腫瘍用インプラント）による置換の場合，腫瘍切除を行うため腫瘍による骨破壊が起こりにくく，髄内釘やプレートなどの骨接合材より耐久性は良好である．一方で手術侵襲が大きくなること，より高額な医療になることもあり，生命予後や社会的背景，医療経済面にも考慮して総合的に判断する必要がある．

Future Research Question 9

造骨型骨転移への治療介入は骨関連事象（SRE）の予防に有効か？

回答

造骨型骨転移に対象を絞ったエビデンスに乏しいため現時点では推奨度は弱い．ただし，造骨型骨転移の多くを前立腺がんの骨転移が占めることを考慮すると，少なくとも去勢抵抗性前立腺がんに対する骨修飾薬（bone modifying agents：BMA）の投与は有効である．今後，造骨型骨転移を対象とした研究が待たれる．

解説

　文献検索の結果，PubMed 31 件，Cochrane Library 3 件，医中誌 27 件の論文が該当した．これらの内容を吟味し，さらに「造骨型骨転移」という単語が英表記で "osteosclerotic bone metastasis", "osteoblastic bone metastasis", "blastic bone metastasis" といった複数の表現がなされることを考慮し，適宜ハンドサーチを加えて文献検索を行った．その結果，造骨型骨転移を対象とした臨床試験としては 1 件のみで，RTOG0517 試験が該当した．RTOG0517 試験は，造骨型骨転移を有する前立腺がん，乳がん，肺がんの患者を対象とし，BMA［☞用語集参照］単独に対する放射性医薬品［☞用語集参照］の上乗せの有効性を検証した無作為化第 III 相試験である．261 例（前立腺がん 55％，乳がん 35％，肺がん 10％）が対照群（ゾレドロン酸投与群）および研究群（ゾレドロン酸投与＋放射性医薬品：塩化ストロンチウム，Samarium-153）に無作為に割り付けられた．主要評価項目として骨関連事象（skeletal related event：SRE［☞用語集参照］）にいたるまでの時間，副次評価項目として生活の質（quality of life：QOL），疼痛コントロール，全生存期間（overall survival：OS）および毒性が設定された．結果は，主要評価項目を満たさず，治療開始後 1 ヵ月時点での疼痛コントロールの改善が認められた[195]．同試験の結果からは放射性医薬品の上乗せは有用とは言い難く，また，塩化ストロンチウムは 2018 年 12 月に製造中止となり，Samarium-153 は日本で承認されていない現状からは，この試験結果を実臨床に外挿することは現実的ではない．なお，造骨型骨転移を対象とする BMA の有用性を検証した臨床試験は存在しなかった．

　造骨型骨転移は転移病巣の骨反応により分類され，主に画像的に診断されることが多いが，実際にはその定義は明確ではない．造骨型骨転移の多くは前立腺がんが占めており，CQ 22-3 と重複する部分もあるが，本項では主に前立腺がんを対象としたエビデンスを中心に記載する．

　前立腺がんの骨転移に対する治療介入については，BMA（ゾレドロン酸，デノスマブ［☞用語集参照］）および放射性医薬品である塩化ラジウム，ルテチウムオキソドトレオチドのエビデンスが存在し[102,196~198]，去勢抵抗性前立腺がんに対するエビデンスは明らかである．さらに，新規ホルモン薬［☞用語集参照］であるアビラテロン，エンザルタミドと塩化ラジウムの併用療法の有効性を評価した ERA223 試験，EORTC-1333-GUCG（PEACE-3）試験において，いずれにおいても BMA 非投与群は BMA 投与群と比較して明らかに SRE が多いことが報告されており[199,200]，ホルモン投与期間が長期化している去勢抵抗性前立腺がんにおいては骨密度の低下の観点からも骨粗鬆性の骨折リスクは高く，BMA 投与は必須であると考えられる．

　一方で去勢感受性前立腺がんの骨転移に対する治療介入については今なお議論が分かれる．CALGB 90202 試験では去勢感受性前立腺がんを対象に，ゾレドロン酸の SRE 予防効果について検証したが，ゾレドロン酸投与群はプラセボ群と比較し初回の SRE までの時間を延長することができず，試験自体が早期終了となっている[201]．デノスマブについては臨床試験での検証がなされておらず，またデノスマブ長期投与により非定型骨折が増加するとの報告[202]もあることから，転移性去勢感受性前立腺がんの生存期間が比較的長期であることを考慮すると，少なくともデノスマブ（120 mg/4 週）については，早期投与は慎重になるべきと思われる（FRQ 30）．

　以上より，造骨型骨転移の多くを占める前立腺がんに対する治療介入（BMA，放射性医薬品）は SRE を改善させることから，少なくとも去勢抵抗性前立腺がんへの BMA 投与は推奨される．一方で，造骨型骨転移のみを対象としたエビデンスは乏しく，今後，臓器横断的な造骨型骨転移に対する研究が待たれる．

Clinical Question **10**

骨転移の治療に装具は有効か？

推奨	推奨度	合意率 (得票数)	エビデンス の強さ
骨転移による病的骨折や脊髄圧迫による麻痺の患者，これらのリスクが高いと考えられる患者に対し，装具の使用を検討することを提案する．	弱い	84.8% (28/33)	C

【利益】骨転移・病的骨折による疼痛の軽減，日常生活動作（activities of daily living：ADL）の維持と向上
【不利益】圧迫感，合併症，装具作製のための金銭的負担

解説

　画像検査の質やアクセシビリティの向上，がん薬物療法の進歩により，がんの骨転移による病的骨折や脊髄圧迫［☞用語集参照］を生じた患者や，それらの発生リスクが高いと考えられる患者でも，保存療法により ADL や生活の質（quality of life：QOL）を改善することが可能となる症例が増えている．装具は，四肢・体幹の機能障害を軽減するために用いられ，骨転移患者においては，四肢長管骨の病的骨折や脊椎の椎体骨折，ならびにこれらの切迫骨折［☞用語集参照］に対して使用が検討される．適切な装具の使用により，疼痛の軽減，変形の進行予防，支持性・安定性の補強などの効果を期待できる．また，装具療法は低侵襲であり重篤な合併症の発生も少ないことから，幅広い層の患者へ適応可能な治療である．

　骨転移による病的骨折や脊髄麻痺の治療・予防に関して，装具療法の有効性を検討したランダム化比較試験（randomized controlled trial：RCT）はなく，エビデンスレベルの高い報告として特記できるものはなかった．後方視的観察研究では，脊椎転移の保存療法における装具療法の意義を論じた報告が 2 報ある．Rief ら[203] は，胸腰椎の溶骨型脊椎転移に対し放射線治療を行った 915 例について，thoraco-lumbo-sacral orthosis（TLSO）使用の有無により，6 ヵ月後の病的骨折発生率に差があるかを調査した．観察開始時の病的骨折の発生率は，装具使用群（442 例）で 6.8%，装具非使用群（473 例）で 8.0% と有意差はなかった（$p = 0.473$）．6 ヵ月後の病的骨折発生率は装具使用群で 8.6%，非使用群で 9.3%，新規発生は使用群で 1.8%，非使用群で 1.3% であり，TLSO は病的骨折の発生を有意に予防しうるものではないとの結果であった（$p = 0.709$）．ただし本報告では，椎体の 60% 以上を占める溶骨型病変で椎弓根の破綻したものと定義される不安定型の病変を有する患者が装具使用群の 68.3% を占めるのに対し，装具非使用群では 32.3% と各群間に有意な差を認めており，装具療法の効果を判定するうえでのバイアスとなっている可能性を考慮しなくてはならない．

　Wolf ら[204] は，胸腰椎の脊椎転移に対して放射線治療を行った 915 例について，骨転移と診断された時点からの死亡までの生存期間を "bone survival（BS）" と定義し，その予後規定因子を後方視的に検討した．前述と同様に定義された「不安定型病変」の 455 例において，装具を使用していない患者で有意に BS が延長していた［ハザード比（hazard ratio：HR）0.77，95% 信頼区間（confidence interval：CI）0.62〜0.96，$p = 0.02$］．Wolf らは，本結果を踏まえ，装具による外固定が患者の活動性をさらに低下させることで，QOL の低下，ひいては生存期間の短縮を招く可能性があるとし，一様に推奨されるものではないと述べている．しかし，本報告も後方視的観察研究であり，装具非使用群に全身状態のよい患者が多く含まれたなどのバイアスが存在した可能性を考慮する必要がある．

　一方，中田ら[205] は，保存的に治療した脊椎転移患者 58 例に対し，SINS（Spine Instability Neoplastic Score）［☞用語集参照］で中等度または重度の不安定性があると判断される症例に対して装具を使用して離床させ，麻痺の進行の有無を後方視的に検討した．6 ヵ月後，初診時に麻痺のなかった症例は全例進行なく経過し，初診時麻

表1　骨転移患者に有用と考えられる装具と歩行補助具の例

【脊椎病変】
○頸椎カラー
○ SOMI (Sternal occipital mandibular immobilizer) ブレース
○胸腰椎軟性コルセット
○胸腰椎硬性コルセット
○ジュエット型（フレーム）コルセット

【胸郭，肩関節周囲，上腕骨病変】
○バストバンド（肋骨骨折）
○三角巾
○ファンクショナルブレース（上腕骨骨幹部骨折）
○クラビクルバンド（鎖骨骨折）

【骨盤骨〜下肢骨病変】
○杖：T字杖，ロフストランド杖，松葉杖
○ピックアップ型歩行器
○車いす
○坐骨支持免荷装具（股関節以遠病変）
○ PTB (patellar tendon bearing) 装具（脛骨以遠病変）
○ニーブレース（膝関節周囲病変）
○シューホーン型短下肢装具（下肢神経障害に伴う下垂足に対し）

痺を認めた症例の半数で麻痺が改善したと報告している.

　腫瘍性でない，外傷性の骨折に関する装具療法については，四肢長管骨（上腕骨，橈尺骨，脛骨）の骨折や胸腰椎圧迫骨折に対する装具療法の効果が示されている. 転位の少ない四肢長管骨（上腕骨や脛骨など）の骨折や胸腰椎圧迫骨折では，手術と比較して長期的な機能予後に差異はなく合併症の発生が少ないことや，機能的装具の有用性についての報告がある[206〜210]. また Stadhouder らは，椎体圧壊率が 50% 以下で神経症状を伴わない胸腰椎圧迫骨折 108 例に対し，①安静・理学療法のみ，②装具使用，③体幹ギプス使用の 3 通りの保存療法の効果を検討する RCT を行った. 発症より 1 年以上経過した時点での痛み（Visual Analogue Scores：VAS）や疾患特異的評価法による機能評価（Oswestry Disability Index）は，装具使用群において最も良好な成績であったと報告されている[211].

　装具療法は一般的に侵襲の少ない治療手段であり，手術や放射線治療と比較しても，より多様な全身状態の患者に対して適応可能な方法である. 一般的に骨転移患者に対し処方されることの多い装具療法の具体例を表 1 に示した. ここでは外固定具のみでなく，荷重骨への負担を軽減するなどの目的で使用される歩行補助具も含めて記載した. これら広義の装具療法は，骨転移病変によって障害された運動機能を補い，安全な離床を補助する役割も果たすことで，がん患者の ADL, QOL 向上に貢献する. 医師が処方する装具には保険診療が適用されるものも多いが，少なからず患者に装具購入の費用負担が生じることや，オーダーメイドのものは完成までに 1〜2 週間程度の時間を要すること，装具の使用による圧迫感や装用の煩雑さを負担に感じる患者も少なくないことには十分配慮を要する. また，がん治療という観点からは，治療の副作用やがんの原発・転移巣による食思不振の患者，腹水貯留や浮腫による腹部膨満感を訴える患者，胸水貯留による呼吸苦のある患者，腎瘻・膀胱瘻・人工肛門の造設後の患者，低栄養で褥瘡のリスクが高い患者などでは，慎重にその適応を判断すべきである. またこれらの背景を有する患者であっても装具療法の適応であると判断された場合には，義肢装具士と連携し，患者の病態や生活様式に沿うよう調整したものを提案するなどの工夫を行い，患者の ADL, QOL 低下を防ぐという根幹的な目的を見失うことのないようにするべきである.

　臨床の現場においては，装具の使用により，体動時の疼痛が軽減して ADL, QOL の改善を図ることのできる骨転移患者が多く存在する. この点を踏まえ本ガイドラインでは，文献的な裏づけは欠くものの，骨転移による病的骨折や切迫骨折，脊髄麻痺のリスクの高い患者，骨転移病変の安静・制動により疼痛が軽減すると考えられる病態の患者に対し，装具療法の適応を検討することを提案する. たとえば，下位胸椎〜腰椎レベルの骨転移や椎体骨折による体動時痛が著しい症例では，コルセットを使用することで疼痛が軽減し，離床をスムーズに進めることが可能となる場合がある. また，四肢関節周囲や長管骨の有痛性骨転移に対し放射線治療を行う際にも，治療による疼痛緩和が得られるまでの間，適切な装具療法により病変部の安静を保つことで，患者の苦痛を軽減することができる. なお，各装具の適応の判断や選択については，整形外科医，リハビリテーション科医など運動器診療を専門とする医師の見解を得ることが望ましい. 患者の全身状態，その後の治療の見通しについて，多

科，多職種間で十分に意見交換し，包括的にその施行の是非を判断すべきである．

　また，本 CQ の評価項目には装具療法の対象を骨関連事象（skeletal related event：SRE）と記載した部分があるが，装具療法による効果を期待できるものは，SRE で定義される事象のうち，骨転移による疼痛・病的骨折・脊髄麻痺である点を付記させていただきたい．

作成グループにおける，推奨に関連する価値観や意向

　この推奨の作成にあたっては，病的骨折や脊髄麻痺に伴って生じる患者の ADL, QOL の低下を最小限とすることを重要視した．

CQ に対するエビデンス総体の総括（重大なアウトカム全般に関する全体的なエビデンスの強さ）

　骨転移による病的骨折，切迫骨折，脊椎転移による脊髄麻痺の予防や治療に関し，装具療法の有効性に関する RCT はなく，エビデンスの質は低い．エビデンスレベルは C（弱い）と判定する．

推奨の強さを決定するための評価項目

■アウトカム全般に関する全体的なエビデンスが強い　　　　　　　　　　　　　　　　　　　　　　　　　いいえ
　骨転移による SRE の予防・治療における装具療法の有効性を検討した RCT がない．

■利益と不利益のバランスが確実（コストは含まず）　　　　　　　　　　　　　　　　　　　　　　　　　　　はい
　装具を使用して局所の安静を図ることで，疼痛の軽減が期待できる．一方，装具療法は低侵襲であり，重大な合併症の発生は少ないと考えられる．

■患者・市民の価値観・希望や好み，負担の確実さ（あるいは相違），医療費のうち自己負担分，患者の立場から見たその他の資源利用など
　装具による圧迫感や着脱の煩雑さは患者の好みと相反する場合もある．

■費用対効果の観点からの留意事項
　装具の作製に際する医療費の負担が生じるが，医療保険の適用となる．しかし，病的骨折や脊髄麻痺により患者の ADL が長期低下した場合の療養に必要な医療や社会資源と比較すると，低コストであると考えられる．

Clinical Question 11

四肢長管骨骨転移に対し，腫瘍切除術および人工関節置換術の実施は有効か？

推奨	推奨度	合意率 (得票数)	エビデンス の強さ
長期予後が期待できる患者において，四肢長管骨骨転移に対して腫瘍切除術および人工関節置換術を行うことを提案する．	弱い	81.3% (26/32)	C

【利益】生存率や局所制御率の改善
【不利益】術後合併症の発生，在院日数の延長

解説

　がん検診による早期発見および手術・薬物療法・放射線治療などのがん治療の進歩により，近年がんの生存率は上昇の一途をたどり，長期予後が期待できる患者も増加傾向にある．その結果，担がん患者だけでなく，がん治療終了後においても，生活の質（quality of life：QOL）の維持がより重要視されるようになってきた．大腿骨や脛骨，上腕骨などの四肢長管骨にがんの骨転移が生じた場合，疼痛による日常生活動作（activities of daily living：ADL）の制限や，病的骨折のリスクが生じるが，これに対して外科的介入が有効となる機会は多いと考えられる［☞術式については用語集参照］．しかしこのような状況下で，腫瘍広範切除を行い，人工関節による再建を行うべきか，あるいは腫瘍を切除せず内固定術［☞用語集参照］のみを行うかについては，いまだ決着はついていない．

　本 CQ「四肢長管骨骨転移に対し，腫瘍切除術および人工関節置換術の実施は推奨されるか？」の推奨の作成にあたっては，有効性の指標として生存率や局所制御率，インプラント生存率に，また有害性の指標としては術後合併症や再手術率，在院日数に注目して検討を行った．系統的文献検索を行った結果，7 件の文献がシステマティックレビュー（systematic review：SR）の対象として採用された．すべて後方視的観察研究であり，ランダム化比較試験（randomized controlled trial：RCT）は存在しなかった．

　生存率については，2 件の海外の後方視的観察研究[184, 212] と，2 件の日本からの後方視的観察研究[213, 214] を対象とした．230 例の人工関節置換群と 205 例の内固定群との比較を行った研究では，1 年，2 年，5 年生存率はそれぞれ 45％，29％，13％であり，人工関節置換群のハザード比（hazard ratio：HR）は 0.594［95％信頼区間（confidence interval：CI）0.5～0.7］であった[184]．また 3 件の文献のメタアナリシスを行ったところ，オッズ比（odds ratio：OR）は 0.23（95％CI 0.13～0.42）であり（図 1），腫瘍切除術および人工関節置換術の有用性が認められた．ただし，予後良好と予想できる症例に対し，より人工関節置換術が好んで行われる選択バイアスの存在を考慮すべきである．

　局所制御率については，2 件の比較的患者数の多い後方視的観察研究[212, 215] と，3 件の小規模な日本からの後方視的観察研究[213, 214, 216] を対象とした．301 例の四肢長管骨転移症例における局所制御率に関する研究の結果，腫瘍広範切除（HR 0.372）と乳がん・前立腺がん原発（HR 0.391）は長期の無局所再発生存率と相関していた[215]．また，5 件の文献のメタアナリシスを行ったところ，OR は 0.58（95％CI 0.30～1.13）であり（図 2），腫瘍切除術および人工関節置換術が，腫瘍を切除しない内固定術に比べ局所制御に優れる傾向がみられた．

　術後合併症については，1 件の後方視的観察研究[184] と，2 件の小規模な後方視的観察研究[214, 216] を対象とした．それぞれのイベントは術後骨折やインプラントの破損など報告によってまちまちであり，その発生率も人工関節置換術群と内固定術群で大きな差を認めなかった．また，これら 3 件の文献によるメタアナリシスでも，OR は 0.74（95％CI 0.25～2.17）であり（図 3），人工関節置換術群と内固定術群の間では術後合併症の発生率に違いはないと考えられた．

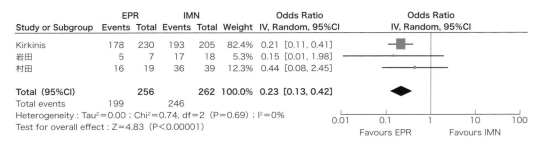

図1　生存率

EPR：endoprosthetic replacement，IMN：intramedullary nailing

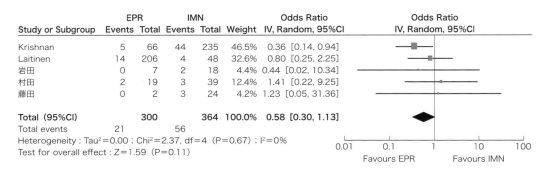

図2　局所制御率

EPR：endoprosthetic replacement，IMN：intramedullary nailing

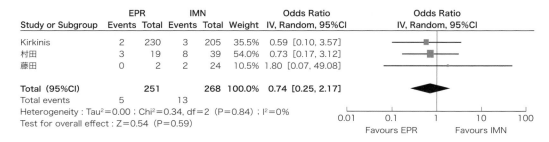

図3　術後合併症

EPR：endoprosthetic replacement，IMN：intramedullary nailing

　その他，インプラント生存率に関しては腎細胞がん骨転移の268例での解析があり，腫瘍を切除せず内固定術のみの場合のインプラント破損率のHR 0.421（95％CI 0.174〜1.014）であった[212]．また在院日数では，462例の四肢・骨盤骨転移症例に対する手術介入例の解析において，内固定術群の在院日数は6日（95％CI 4〜11），人工関節置換術群では10日（95％CI 6〜15）であった（$p<0.0001$）[184]．さらに再手術率に関しては，16件のメタアナリシスの結果，人工関節置換術群で7％，内固定術群で9％と報告されている[217]．

　以上，四肢長管骨骨転移に対する腫瘍切除術および人工関節置換術は，生存率および局所制御率において腫瘍を切除しない内固定術よりも優位であることがメタアナリシスから示された．その一方で，術後合併症やインプラント生存率，再手術率においては明らかな差がなく，入院期間は人工関節置換術群で有意に長期となっていた．なお，エビデンスはすべて後方視的観察研究であり，また治療担当者の強い選択バイアスの影響は考慮すべきである．過去の文献からは，乳がんや肺がんにおいて単発骨転移患者では多発骨転移患者に比べ長期予後が期待できることから[218,219]，より積極的な手術介入が推奨される．さらには近年の分子標的治療薬や免疫チェックポイント阻害薬（immune checkpoint inhibitor：ICI）などの新たな治療戦略の出現により，これまでよりもはるかに長期予後が期待できる患者も増えつつある．このような知見を基盤とした骨転移治療の新たなエビデンスの創出の重要性を認識したうえで，本CQにおいては，四肢長管骨骨転移に対する腫瘍切除術および人工関節置換術の実施

は，個々の患者の治療感受性や全身状態などを勘案したうえで，長期予後が期待できる患者に対して，という条件付きで推奨する．

作成グループにおける，推奨に関連する価値観や意向

本推奨の作成にあたっては，益のアウトカムとして生存率や局所再発率に，また害としては術後合併症や在院日数に注目して検討を行った．

CQ に対するエビデンス総体の総括（重大なアウトカム全般に関する全体的なエビデンスの強さ）

複数の論文があり，メタアナリシスでも有用性が示されているが，個々の文献は後方視的観察研究のみであり，非直接性も高いことから，エビデンスの質は低い．

推奨の強さを決定するための評価項目

■アウトカム全般に関する全体的なエビデンスが強い　　　　　　　　　　　　　　　　　　　　　いいえ
個々の文献は後方視的観察研究のみであり，非直接性も高いことから，エビデンスの質は低い．

■利益と不利益のバランスが確実（コストは含まず）　　　　　　　　　　　　　　　　　　　　　いいえ
生存率や局所再発率などの利益では人工関節置換術が優れている一方で，在院日数では人工関節置換術が長かった．

■患者・市民の価値観・希望や好み，負担の確実さ（あるいは相違），医療費のうち自己負担分，患者の立場から見たその他の資源利用など
人工関節置換術と内固定術のみの両者において，患者の価値観や好みが出ることは考えにくい．

■費用対効果の観点からの留意事項
人工関節置換術のほうが医療費や入院費（在院日数）が高くなると考えられる．

Clinical Question 12

脊椎転移における画像評価は，麻痺の予防や予測に有効か？

推奨	推奨度	合意率 （得票数）	エビデンス の強さ
脊椎転移において，麻痺の予防や予測に画像診断を行うことを提案する．	弱い	84.8% （28/33）	C

【利益】麻痺の予防・予測，脊椎転移患者の日常生活動作（activities of daily living：ADL）の維持
【不利益】医療コストの増大

解説

　有痛性あるいは臨床的に問題となるがん骨転移は，正確な統計はないものの，がん患者のおよそ10%程度にみられるとされ，日本国内では年間で10万人以上の新規患者発生を認める．脊椎転移はそのなかでも最も多く，疼痛や運動障害を防ぐために，非常に重要な病態である．

　脊椎転移に対する治療は，分子標的治療薬や新規ホルモン薬［☞用語集参照］，免疫チェックポイント阻害薬（immune checkpoint inhibitor：ICI），骨修飾薬（bone modifying agents：BMA［☞用語集参照］）の普及などの全身治療に加えて，放射線治療の高精度化，画像下治療，低侵襲固定あるいは椎体全摘術に代表される外科的治療など，局所治療の選択肢が増えてきている．良好な治療成績が示される一方で，施設による方針や実施可能な治療の偏りも大きく，病状の程度や時期による治療選択に関する一定の見解はまだない．脊椎転移による疼痛や運動障害，特に麻痺を防ぐためには，それをきたす前の早期の診断が必要であり，身体所見とともに画像所見が重要である．

　それでは，いつどのような場合にどのような画像評価をするのが適当なのであろうか？　脊椎転移の存在は，単純X線では，かなり進行した状態でないと判断が困難である．骨破壊が進行すれば単純CTでの診断は可能であるが，脊椎転移の存在診断の感度はPET-CTやMRIのほうが高く，病変部の範囲や脊髄圧迫［☞用語集参照］などについてはMRIがより優れている．

　脊椎転移による疼痛や麻痺をきたす指標として，脊柱不安定性の程度を分類したSpinal Instability Neoplastic Score（SINS）[220]［☞用語集参照］，脊髄圧迫の程度を分類したmetastatic spinal cord compression（MSCC）あるいはmalignant epidural spinal cord compression（MESCC）scale[221] が存在する．SINSは外科的治療の指標として用いられるが，SINSのスコアと麻痺出現率の相関などは不明であり，疼痛の程度も評価に入れた判断である．また，脊髄圧迫の程度が強いほど麻痺の可能性は強くなるが，がん種やがんの進行速度，あるいは全身治療を行っていれば，その奏効具合によっても異なってくる．

　脊椎転移の画像評価が，脊髄麻痺の予防や予測に有効であるかどうかのランダム化比較試験（randomized controlled trial：RCT）は存在せず，そもそも症状が出ている場合に画像診断を行わないことは，倫理上容認できないと思われる．今後，症状が出ていない場合に，がん種によってどの時期にどのようなスクリーニングを行うのがよいかは，RCTが行われる可能性があるだろう．症状と画像による脊髄圧迫との関連については，いくつか後方視的な研究やレビューがみられる．

　Jacobsらは，有症状では単純X線でも90%程度は所見がみられると述べているが，MRIがより早期の脊椎転移診断に有用であり，ミエログラフィーを行うことで神経学的所見の悪化の可能性があるとしている[222]．Bollenらは，脊椎転移の診断には全脊椎のMRIが最も有用であると述べている．がん患者で無症状の場合，脊髄圧迫がみられる割合は3～10%であり，背部痛や脊髄圧迫を疑わせる知覚障害などがあった場合は65～70%に脊髄圧迫がみられた[223]．PatelらはMRIが脊髄圧迫の診断に最も有用であり，造影を追加するとさらに感度が高くなる

と述べている．MRI が不可能の場合は，ミエロ CT，次いで CT であるが，脊髄圧迫の判断は少しずつ困難になってくる．画像で脊髄圧迫が診断された患者の 95％は何らかの症状を訴えており，脊髄圧迫の 60％は胸髄レベルでみられる．1/3 程度の患者は，脊髄圧迫の部位を誤って MRI が撮影されており，全脊椎のチェックを推奨している[224]．

　神経症状がないがん患者における脊髄圧迫のスクリーニング試験は，限られた病状のもので存在した．Venki-taraman らは，130 例の去勢抵抗性前立腺がん（castration-resistant prostate cancer：CRPC［☞用語集参照]）に脊椎 MRI のスクリーニングを行い，画像で脊髄圧迫が存在した 37 例 28.4％に放射線治療を行ったと述べている．彼らは，過去に脊髄圧迫があったもの，腫瘍マーカーである PSA が急上昇したもの，背部痛があるものは 4〜6 ヵ月の間隔での脊椎 MRI 検索を推奨している[225]．

　また，どのような MRI 所見が麻痺をきたしやすいかについて，治療との関連で述べた文献が散見される．Hamamoto らは 78 例の頸胸椎転移に放射線治療を行い，椎弓を含んだ病変では 55％が初回放射線治療時に運動麻痺があり，椎弓を含まない病変では，運動麻痺は 5％にしかみられなかったと述べている[226]．Oshima らは，56 例の手術を行った脊髄圧迫症例で，術前の MRI 評価と術後の歩行機能の関係をみており，どの方向からの圧迫かは関係なく，半周以上の脊髄圧迫が存在すると，有意に機能予後が悪かった[227]．Switlyk らは，脊髄圧迫症状を伴い，放射線治療や手術を行った 284 例について解析し，治療前の画像で脊髄圧迫程度を Bilsky 分類の 6 段階で評価し，脊髄圧迫の状態が，治療前の麻痺の状態を示す Frankel 分類と比例していたと述べている．治療後の評価には触れていない[228]．

　これらの文献からは，脊髄圧迫についての画像評価，特に MRI の有用性については評価できるが，がん種やそのがんの病期，脊椎の転移部位や全身治療の奏効性によっても異なり，いつどのような場合に MRI を撮影するべきかの統一した見解はない．ただ，疼痛や知覚・運動障害が出現しているときはもちろん，特に麻痺症状が出ているとき（oncologic emergency）に，責任病巣を MRI で確認することは非常に大切であり，緊急で整形外科医や放射線科医と連携することが，脊椎転移による麻痺の悪化の防止につながると考える．

　脊髄転移や脊髄圧迫に対する治療は，神経学的所見，腫瘍学的な予後や薬物および放射線治療への反応性，脊柱不安定性と患者の全身状態や意欲・意思などを含めて決められるべきものである．画像評価の目的は，神経学的所見と脊柱不安定性の一部を予測できるかどうかだが，疼痛や神経症状がある患者に対しての評価では一定の価値があると思われるものの，無症状の者に対しては，まだ一部の評価しかなく，脊椎転移における麻痺の予防や予測に十分なエビデンスはいまだないといえる．

　脊椎転移における画像診断を行うタイミングや，麻痺の予測や予防についての評価に基づいた診療方針決定には，多診療科の連携が重要かつ必要であり，患者を中心とした診療科横断的な対応が求められる（CQ 6）．その点において，がん診療科とともに整形外科，放射線科の役割は大きいと考えられる．

作成グループにおける，推奨に関連する価値観や意向

　脊椎転移による麻痺の予防や予測に画像診断は必須と思われるが，実際の診療では身体所見や全身状態，予後，本人の意思も大きく関与する．推奨にあたっては，画像診断と神経学的所見の関連を特に重要視した．

CQ に対するエビデンス総体の総括（重大なアウトカム全般に関する全体的なエビデンスの強さ）

　脊椎転移の画像評価が麻痺の予測や予防に有効であることを示す RCT は存在せず，後方視的な研究やそのような目的からは外れた研究が多い．

推奨の強さを決定するための評価項目

■アウトカム全般に関する全体的なエビデンスが強い　　　　　　　　　　　　　　　いいえ
　脊椎転移における画像評価が麻痺の予防や予測に有用であるというランダム化試験は存在しない．
■利益と不利益のバランスが確実（コストは含まず）　　　　　　　　　　　　　　　はい
　脊椎転移の画像診断が，いつ，どのような場合が至適かは不明だが，診療科横断的な視点から，適切なタイミングで評価し，治療につなげていくことにより，麻痺の予防につながると考える．

■患者・市民の価値観・希望や好み，負担の確実さ（あるいは相違），医療費のうち自己負担分，患者の立場から見たその他の資源利用など
　　がん種や患者の状態，疼痛具合，神経症状などのよって画像評価を行うタイミングは異なり，その評価も医師により異なる場合がある．

■**費用対効果の観点からの留意事項**
　　脊椎転移に対する画像評価は有用で，ほとんどの脊椎転移を扱う施設で MRI は撮影可能である．

Clinical Question 13

四肢長管骨の病的骨折に対する手術では骨セメントの使用は有用か？

推奨	推奨度	合意率 （得票数）	エビデンス の強さ
骨転移あるいは骨髄腫による四肢長管骨の病的骨折（切迫骨折あるいは完全骨折）に対し，手術による除痛効果を改善させる目的でセメントを使用することが提案される．	弱い	93.9% （31/33）	C

【利益】術後早期の痛みの改善，早期機能回復，再手術リスクの低減の可能性
【不利益】セメント漏出による痛みと神経損傷の可能性，手術時間延長，侵襲の増大

解説

　骨転移による骨破壊が進行すると病的骨折を起こす場合があるが，残存する骨皮質の程度は様々である．多くは骨皮質が最も破壊された部位の近傍で骨折を起こすため，内固定［☞用語集参照］による手術を受ける場合，整復後に骨折部付近の骨量が少なく，不安定性が残存する．また，通常の骨折と異なり，術後に放射線治療や化学療法により骨転移部がコントロールされなければ骨形成は出現せず，不安定性は改善されない．その結果，術後も十分な除痛が得られないことがある．したがって，骨折部を安定化させる目的で骨セメントを併用することがある．

　骨転移あるいは骨髄腫による四肢長管骨病的骨折（大腿骨と上腕骨）を対象とし，髄内釘＋セメント群と髄内釘群を比較した前方視的観察研究では，術後1，6週において髄内釘＋セメント群は髄内釘群より痛み（Visual Analogue Scale：VAS）が低かった（$p<0.001$）[229]．肺がんによる大腿骨病的骨折の患者においても術後1，6週において髄内釘＋セメント群は髄内釘群より痛み（VAS）が低かった（$p<0.001$）．また，Positron Emission Tomography-Computed Tomography を用いて手術を行った転移部の局所コントロール率を評価したところ，髄内釘＋セメント群は髄内釘群より局所コントロールが良好であった（50% vs. 8%，$p=0.022$）．

　骨転移による上腕骨骨幹部完全骨折を対象とし，髄内釘＋セメント群21例と髄内釘群19例を比較した後方視的観察研究では，術後6週において鎮痛薬の使用は髄内釘＋セメント群のほうが少なかった（$p<0.01$）．痛みの程度は髄内釘＋セメント群のほうが短期的（術後1，6週）には軽度であったが，長期的（術後6ヵ月）には同等であった[230]．上肢機能（Musculoskeletal Tumor Society Scoring：MSTS）は髄内釘＋セメント群のほうが短期的（術後1，6週）には良好であったが（$p<0.01$），長期的（術後6ヵ月）には同等であった．術後合併症として，髄内釘＋セメント群では2例（9.5%）に骨折部から漏出したセメント塊で痛みを生じ，以降の症例では漏出したセメントの除去が行われた．また，髄内釘のゆるみを1例，髄内釘の近位の突出による痛みを1例（再手術を行った）に認めた．髄内釘群では表在感染2例，深部感染1例を認めたが，いずれも抗菌薬内服で治癒した．

　骨転移による四肢長管骨病的骨折（大腿骨，上腕骨，脛骨）を対象とし，内固定＋セメント群と内固定群を比較した後方視的観察研究では，術後合併症は，内固定＋セメント群43例中7例（16%）（再骨折2例，インプラントのゆるみによる再手術1例，麻痺2例，血腫1例），内固定群53例中8例（15%）（インプラントのゆるみ5例，再骨折1例，感染1例，挿入ルートの誤り1例）であった[231]．下肢の完全骨折例については，1週後の歩行可能な患者の割合は，内固定＋セメント群のほうが内固定群より高かった（76.9% vs. 43.5%，$p=0.01$）．

　骨転移による大腿骨病的骨折（完全骨折・切迫骨折［☞用語集参照］）を対象とした後方視的観察研究では，bone stock が少ない症例や病変が大きい症例にセメントが使用された．competing risk analysis の結果，骨折型（完全骨折であること）とセメント使用（セメントを使用しないこと）が再手術の独立危険因子であることがわかった[232]．

　骨転移による大腿骨転子部周囲の病的骨折を対象とした後方視的観察研究では，再手術率は髄内釘＋セメント

群 8.9%（7/78），髄内釘群 9.9%（7/178）で，累積再手術率に差はなかった[233]．

　したがって，四肢長管骨病的骨折において内固定にセメントを併用することで術後早期の痛みの改善と機能改善が得られるが，長期成績はセメント非使用例と同等である．また，セメント使用例は非使用例より再手術のリスクを低減できる可能性がある．しかし，骨折部から漏出したセメント塊で痛みが生じる場合や，上腕骨例で橈骨神経が上腕骨に接して走行する部位では神経損傷を起こす可能性がある．また，筋肉量が少ない関節近傍では関節内を含めた周囲へのセメントの漏出が痛みの原因となることがあるため，これらを除去しておく必要がある．したがって，骨セメントの適応は慎重に選ぶ必要がある．また，髄内釘にセメントを併用する場合，髄内にノズルを挿入しセメントを注入するか，骨折部を直視下に確認し骨折部のみセメントを留置する方法が考えられるが，手術時間の延長や侵襲性も伴うため，セメントの扱いに慣れておくことが好ましい．

作成グループにおける，推奨に関連する価値観や意向

　この推奨の作成にあたって，病的骨折に対する手術によって得られる除痛効果を重要視した．

CQ に対するエビデンス総体の総括（重大なアウトカム全般に関する全体的なエビデンスの強さ）

　骨転移による病的骨折に対し骨セメントの使用と非使用による治療成績を比較した論文は 5 件ある（前方視的観察研究 1 件，後方視的観察研究 4 件）が，エビデンスは低い．

推奨の強さを決定するための評価項目

■アウトカム全般に関する全体的なエビデンスが強い　　　　　　　　　　　　　　　　　　　　　　　　いいえ
　セメントが有用であるというランダム化比較試験（randomized controlled trial：RCT）は存在しない．
■利益と不利益のバランスが確実（コストは含まず）　　　　　　　　　　　　　　　　　　　　　　　　いいえ
　セメントを扱う手技に習熟した医師が行う場合は除痛・機能改善が得られるが，不慣れな場合，セメント漏出や不十分な固定法により合併症が起る可能性がある．
■患者・市民の価値観・希望や好み，負担の確実さ（あるいは相違），医療費のうち自己負担分，患者の立場から見たその他の資源利用など
　セメント使用により早期に除痛が得られるが，手技の安全性は患者の価値観や好みと一致しない可能性がある．
■費用対効果の観点からの留意事項
　骨セメントは安価で多くの施設で使用可能であり，除痛により鎮痛薬の使用量を減らすことができ，コストに見合ったものと考える．

Clinical Question 14

骨転移症例における予後予測スコアリングは有用か？

推奨	推奨度	合意率 (得票数)	エビデンス の強さ
骨転移症例における予後予測スコアリングの使用を提案する.	弱い	87.5% (28/32)	D

解説

　骨転移に対する治療方針を決定するうえで，生命予後の見通しについて正確な評価を行うことは重要である．そのための予後予測ツールとして，種々のスコアリング法が提唱されている．生命予後予測システムとして徳橋，富田，片桐らのスコアリング法[☞用語集参照]がある[95, 234, 235]．近年の分子標的治療の発展に伴い，骨転移患者においても生命予後は改善しており，これらのスコアリング法は改訂がなされた．また，他にも数多くのスコアリング法がさらなる正確性を求めて開発されている[236, 237]．これらのスコアリングの正確性には一定の評価は得られており，多様な骨転移の治療法を検討するうえで，予後予測スコアリングを参考にしてもよいと思われる．

　予後予測スコアリングの有用性については，スコアリングを外部評価した検証論文を用いて調査を行った．すべてスコアリングの正確性を検証した論文であり，評価方法は多様であったが，スコアリングによる予測予後と実際の生存期間とを比較し，receiver operatorating characteristic（ROC）曲線から導かれる area under the curve（AUC）を基準として評価を行っているものが最も多かった．AUC で評価を行った 9 件の論文のうち，スコアリングの正確性は評価できる 6 件[238~243]，評価できない 3 件[244~246]であった．これらの検証論文は対象としているスコアの種類，対象患者，予後予測時点はそれぞれ異なっている．最も検証されている徳橋，revised 徳橋スコアについて述べると，信頼できる[238, 239]，信頼できない[244, 245]ともに複数の論文を認めた．徳橋のスコアリング法は，がん種をスコアの構成因子に入れてはいるが，転移性脊椎腫瘍に対するスコアリングであり，信頼できない（AUC 0.7 以下）の報告は肺がん，乳がんなどがん種を限定した症例での検証であった．

　また，スコアリングによる予後予測との比較対象を設定している論文が 1 件あり，スコアリングよりも専門医の予後予測のほうが正確であったと報告している[247]．エビデンスを構築するには検証が必要であるが，治療法の進歩とともにスコアリングは改訂が必要となる．しかし，近年の腫瘍免疫治療の影響を考慮したスコアリングは開発後間もなく，十分な外部評価は行われていない．よって現時点ではスコアリングでの判断のみならず，キャンサーボード[☞用語集参照]などによる専門科間での検討も必要であろう．

　結論として，数多くの予後予測スコアリング法が開発されているが，外部評価により再現性を検証されている論文は限られている．しかしながら，検証論文はすべて後方視観察研究であったが，有用性ありとする論文が過半を占めていた．よって，専門的知識がなくとも，骨転移をきたしたがんの予後予測がスコアリングによりある程度可能となったことは，多職種で治療法を検討することが多い骨転移において意義があるものと思われた．また，肺がん，乳がんなどにおいては疾患特異的な新規薬物療法の開発と，それに伴う予後の改善が認められており，今後は疾患ごとに特化したスコアリング法の構築も考慮すべきであろう．

作成グループにおける，推奨に関連する価値観や意向

　本 CQ に対する推奨の作成にあたっては，骨転移症例の予後予測スコアリングの正確性を評価した．

CQ に対するエビデンス総体の総括（重大なアウトカム全般に関する全体的なエビデンスの強さ）

非常に弱い．

推奨の強さを決定するための評価項目

■アウトカム全般に関する全体的なエビデンスが強い　　　　　　　　　　　　　　　　　　いいえ

■利益と不利益のバランスが確実（コストは含まず）　　　　　　　　　　　　　　　　　　いいえ

■患者・市民の価値観・希望や好み，負担の確実さ（あるいは相違），医療費のうち自己負担分，患者の立場から見たその他の資源利用など

骨転移症例の予後予測スコアリングは有用であると考えられるが，治療方針の決定には患者（家族）および治療者間での十分な協議が必要である．

■費用対効果の観点からの留意事項

評価未実施

Future Research Question 15

骨転移患者に対する転移巣以外の骨関節手術は有用か？

回答

骨転移患者に対する運動器管理は，患者本人の日常生活動作（activities of daily living：ADL）や生活の質（quality of life：QOL）の維持向上につながるだけでなく，社会全体にとっても介助量の軽減や生産性の向上につながる．転移巣以外の骨関節手術は，移動機能の維持向上に有用である可能性がある．

【利益】移動機能の改善，ADL および QOL の維持向上，生命予後の改善
【不利益】合併症の発生

解説

　がん治療の進歩により，進行期を含めたがん患者の生命予後は大きく改善し，がんと共存する時代を迎えた．がんに罹患したあとも長い期間の生存が期待できる現代において，がん患者に対する運動器管理は，患者本人の日常生活動作（activities of daily living：ADL）や生活の質（quality of life：QOL）の維持向上につながるだけでなく，社会全体にとっても介助量の軽減や生産性の向上につながり，有用であると考えられる．運動器の障害により移動機能が低下した状態がロコモティブシンドローム（ロコモ）であり[248]，がん患者におけるロコモは，「がんロコモ」と呼ばれる［☞用語集参照］．がんロコモは，潜在的な加齢変化に加えて，がん自体，あるいはがん治療に影響されるため，一般住民のロコモよりも頻度が高いことが報告されている[249]．

　がんロコモは，①骨転移や骨軟部に発生する肉腫などのがん自体によるもの，②安静臥床による筋力低下や薬物療法の副作用などのがん治療に関連するもの，③がんと併存する運動器疾患によるもの，の3種類に大別される．本課題では主に③を扱っているが，超高齢社会を迎えた日本において，変形性関節症や腰部脊柱管狭窄症などの変性疾患を持つがん患者，そして骨転移患者が数多く存在し，今後も増えることが予想される．運動器疾患に対する骨関節手術はロコモの改善に有用であり，骨転移患者においても骨転移部位以外の骨関節手術が有用である可能性は十分にあると考えられる．

　しかし，骨転移患者に対する転移巣以外の骨関節手術に関するランダム化比較試験（randomized controlled trial：RCT）やシステマティックレビュー（systematic review：SR）などのエビデンスレベルの高い報告はなく，特に手術後の ADL や QOL は不明のままである．その一因として，骨関節手術の成績を調べる際に，そもそもがん患者が対象から外されることが多いことがあげられる．たとえば，骨関節手術後のせん妄を調べた海外の報告では，対象から余命6ヵ月未満のがん患者が除外されている[250,251]．骨粗鬆症性椎体骨折に対する固定術後の ADL を調べた国内の多施設共同研究でも，がん患者は対象から除外されている[252]．解析対象に含まれてこなかった要因として，がんの罹患自体が成績不良因子と思われていた可能性が考えられる．また，整形外科医自身が，がん患者の骨関節手術に消極的であった可能性も考えられる．がんは治癒が望めない状態でも末期とは限らず，ADL や QOL の中長期的な維持と向上は重要である．がんを"慢性疾患"として管理する姿勢が求められると同時に，骨関節手術の成績を報告する際にがん患者を除外するべきではないと考える．

　がん患者への骨関節手術において，がん患者特有の合併症を考慮する必要がある．がん患者への骨関節手術における合併症や死亡を報告した論文は，後方視的観察研究レベルで散見された．特に静脈血栓塞栓症（venous thromboembolism：VTE）に関する報告が最も多く，全国規模の患者データベースを使用した研究で，がん患者での発生が多いとされている[253~255]．その一方で，深部創感染（surgical site infection：SSI）が多いとする報告はない[254,256]．ただし，いずれもエビデンスレベルの高い研究ではないことに注意を要する．合併症リスクの高いがん患者は手術を避けられる傾向があると予想され，選択バイアスが大きい可能性が高く，また骨転移患者の病態は多様多彩

であり，合併症リスクを一様に評価することは難しい．

　以上より，エビデンスレベルの高い研究が皆無であることから，本課題は CQ ではなく FRQ とした．骨関節手術を担う整形外科医は，単に"がん患者"というだけで適応を絞るべきではない．移動機能の維持がその患者に恩恵をもたらす場合は，合併症に注意しながら積極的に骨関節手術を実施すべきと考えられるが，エビデンスが乏しく，今後のエビデンス構築が急がれる．国内で本 FRQ に関する意識が高まれば多くの研究がなされ，より質の高いエビデンスが確立できるであろう．なお，がんの治療による運動器の問題として，脆弱性骨折や非定型大腿骨骨折（atypical femoral fracture：AFF［☞用語集参照］）もあげられる．脆弱性骨折はステロイド性骨粗鬆症，AFF はデノスマブなどの骨修飾薬（bone modifying agents：BMA［☞用語集参照］）によって起こることが知られており，骨関節手術を要する場合も少なくない．これらも転移巣以外の骨関節手術に含まれ，今後のエビデンスの構築が望まれる．AFF については知見も広がってきており，該当する項目（FRQ 30）も参照されたい．

Clinical Question 16

骨転移患者の歩行能力維持のための介入は有用か？

推奨	推奨度	合意率 （得票数）	エビデンス の強さ
歩行機能や PS 維持は，患者の生活の質（quality of life：QOL）維持に重要であるだけでなく，生命予後を改善する可能性もあるため，歩行能力を維持するための介入を行うことを提案する.	弱い	93.5% （29/31）	C

【利益】QOL 維持，廃用症候群予防，生命予後の改善
【不利益】介入（手術，放射線治療，リハビリテーション医療［☞用語集参照］など）に伴う合併症，転倒リスク増大

解説

　骨転移がある患者では根治を目指すことが難しいため，骨転移による骨折・麻痺の予防・治療を行うことにより，歩行・移動機能を維持することや疼痛を改善することが診療の目的となる.

　歩行・移動機能は，QOL を評価するための質問表として汎用される EQ-5D（EuroQol 5Dimensions）の，5つの質問項目［移動の程度（歩き回ること），身の回りの管理，ふだんの活動，痛み/不快感，不安/ふさぎこみ］の1つである. 日本人 1,026 名を対象とした調査の結果から，それぞれの質問に対する重み付けが行われているが，"歩き回ることができない"場合，他の4項目の健康状態が悪い場合と比較して，最も減点が大きく[257]，歩けることがQOL 維持において重要であることは疑う余地がない.

　がん患者の歩行機能や performance status（PS［☞用語集参照］）が保たれることは，予後が長く全身状態が保たれた患者においては就労など社会生活への参加につながり，終末期患者においてはトイレでの排泄自立など人の尊厳の維持につながる. また，廃用症候群［☞用語集参照］や寝たきりによる合併症予防，外来通院の継続にもつながるため，全身治療の強度や継続可否にも大きな影響を与え，それが生命予後改善につながる可能性がある.

　歩行機能の維持を目的とした手術，放射線治療，リハビリテーション医療など，骨転移に対する介入の結果，歩行機能が維持・改善されるか，については，本ガイドラインの該当する項目の解説を参照していただくこととし，本 CQ では，介入の結果として歩行機能が維持できた場合にどのような有用性があるかを検討した.

　脊椎転移に対する介入後の歩行機能もしくは PS と生命予後の関連を検討した論文は3件，会議録は2件あったが，いずれも後方視的な研究で，エビデンスレベルは低い. しかし，これらすべての報告で，介入後に歩行機能が維持された場合に生命予後がよいという結果であった.

　Park ら[258]は，肺非小細胞がん脊椎転移による脊髄圧迫［☞用語集参照］がある患者 50 例に対して除圧固定術を行い，術後の生命予後因子について後方視的に検討した. 単変量解析（log-rank test）で生命予後と関連がみられた5つの因子（麻痺出現から手術までの時間，術前化学療法効果，術後化学療法有無，術後 PS，術後歩行機能）で，多変量解析（Cox hazards proportional model）を行ったところ，麻痺出現から手術まで 72 時間以上［リスク比（risk ratio：RR）2.28，95%信頼区間（confidence interval：CI）1.12〜4.66，$p=0.023$］，術後化学療法なし（RR 6.58，95%CI 2.44〜17.75，$p<0.001$），術後 PS 3〜4（RR 2.73，95%CI 1.05〜7.13，$p=0.040$）が有意な予後増悪因子であった. Lehrmann ら[259]は，前立腺がん脊椎転移による脊髄圧迫があり，放射線治療（±手術）を行った患者 76 名を対象として，放射線治療前，治療後，治療後6週の歩行能力と生命予後の関連を検討した. 多変量解析（Cox hazard regression model）では，脊椎転移3個以上［ハザード比（hazard ratio：HR）2.26，95%CI 1.33〜3.86，$p=0.003$］，放射線治療後に歩行不能であること（Frankel 分類 A〜C）（HR 2.63，95%CI 1.51〜4.60，$p=0.001$）が，有意な生命予後増悪因子であった. Candido ら[260]は，脊椎転移に対する手術を行った 103 例を後方視的に調査し，術後 Frankel 分類で D または E の患者が A〜C の患者より有意に長期間生存した［中央値 19.1 vs.

7.9 ヵ月（log-rank test, $p < 0.01$）］と報告している.

　穂積らは，脊椎転移に対し手術を行った 328 例の検討で，術後歩行可能群の生命予後は 25 ヵ月だが，歩行不能群の生命予後は 7 ヵ月であったと報告している [261]. さらに，脊椎転移に対し手術を行った 460 症例を，術前富田スコアで 3 群に分け，それぞれの群において術後の歩行可否と生命予後の関連を検討したところ，各群において歩行可能群で有意に生命予後がよかったことを報告している [262].

　大腿骨転移に対する介入後の歩行機能と生命予後の関連を統計学的に調査した論文は 2 件ある. いずれも後方視的観察研究であり，やはりエビデンスレベルは低いが，術後の歩行機能維持と生命予後の延長が関連していたという点で一致している.

　Kim ら [263] は，大腿骨骨転移に対して手術を行った 244 例を後方視的に検討し，術後歩行機能を維持できた 165 例（68%）では歩行不能だった 79 例（32%）と比較して，術後化学療法を行った患者の割合が多く（47.9 vs. 36.7%, $p = 0.066$），生存期間が有意に長い［中央値 14.0 vs. 3.0 ヵ月（log-rank test, $p < 0.001$）］と報告している. さらに，術後歩行機能は，多変量解析においても生命予後と関連していた［オッズ比（odds ratio：OR）0.477（0.32〜0.69），logistic-regression test, $p < 0.001$］. 西村ら [264] は，骨折前に歩行可能であった大腿骨骨折患者 38 例を対象に，術後の生命予後因子を検討し，術後歩行可能であった 29 例（76%）が，歩行不能であった 9 例（24%）と比較して単変量解析で有意に生命予後が長かった（log-rank test, $p < 0.05$）と報告している.

　その他，歩行機能と QOL に関する報告として，篠田ら [160] は骨転移キャンサーボード［☞用語集参照］が介入し最終的に死亡した 77 名の骨転移患者において，自宅退院し自宅で亡くなる患者では 92.8% が最終経過観察時に歩行可能だったのに対し，自宅退院できずに病院で亡くなった患者では，歩行可能患者の割合が 43.5% のみであったと述べており，歩行機能の維持と自宅で過ごす時間に関連がみられたと報告している.

　いずれも後方視的観察研究で，メタアナリシスもなく，エビデンスレベルは低いが，介入後に歩行機能または PS が保たれると，生命予後が改善するという結果は一致している. 前述の通り，歩行機能や PS の維持は，廃用症候群や寝たきりによる合併症の予防，化学療法の継続につながることなどが，生命予後が改善する理由と予想されるが，歩行機能と生命予後の因果関係，改善する理由については，さらなる検討が必要である.

　歩行・移動機能を維持するための介入の不利益としては，介入による合併症，歩くことによる転倒リスク増悪があげられるが，全体としては利益が不利益を大きく上回ると考えられるため，歩行機能維持を目的とした整形外科，放射線治療科，リハビリテーション科の介入は，全身状態を考慮しつつ常に検討するべきである. しかし，実際の臨床現場では，病状が進行し全身治療の適応外となった患者（Best Supportive Care の方針となった患者）では，疼痛などの症状が出現しても精査が行われず，放射線治療や手術の適応外とされることが少なくない. また，適切に骨強度や麻痺出現のリスク評価を行っていないのに，骨転移があるという理由だけで，歩行できていた患者がベッド上安静を強いられる場合がある. 骨転移患者においては，適切に骨強度や麻痺のリスクを評価したうえで，どのような介入を行うのが最善かを検討すべきである. 骨折や麻痺出現リスクを考えるとベッド上安静が望ましいと判断される場合でも，患者が歩きたいと希望し，歩くことで生じるリスクを受け入れていれば，患者と医療者で相談のうえ，歩行訓練を行うことも検討すべきである. 骨転移診療の最終的な目標は，患者の QOL を維持・向上させることであるため，患者の意志も尊重しつつ，介入方法を決定することが重要である.

作成グループにおける，推奨に関連する価値観や意向

　この推奨の作成にあたっては，骨転移に対する手術，放射線治療，リハビリテーション医療などの介入により，歩行機能や PS などの移動機能が維持されることの有用性について検討した.

CQ に対するエビデンス総体の総括（重大なアウトカム全般に関する全体的なエビデンスの強さ）

　歩行機能維持のための介入により歩行機能や PS が保たれることと，生命予後の因果関係を示すための RCT，メタアナリシス，前方視的観察試験は存在せず，エビデンスの質は低い. エビデンスレベルは C（弱い）と判定する.

推奨の強さを決定するための評価項目

■**アウトカム全般に関する全体的なエビデンスが強い**　　　　　　　　　　　　　　　　　いいえ

　　歩行機能維持と生命予後に関する RCT，メタアナリシス，前方視的観察試験がない．

■**利益と不利益のバランスが確実（コストは含まず）**　　　　　　　　　　　　　　　　　　いいえ

　　介入方法は様々であり，不利益については一概に評価できない．

■**患者・市民の価値観・希望や好み，負担の確実さ（あるいは相違），医療費のうち自己負担分，患者の立場から見たその他の資源利用など**

　　患者は移動能力が維持されること，生命予後が改善することを望む．

■**費用対効果の観点からの留意事項**

　　介入方法は様々であり，コストについては一概に評価できない．

Clinical Question 17

骨転移の痛みの緩和に外照射は有効か？

推奨	推奨度	合意率 （得票数）	エビデンス の強さ
外照射により骨転移の痛みの緩和や消失が期待できるため，行うことを推奨する．	強い	90.9% （30/33）	A

【利益】痛みの緩和
【不利益】有害事象

解説

　病的骨折や脊髄圧迫［☞用語集参照］を伴わない骨転移の痛みは，外照射により intention to treat（ITT）解析で 61～62%（評価可能例で 72～75%）の症例で緩和され，23～24%（評価可能例で 28～29%）の症例で消失することが，ランダム化比較試験（randomized controlled trial：RCT）のメタアナリシスの結果で示されている[265]．また，非 RCT のメタアナリシスにおいても同様の奏効割合，痛み消失割合が報告されている[266]．奏効の定義は報告間でばらつきがあるが，近年では疼痛緩和効果に鎮痛薬の使用量も加味した国際的なコンセンサスに基づく疼痛緩和の評価法（International consensus on palliative radiotherapy endpoints：ICPRE）[267] を用いた報告が増加している．ICPRE をもとにした非 RCT のシステマティックレビュー（systematic review：SR）では，評価可能例の奏効割合は 55% であった[268]．骨転移に伴う神経障害性疼痛も，ITT 解析で 53～61%（評価可能例で 61～72%）の症例で緩和され，26～27%（評価可能例で 29～31%）の症例で消失する[269]．外照射による疼痛緩和効果は，早いものでは治療終了時に認められ，有効例のおよそ半数で 3 週間以内に，そして有効例の大部分で 8 週間以内に認められる[270,271]．外照射の効果予測因子に関しては，SR や RCT において様々な因子が検討されているが，いずれも推定精度は低く，現状では骨転移の痛みを有するすべての症例で外照射を考慮すべきと報告されている[272,273]．

　線量分割は，30 Gy/10 回や 20 Gy/5 回などの分割照射や，8 Gy/1 回のような単回照射が用いられている．メタアナリシスの結果では，奏効割合および痛み消失割合は単回照射と分割照射で有意差はない[265,274,275]．また分割照射同士の比較においても，線量分割による疼痛緩和効果の違いは認められていない[274]．効果発現時期に関しても単回照射と分割照射で差がないことが RCT により示されている[270]．再照射の割合は，分割照射で 8%，単回照射で 20% と単回照射施行後に有意に多いが[265]，単回照射後の症例では，再照射時の痛みはより弱く，痛みの再燃後，より早期に照射されていることから，担当医が単回照射後，より積極的に再照射を提示している可能性がある[276]．RCT の結果，1 年以上生存し得た症例において，奏効割合は単回照射で 87%，分割照射で 85% と有意差はなく，効果の平均持続期間も単回照射で 29 週間，分割照射で 30 週間と有意差がないことから，単回照射は，予後不良例のみならず，予後良好例においても，標準治療のひとつとして位置づけられている[277]．骨転移に伴う神経障害性疼痛については，8 Gy/1 回の単回照射の，20 Gy/5 回の分割照射に対する非劣性試験において非劣性は示されず，奏効割合は単回照射の 53% に対して分割照射で 61% であり，痛みの再燃までの期間は，単回照射の中央値 2.4 ヵ月に対して分割照射で中央値 3.7 ヵ月であった[269]．神経障害性疼痛に対する単回照射は有効性で分割照射に劣る可能性がある．しかし，過去の単回照射の非劣性を示した RCT のほとんどが神経障害性疼痛の症例も特に区別することなく含んでいることも合わせて考え[278]，期待予後・治療の負担などの観点などから神経障害性疼痛へ単回照射を選ぶ場合もありうる．

　疼痛緩和以外の効果として，病的骨折の予防効果は，RCT では確認されていないが，大腿骨転移を認めた肺がん患者に対する機械学習を用いた後方視的解析で，女性，溶骨病変という因子に加え，外照射未施行が骨折の有意なリスク因子であったと報告されている[279]．外照射後の病的骨折については，単回照射後は 3.6%，分割照射

後は 3.0％ と，有意差は認められていない [265]．一方，20 Gy/5 回の照射後では病的骨折が 4％ に認められたのに対して，40.5 Gy/15 回の照射後では 18％ と有意に高率に病的骨折が認められたという RCT の報告があり [280]，明確な理由のない限り 10 回を超える分割回数を使用することは推奨されない．また，30 mm 以上の溶骨を伴う大腿骨転移は，有意に病的骨折の頻度が高いため，固定術を施行したあとに外照射を行うことが望ましいと報告されている [42]．脊髄圧迫の予防効果も，RCT では確認されていないが，メタアナリシスの結果，外照射後に脊髄圧迫をきたす頻度は，単回照射後で 2.8％，分割照射後で 1.9％ と，分割照射でやや低い傾向はあるものの有意差はなく，いずれも低いことが示されている [275]．外照射による生活の質（quality of life：QOL）の改善効果に関して様々な報告があり，各報告で結果にややばらつきはあるものの，QOL の改善効果を示す報告が多く，疼痛緩和が得られた症例で QOL が良好であることが報告されている [273, 281〜284]．

　急性期有害事象は，倦怠感，悪心・嘔吐が主で，重篤なものは少なく，晩期有害事象も少ない．メタアナリシスの結果，単回照射と分割照射で有害事象に有意差は認められていない [275]．ペインフレアは外照射開始後数日で一過性にみられる疼痛の増悪で，30〜40％ の頻度で認められると報告されている [285]．デキサメタゾン 8 mg を 4 日間内服し外照射によるペインフレアを予防できるかを検証した RCT では，ペインフレアの頻度はプラセボ群の 35％ に対してデキサメタゾン群では 26％ と有意に低下した．Grade 3 以上の血糖値上昇を 2％ に認めたが，その他重篤な有害事象は認められなかった [285]．

作成グループにおける，推奨に関連する価値観や意向

　この推奨の作成にあたっては，外照射による骨転移の痛みの緩和や消失の効果を重要視した．

CQ に対するエビデンス総体の総括（重大なアウトカム全般に関する全体的なエビデンスの強さ）

　骨転移の痛みに対して外照射と無治療を比較した RCT は存在しないが，異なる線量分割に対する外照射の効果を比較した RCT やメタアナリシスで外照射の疼痛緩和効果が示されており，エビデンスの質は高いと判断した．

推奨の強さを決定するための評価項目

■アウトカム全般に関する全体的なエビデンスが強い　　　　　　　　　　　　　　　はい

　骨転移の痛みに対して外照射と無治療を比較した RCT は存在しないが，異なる線量分割に対する外照射の効果を比較した RCT やメタアナリシスが多数報告されており，骨転移の痛みが，外照射により 59〜73％ の症例で緩和され，23〜34％ の症例で消失することが示されている．

■利益と不利益のバランスが確実（コストは含まず）　　　　　　　　　　　　　　　はい

　治療関連毒性として重篤なものは低頻度である．多くの症例で骨転移の痛みが軽減するため，患者の利益は大きい．

■患者・市民の価値観・希望や好み，負担の確実さ（あるいは相違），医療費のうち自己負担分，患者の立場から見たその他の資源利用など

　1〜2 週間，1 回 10〜20 分程度の治療で，最短で 1 日の治療が可能であり，治療関連毒性は弱く，患者の負担は少ない．

■費用対効果の観点からの留意事項

　骨転移の痛みが軽減し，脊髄圧迫を予防することで，鎮痛薬のコストや脊髄圧迫に介入するコストが軽減できる．

Clinical Question 18

有痛性脊椎転移に体幹部定位放射線治療は有効か？

推奨	推奨度	合意率 (得票数)	エビデンス の強さ
有痛性脊椎転移に対して，体幹部定位放射線治療は有効性で通常照射を上回る可能性があり，行うことを提案する．(通常照射を行ってもよい．)	弱い	87.9% (29/33)	C

【利益】良好な疼痛緩和が得られる可能性
【不利益】在院時間延長，待機期間延長，医療費増加

解説

　本 CQ は今回の改訂で新たに追加設定されたものである．2014～2019 年の文献に関して，「転移性脊椎腫瘍」「放射線治療」「疼痛/疼痛管理」などの検索ワードから収集し，PubMed 70 件，Cochrane 9 件，医中誌 61 件，計 140 件がヒットした．140 件から一次スクリーニングとして 14 件の文献を選別した．上記 14 件にリスト外から 7 件の文献を独自に追加し，計 21 件の文献から二次スクリーニングを行い，検証的あるいは探索的ランダム化比較試験（randomized controlled trial：RCT）の主たる解析結果を報告している 4 件の文献を選別した[286～289]．2 件の検証的 RCT のうち RTOG 0631 試験は学会発表のみの報告であるが，CQ に直結する試験であるため検討に含めた．文献 289 は脊椎以外の骨転移患者も対象として行われた RCT であるが，メタアナリシスを実施するにあたり personal communication にて著者に脊椎転移患者のみの治療成績を照会した．

　脊椎転移に対する体幹部定位放射線治療［☞用語集参照］は，定位放射線治療技術と強度変調放射線治療技術を組み合わせ，脊髄の線量を低減しつつ，脊椎転移に対し脊髄の耐容線量を超える高線量を照射する技術である．2020 年 4 月から日本でも保険収載された．

　RTOG 0631 試験は通常照射（8 Gy 単回照射）に対する体幹部定位放射線治療（16～18 Gy 単回照射）の優越性を検証した多施設共同 RCT である[286]．主要評価項目は 3 ヵ月後の疼痛緩和割合［想起期間を 24 時間とした numerical rating scale（NRS）の最悪値が 3 以上低下し，かつ鎮痛薬の増量がなければ疼痛緩和が得られたと定義］である．353 人が登録され，3 ヵ月後の疼痛緩和割合は通常照射群で 58%，体幹部定位放射線治療群で 40% であり，体幹部定位放射線治療は優越性を示せなかった（$p=0.99$）．有害事象は両群で同程度であり，照射後の EQ-5D 評価による QOL は通常照射群で良好であった．

　SC.24 試験は通常照射（20 Gy/5 回）に対する体幹部定位放射線治療（24 Gy/2 回）の優越性を検証した多施設共同 RCT である[287]．主要評価項目は 3 ヵ月後の疼痛消失割合（想起期間を 24 時間とした NRS の最悪値が 0 となり，かつ鎮痛薬の増量がなければ疼痛消失が得られたと定義）である．229 人が登録され，3 ヵ月後の疼痛消失割合は通常照射群 14% で，体幹部定位放射線治療群で 34% であり，体幹部定位放射線治療の優越性が示された（$p<0.001$）．有害事象は両群で同程度であった．

　上記のように 2 件の検証的 RCT で大きく乖離した結果が得られた．

　探索的 RCT を含めた 4 件の RCT を対象に 3 ヵ月時点での疼痛緩和割合に関するメタアナリシスを行った．全適格患者での intention to treat（ITT）解析では通常照射群で 35%［95% 信頼区間（confidence interval：CI）26～44］，体幹部定位放射線治療群で 40%（21～62）であり，リスク比は 1.14（0.71～1.84）であった（図 1）．3 ヵ月時点で疼痛緩和の有無の評価が可能であった患者のみを対象とした ITT 解析では通常照射群で 52%（41～63），体幹部定位放射線治療群で 57%（35～77），リスク比は 1.08（0.62～1.90）であった（図 2）．通常照射群と体幹部定位放射線治療群で疼痛緩和割合に統計学的有意差は認めなかった．

　SC.24 試験では 24 Gy/2 回での体幹部定位放射線治療にて通常照射を上回る疼痛緩和効果が示されたものの，

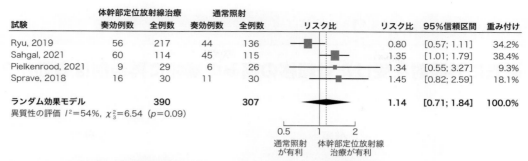

図1　3ヵ月時点の疼痛緩和割合のフォレストプロット（全適格患者）

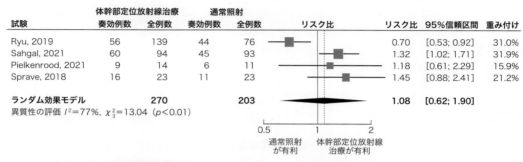

図2　3ヵ月時点の疼痛緩和割合のフォレストプロット（評価可能患者）

16〜18 Gy 単回照射を用いた RTOG0631 試験やメタアナリシスでは体幹部定位放射線治療の有効性は示されず，現時点では体幹部定位放射線治療の有効性は確実とはいえない．体幹部定位放射線治療の安全性は通常照射と同程度と考えられる．一方で，体幹部定位放射線治療は，高度な放射線治療技術を要する，在院時間や待機期間が長くなる，治療計画用の MRI や固定具が必須である，など簡便性で劣る．また，医療費は高額となる．これらの不利益を勘案し，現時点では通常照射と体幹部定位放射線治療（24 Gy/2 回）の両者ともに標準治療と位置づけ，各医療機関で利益と不利益を考慮したうえで患者ごとに照射方法を選択することを推奨する．

なお，脊椎以外の有痛性骨転移に関しては，現時点で体幹部定位放射線治療の有効性は検証されておらず，保険承認も得られていない．

作成グループにおける，推奨に関連する価値観や意向

本 CQ に対する推奨の作成にあたっては，有効性が不確実であることに加えて，簡便性，医療費を考慮した．

CQ に対するエビデンス総体の総括（重大なアウトカム全般に関する全体的なエビデンスの強さ）

エビデンスの強さは C（弱い）．

推奨の強さを決定するための評価項目

■アウトカム全般に関する全体的なエビデンスが強い　　　　　　　　　　　　　　　　　　いいえ

■利益と不利益のバランスが確実（コストは含まず）　　　　　　　　　　　　　　　　　　いいえ

有効性が不確実なことに加え，簡便性や医療費においては通常照射を下回る．有害事象は同程度である．

■患者・市民の価値観・希望や好み，負担の確実さ（あるいは相違），医療費のうち自己負担分，患者の立場から見たその他の資源利用など

患者・家族からは高精度放射線治療技術を駆使した体幹部定位放射線治療が魅力的に見える可能性が高いが，在院時間，待機期間，医療費の負担増に見合う利益があるかどうかは不確実である．

■費用対効果の観点からの留意事項

評価未実施．

Clinical Question 19

過去に外照射を受けた骨転移の痛みの緩和に再照射は有効か？

推奨	推奨度	合意率 (得票数)	エビデンス の強さ
過去に外照射を受けた骨転移への再照射により，骨転移の痛みの緩和や消失が期待できるため，行うことを推奨する．	強い	78.8% (26/33)	A

【利益】痛みの緩和
【不利益】有害事象

解説

　過去に外照射を受けた骨転移へ，痛みの緩和を目的とした外照射（再照射）が行われるのは，①最初の外照射により痛みの改善が認められなかった場合，②一定の効果はあるもののさらなる痛みの緩和が望まれる場合，③一時は緩和された痛みが再燃した場合である[37,290]．病的骨折や脊髄圧迫［☞用語集参照］を伴わない骨転移への再照射により，痛みが68%の症例で緩和され，20%で消失することが，システマティックレビュー（systematic review：SR）で示されている[290]．初回の外照射で奏効が得られたかどうかは再照射の治療効果に影響しない[37]．また，初回の外照射の線量分割は再照射の治療効果に影響しない[37]．放射線治療による疼痛緩和に要する期間を考慮し，初回の外照射の開始日から少なくとも2ヵ月を経過し，なお同部位の痛みのコントロールが不良である場合に再照射を考慮すべきである．強い推奨度とすることについて投票で合意が得られたが，再照射を行わない場合との比較試験が行われていないことを理由に推奨度をより下げるべきという意見が，少数ながら複数の委員より出された．強い推奨度とする根拠として，初回照射と同様に再照射がすでに標準的に実施されていることから無治療との比較試験が今後行われる見込みが薄いこと，初回照射を経てなお痛みのコントロール不良の患者において他に有効な治療選択肢の限られる場合も少なくないであろうことが議論された．

　登録850症例の大規模な国際多施設共同ランダム化比較試験（randomized controlled trial：RCT）にて，病的骨折や脊髄圧迫を伴わない骨転移への再照射（初回放射線治療の最後の日からランダム化まで最短で4週）において，8Gyの単回照射と総線量20Gyの分割照射が比較された[37]．この試験では，初回照射で総線量30Gyを超える線量分割の症例は除外されている．具体的には，試験に適格であったのは，初回照射の線量分割として，四肢骨/肋骨では6Gy/1回，7Gy/1回，8Gy/1回，18Gy/4回，20Gy/5回，24Gy/6回，27Gy/8回，30Gy/10回，脊椎/骨盤骨では6Gy/1回，7Gy/1回，8Gy/1回，18Gy/4回，20Gy/5回，寛骨臼/股関節/大腿骨近位部では24Gy/6回，27Gy/8回，30Gy/10回が使用された症例である．脊椎あるいは骨盤全体が照射範囲に含まれ，かつ初回照射が18Gy/4回または20Gy/5回の場合は，試験治療である総線量20Gyの分割照射（再照射）群の分割回数は8回，それ以外の場合は5回であった．この試験で，8Gy単回照射群が，総線量20Gyの分割照射群に対して，痛み緩和の奏効率（主要エンドポイント）において非劣性であることが，主要解析であるintention to treat（ITT）解析で示された．ITT奏効率は単回照射と分割照射で28% vs. 32%，Per protocol奏効率は45% vs. 51%であった．奏効以外のエンドポイントでは，単回照射と分割照射の間で，痛み進行までの期間，脊髄/馬尾圧迫の発生頻度（2% vs. <1%），病的骨折の発生頻度（7% vs. 5%）のいずれにおいても有意差は認められず，急性期毒性（食欲低下，嘔吐，下痢，皮膚発赤）は分割照射でより多くみられた．費用・患者の負担の点で単回照射が有利であることも合わせ，再照射において単回照射を優先的に考慮すべきである．

　再照射に伴う有害事象はおおむね軽度と報告されている[290]．国際多施設共同RCTでは，食欲低下が56〜66%，嘔吐が13〜23%，下痢が23〜31%，皮膚発赤が14〜24%にみられたと報告され，再照射後の放射線脊髄炎は認められなかった[37]．この試験で脊椎転移への再照射において最もBED$_2$（生物学的等価線量，α/β比：2）［☞用語集参照］の高くなる線量分割の組み合わせは，初回照射が20Gy/5回，再照射が20Gy/8回の場合で，この場合の

合算された BED$_2$ は 105 Gy である．また，Grade 4 の有害事象としては試験治療との関連の可能性のある心筋虚血が 1 例に認められ，治療関連死は認められなかった．脊椎転移への再照射の SR によると，再照射に伴う放射線脊髄炎の有無は 8 論文（計 786 例）で報告され，そのうち，8 例で脊髄炎の発症が報告された[291]．治療対象が骨転移の場合に特異的な，再照射における脊髄の適切な線量制約は不明であるが[291]，SR と単施設のデータに基づいた脊髄再照射の研究では，初回照射と再照射との間に 6 ヵ月以上の間隔があり，合算 BED$_2$ が 120 Gy 以内で，1 回あたりの照射での BED$_2$ が 98 Gy 以内の例では脊髄炎は認められなかった[292]．

　過去に外照射を受けた骨転移，特に脊椎転移へ定位放射線治療が行われることがあり，その安全性・有効性が報告されているが[293]，定位放射線治療でない再照射と比べた場合の得失は明らかではない．再照射を考慮する対象患者は状態不良であること，予後が限られることが多く，定位放射線治療により照射時間延長など患者負担が増えることや治療開始が遅れることも考慮する必要があり，定位放射線治療の適用は慎重に考えるべきである．

作成グループにおける，推奨に関連する価値観や意向

　この推奨の作成にあたっては，過去に外照射を受けた骨転移への再照射による骨転移の痛みの緩和や消失の効果に加え，有害事象，簡便性，医療費を重要視した．

CQ に対するエビデンス総体の総括（重大なアウトカム全般に関する全体的なエビデンスの強さ）

　過去に外照射を受けた骨転移の痛みに対して，再照射と無治療を比較した RCT は存在しないが，異なる線量分割による再照射の効果を比較した RCT や SR で，初回照射と比べやや低いがほぼ遜色のない再照射の疼痛緩和効果が示されており，エビデンスの質は比較的高いと判断した．すでに広く日常診療として行われている治療であり，今後，無治療との比較試験が行われる見込みも薄く，有害事象・簡便性とのバランスの観点からも強い推奨に値すると判断した．

推奨の強さを決定するための評価項目

■アウトカム全般に関する全体的なエビデンスが強い　　　　　　　　　　　　　　　　　　　はい
　過去に外照射を受けた骨転移の痛みに対して外照射と無治療を比較した RCT は存在しないが，異なる線量分割に対する外照射の効果を比較した RCT や SR が報告されており，SR では，骨転移の痛みが，外照射により 68% の症例で緩和され，20% の症例で消失することが示されている．

■利益と不利益のバランスが確実（コストは含まず）　　　　　　　　　　　　　　　　　　　はい
　治療関連毒性として重篤なものは低頻度である．多くの症例で骨転移の痛みが軽減するため，患者の利益は大きい．

■患者・市民の価値観・希望や好み，負担の確実さ（あるいは相違），医療費のうち自己負担分，患者の立場から見たその他の資源利用など
　1〜2 週間，1 回 10〜20 分程度の治療で，最短で 1 日の治療が可能であり，治療関連毒性は軽く，患者の負担は少ない．

■費用対効果の観点からの留意事項
　骨転移の痛みが軽減することにより，鎮痛薬のコストが軽減できる．

Clinical Question 20

骨転移の治療に経皮的椎体形成術（セメント充填術）は有効か？

推奨	推奨度	合意率 （得票数）	エビデンス の強さ
椎体の骨転移で整形外科的な手術不能，かつ，体動時痛を早期に緩和させたい場合に有効であり，行うことを提案する（手技の適応が判断でき技術に習熟した医師のもとで行う）．	弱い	90.6% (29/32)	C

※この手技は実施できる施設/施術者が限られる［日本インターベンショナルラジオロジー学会（日本 IVR 学会）ホームページ参照 (https://www.jsir.or.jp/about/pvp/)］

【利益】即効性除痛効果，
【不利益】有害事象，実施施設が限定される

解説

　有痛性の脊椎への骨転移や多発性骨髄腫などに対して，経皮的に患部に骨セメント製剤を注入するセメント充填術は経皮的椎体形成術［☞用語集参照］と称され，速やかな疼痛改善効果と動作機能改善が期待される．日本では，日本 IVR 学会から，脊椎転移の経皮的椎体形成術（PVP）のガイドラインが発刊されている[294]．保険適用のある治療法ではあるが，どの施設でも実施可能な治療法とはなっておらず，適応や手技に習熟した医師のもとで行うことが勧められる．

　ランダム化比較試験（randomized controlled trial：RCT）によるエビデンスはないが，日本で実施された第 I / II 相臨床試験により，除痛効果は 70%［95%信頼区間（confidence interval：CI）54～83%］，治療効果獲得は中央値 1 日（平均±標準偏差 2.4±3.2 日）で結果が得られ，保険承認にいたっている[295]．

　海外での後方視的観察研究のシステマティックレビュー（systematic review：SR）では疼痛緩和効果 91%（73～100%），機能的安定性改善効果は 62%（52～70%）と報告されている[296～298]．歩行困難症例が歩行可能になったとする報告もみられる[299]．

　特異的な合併症である椎体外へのセメント漏出は決してまれではないものの，それに伴う有症状合併症は 1.4%と報告されるが，肺塞栓の報告もみられるので注意を要する[300～302]．

　バルーンを用いてセメント充填腔を作製（空洞形成）してセメントを充填するバルーン椎体矯正術（balloon kyphoplasty：BKP）ではセメント漏出が低減される[303]．

　セメントの発熱効果による抗腫瘍効果の報告[304]はあるものの多くは望めないため，抗腫瘍効果を有するアブレーション［ラジオ波焼灼療法（radiofrequency ablation：RFA［☞用語集参照]），マイクロ波凝固療法（microwave ablation：MWA），凍結療法（cryoablation：CA）］や放射線治療とセメント充填術との併用療法の報告が最近増えており，後方視的観察研究の SR で有効性（除痛効果）が評価されている[305, 306]．

　日本での「セメント充填術」の保険適用は椎体のみであるが，椎体以外でも骨盤骨や長管骨でも有用とされ，海外での後方視的観察研究の SR では，疼痛緩和効果 95.6%，機能的安定性改善効果は 76.9%と報告されている[307, 308]．これらを総称して経皮的骨形成術と称する．

作成グループにおける，推奨に関連する価値観や意向

　保険適用のある治療法ではあるが，どの施設でも実施可能な治療法とはなっておらず，適応や手技に習熟した医師のもとで行うことが勧められる．

CQ に対するエビデンス総体の総括 (重大なアウトカム全般に関する全体的なエビデンスの強さ)

RCT によるエビデンスはないが,後方視的観察研究の SR で経皮的椎体形成術 (セメント充填術) により速やかな疼痛改善効果と動作機能改善が期待される.

推奨の強さを決定するための評価項目

■アウトカム全般に関する全体的なエビデンスが強い　　　　　　　　　　　　　　　　いいえ

■利益と不利益のバランスが確実 (コストは含まず)　　　　　　　　　　　　　　　　はい

■患者・市民の価値観・希望や好み,負担の確実さ (あるいは相違),医療費のうち自己負担分,患者の立場から見たその他の資源利用など

保険適用治療であり,痛みの緩和が即効的に得られることが最大の利点である.局所麻酔で行える点でも患者の負担は少なく,海外では入院期間の短縮につながるとの報告がある.

■費用対効果の観点からの留意事項

保険適用治療であり,骨セメント製剤にも償還価格が設定されている.痛みの緩和が得られれば,鎮痛薬使用の軽減にもつながる.

Future Research Question 21

骨転移の治療にアブレーション治療は有効か？

回答
有痛性骨転移の除痛手段として有効とする報告はある（一部の治療は保険承認されておらず，既存のすべての治療法が無効な場合に考慮される）．

※ラジオ波焼灼療法（radiofrequency ablation：RFA[☞用語集参照]）は2022年9月1日より保険適用となったが，マイクロ波焼灼療法（microwave ablation：MWA）や凍結療法を含めたアブレーション治療は，本ガイドラインの刊行時点では保険適用外治療となる．

解説

　　腫瘍に対するアブレーション治療とは，種々の方法で腫瘍組織を破壊・壊死させる治療方法であり，なかでも腫瘍に針を穿刺して特定の範囲を熱凝固させたり冷凍させたりする thermal ablation は悪性腫瘍に対する有効な治療とされている．thermal ablation として過熱して熱凝固させる RFA や MWA，冷凍させる凍結療法（cryoablation：CA）が臨床的に使用されており，RFA や MWA は肝の悪性腫瘍の治療に，凍結療法は小径腎がんの治療に保険承認されている．その他の臓器に対して保険承認はされていないが，安全に穿刺できる領域であれば肝や腎以外の腫瘍病変に対しても治療応用は可能であり，肺，副腎，骨などの悪性腫瘍への治療も試みられ，有用とする報告がなされている[309]．

　　骨転移に対するアブレーション治療としては，RFA が最も古くから用いられており，海外を中心に単アームの前方視的観察研究やシステマティックレビュー（systematic review：SR）を通して有痛性骨転移の除痛手段の一方法として認識されている[310～313]．特に治療1週間後での除痛効果の有効性は40～77％と早期から治療効果が得られる点が特徴である．日本においても多施設共同前方視的観察研究が実施され，有効性69.7％と良好な除痛効果が報告されている[314]．また，MWA や凍結療法においても前方視的観察研究を通して有痛性骨転移に対する除痛効果が報告されている[315, 316]．

　　一方，アブレーション治療は腫瘍を壊死させるため，荷重骨においては治療後の骨折が懸念される．その対策として椎体や骨盤骨に対しては治療後にセメント充填術が併用され，RFA とセメント充填術の併用療法については前方視的観察研究で安全かつ有効な治療法とされている[317, 318]．他方，神経や消化管などの隣接臓器に浸潤をきたす病変や粉砕骨折を併発している病変は，合併症のリスクが高くアブレーション治療の適応とはならない．

　　しかしながら，アブレーション治療は，いずれの治療においても放射線治療，薬物療法，外科的治療などの既存の治療法との比較試験はなく，現時点では放射線治療不応・不可症例に対して，保険適用外治療として実施されている．肝や腎病変に対する場合と同様の機器を使用して行えるが，治療経験のある医師（IVR 医）が少ない現状にあり，実施可能施設が限定される．RFA に関しては，厚生労働省により2022年9月1日から適用される診療報酬の算定方法が一部改定され，そのなかで「標準治療に不適・不応の悪性骨腫瘍に対する治療（症状緩和を含む）」を目的として算定可能となった．ただし，ラジオ波発生装置には機種の限定があり，施設間での対応が異なってくることが予想される．

Clinical Question 22-1

肺がんの骨転移の治療に骨修飾薬（BMA）は有効か？

推奨	推奨度	合意率 （得票数）	エビデンス の強さ
症状の有無によらず，ゾレドロン酸またはデノスマブの投与は骨関連事象（skeletal related event：SRE）の抑制に有効であり，行うことを推奨する．	強い	100% (33/33)	A

【利益】SRE［☞用語集参照］の頻度低下，SRE 発現までの期間延長，骨転移に伴う疼痛緩和

【不利益】骨修飾薬（bone modifying agents：BMA［☞用語集参照］）投与に伴う副作用，費用負担の増加，来院頻度の増加

解説

　原発性肺がんは比較的高頻度に骨転移をきたす疾患であり，日本において行われた前方視的観察研究では骨転移の診断に FDG-PET 検査が用いられ，Ⅳ期肺非小細胞がんの 48%，進展型肺小細胞がんの 40% に診断時に骨転移を認めている[319]．また，近年肺小細胞がん 92 例（限局型 22 例，進展型 70 例）を対象とした後方視的研究が海外より報告され，診断時に 37%，経過中に 63% で骨転移を認めている[320]．

　肺がんの骨転移においても SRE の発現頻度は高く，これまでの報告では骨転移を有する進行期肺がんにおいて診断時すでに SRE を合併している割合は約 20～30% である[319~322]．SRE の内訳は，骨転移病変への放射線治療が最も多く，その他，病的骨折，高カルシウム血症［☞用語集参照］，脊髄圧迫［☞用語集参照］が報告されている．骨転移の発生から SRE の合併までの期間は乳がん，前立腺がんと比較して比較的早いことが知られており，SRE 予防のためには骨転移の診断後早期に加療を行う必要がある[322]．

　SRE 合併のリスク因子として多発骨転移巣，男性，performance status（PS［☞用語集参照]）不良が報告されている[323]．

　骨転移を有する肺がんは病期分類ではⅣB 期であり，PS が良好な患者に対してはがん薬物療法が勧められる．

　また，SRE 発現率の減少および SRE 発現までの期間延長に関して，ゾレドロン酸およびデノスマブ［☞用語集参照］の有効性がそれぞれ示されている．肺がんが半数以上を占める固形がん（肺非小細胞がん 50%，肺小細胞がん 8%）を対象としたゾレドロン酸 4mg とプラセボのランダム化比較試験（randomized controlled trial：RCT）では，87 週目までの SRE 発現率はゾレドロン酸 4mg 投与群が 38.9%，プラセボ群が 48.0% とゾレドロン酸群が有意に低かった（$p = 0.039$）[324, 325]．

　乳がんと前立腺がんを除く進行がん（肺非小細胞がん 40%）および多発性骨髄腫を対象としたゾレドロン酸とデノスマブの RCT では，主要エンドポイントである初回 SRE 発現までの期間はゾレドロン酸 16.3 ヵ月，デノスマブ 20.6 ヵ月であり，デノスマブのゾレドロン酸に対する非劣性は証明されたが優越性は認められなかった（$p = 0.06$）[326]．

　一方，骨病変に対する放射線治療リスク，痛みスコアの増悪，強オピオイドの使用頻度についてはデノスマブが有意に少なかった[327]．また事後（post-hoc）解析ではあるが，肺がん患者のみのサブグループ解析ではゾレドロン酸投与患者に比較してデノスマブ投与患者で生存期間の延長が認められた[328]．

　さらに，Ⅳ期肺非小細胞がんを対象としてプラチナ併用療法にデノスマブを加えることで，全生存期間（overall survival：OS）の延長を検証するオープンラベルの第Ⅲ相試験（SPLENDOUR 試験）も実施されている．症例集積の不良で試験は中止となったが，登録された 514 例の解析では骨転移の有無にかかわらずデノスマブによる OS の延長はみられなかった[329]．

以上より，骨転移を有する肺がんに対して SRE の発現率軽減および SRE 発現までの期間延長のため，ゾレドロン酸もしくはデノスマブの投与が勧められる．

作成グループにおける，推奨に関連する価値観や意向

骨転移を有する肺がんの SRE 発生頻度および SRE 発生までの期間についてプラセボ対照無作為化比較試験を中心に評価した．

CQ に対するエビデンス総体の総括（重大なアウトカム全般に関する全体的なエビデンスの強さ）

エビデンスレベルは A（強）．

推奨の強さを決定するための評価項目

■アウトカム全般に関する全体的なエビデンスが強い　　　　　　　　　　　　　　　　　　　　　　　　　　はい

プラセボ対照無作為化比較試験で SRE の頻度を低下させ，SRE 発症までの期間を延長した．

■利益と不利益のバランスが確実（コストは含まず）　　　　　　　　　　　　　　　　　　　　　　　　　　はい

主な有害事象である顎骨壊死（osteonecrosis of the jaw：ONJ［☞用語集参照］）や低カルシウム血症の頻度は小さく，治療法，予防法も確立している．

■患者・市民の価値観・希望や好み，負担の確実さ（あるいは相違），医療費のうち自己負担分，患者の立場から見たその他の資源利用など

血管新生阻害薬であるベバシズマブにも ONJ の有害事象がみられ，ゾレドロン酸との併用により ONJ の頻度が上がることが示唆されている．進行肺がんでは両薬剤とも適応であることから併用時には注意が必要である．

■費用対効果の観点からの留意事項

費用対効果の検討は乏しい．

Clinical Question 22-2

乳がんの骨転移の治療に骨修飾薬（BMA）は有効か？

推奨	推奨度	合意率 （得票数）	エビデンス の強さ
骨修飾薬（bone modifying agents：BMA）（デノスマブ，ゾレドロン酸，パミドロン酸）は有意に乳がん骨転移患者の骨関連事象（skeletal related event：SRE）を減少させるため，使用することを推奨する．なお，デノスマブは生活の質（quality of life：QOL）については改善するとのエビデンスが一部あるが，BMAは骨転移の進行・無増悪生存期間（progression free survival：PFS）・全生存期間（overall survival：OS）を改善するとのエビデンスはない．	強い	100% （33/33）	A

【利益】SRE［☞用語集参照］の頻度低下，SRE 発現までの期間延長，骨転移に伴う疼痛緩和

【不利益】BMA［☞用語集参照］投与に伴う副作用，費用負担の増加，来院頻度の増加

解説

　乳がん骨転移に対する BMA の効果については，パミドロン酸，ゾレドロン酸，デノスマブ［☞用語集参照］のエビデンスが確立している．

　SRE はビスホスホネート（BP［☞用語集参照]）の開発試験において使用され，まず骨への放射線治療，骨の手術，病的骨折，脊髄麻痺，高カルシウム血症［☞用語集参照］が選択されたが，最近は高カルシウム血症をプライマリーエンドポイントとして使用することは少ない．また病的骨折も有症状の骨折のみ含めて検討されている．

　パミドロン酸については，欧米にて溶骨型骨転移を持つ乳がん骨転移患者 382 例において，パミドロン酸 90 mg とプラセボとの二重盲検比較試験において，SRE（骨への放射線治療，骨の手術，病的骨折，脊髄麻痺，高カルシウム血症）比率（SRE/患者/年）を 4.0 vs. 2.5 に有意に減少させた．これは化学療法との併用，内分泌療法との併用どちらでも有効であった．有意な有害事象の増加はなかった．疼痛スコアは改善したが QOL スコアの改善，PFS，OS の改善は認められていない[108, 330]．

　ゾレドロン酸については，欧米にて標準薬であったパミドロン酸 90 mg とゾレドロン酸 4 mg または 8 mg との比較試験が乳がん骨転移および骨髄腫骨病変の患者 1,648 例において行われた．ゾレドロン酸 8 mg は有意に腎障害が多いことが明らかになり，4 mg に減量された．全体では SRE の有意差はなかったが，乳がん患者 1,130 例においては，ゾレドロン酸は SRE（骨への放射線治療，骨の手術，病的骨折，脊髄麻痺）を 20% 有意に減少させた．ゾレドロン酸は一部の疼痛スコアを改善したが，QOL スコアの改善，PFS，OS の改善は認められていない[331]．

　さらに日本では乳がん骨転移患者においてプラセボとゾレドロン酸 4 mg との比較試験が行われた．ゾレドロン酸は SRE（骨への放射線治療，骨の手術，病的骨折，脊髄麻痺）を 41% 有意に減少させた．疼痛スコアは有意に改善したが，QOL の改善，PFS，OS の改善は認められていない[332]．

　なお，ゾレドロン酸の de-escalation（投与間隔延長［☞用語集参照]）について 3 件の大規模比較試験が報告されている．ZOOM 試験では 430 例に 4 週ごとあるいは 12 週ごとにゾレドロン酸 4 mg を投与し 1 年間経過観察した．Skeletal morbidity rate（SMR/pt/yr）は 0.22 vs. 0.26 で差はなかった．顎骨壊死（osteonecrosis of the jaw：ONJ［☞用語集参照]）は 3 例 vs. 4 例，腎障害は 2 例 vs. 1 例で差はなかった[333]．OPIMIZE 試験-2 では 4 週ごとあるいは 12 週ごとにゾレドロン酸 4 mg を投与し 1 年間経過観察した．SRE 陽性患者の比率は 22% vs. 23.2% で差はなく，time to first SRE も有意差はなかった．ONJ は 2 例 vs. 1 例であった[334]．CALGB70764 試験では 1,822 例（855 例乳がん患者）に 4 週ごとあるいは 12 週ごとにゾレドロン酸 4 mg を投与し 2 年間経過観察した．SRE 陽性患者の比率は 29.5% vs. 28.6% で差はなく，time to first SRE も有意差なかった．ONJ は 2% vs. 1%，腎障害は 1.2% vs. 0.5% であったが有意差なかった[56]．de-escalation について主に上記の 3 試験のメタアナリシスが行われ，

SRE 陽性患者比率について相対リスク（relative risk：RR）1.05［95％信頼区間（confidence interval：CI）0.88〜1.25］で有意差なく，ONJ については RR 0.59（0.3〜1.17）で有意差はないとされている[335]．日本人についてのデータはない．詳細は CQ 28 を参照されたい．

デノスマブについては，日本人 136 名も含めたグローバル試験として，骨転移を有する進行乳がん患者 2,046 例に対するデノスマブとゾレドロン酸の二重盲検第Ⅲ相比較試験が行われた．デノスマブは SRE の初回発現リスクを 18％，初回および初回以降の SRE を 23％有意に低下させた．FACT-G を用いた QOL 評価では，25 週時点で QOL が改善した被験者はデノスマブ群で 37.1％，ゾレドロン酸群で 31.4％であった．病勢進行，OS については両群で有意差がなかった．有害事象については，発熱や骨痛，腎毒性はゾレドロン酸群で多く発現し，歯痛と低カルシウム血症はデノスマブ群で多く発現した．ONJ はデノスマブ群で 2.0％，ゾレドロン酸群で 1.4％であり，有意差はなかった[336, 337]．

デノスマブの de-escalation については少数例（86 例）の比較試験のみの報告[338]しかなく，確固としたエビデンスがあるとはいえない．

Cochrane review では上記にクロドロン酸経口，イバンドロン酸経口・静注（日本未承認）のデータも加え，SRE については BP が SRE を有意に減少させる（RR 0.86，CI 0.78〜0.95）．ゾレドロン酸がパミドロン酸に比較して SRE を有意に減少させる（RR 0.80），さらにデノスマブがゾレドロン酸に比較して SRE を減少させる（RR 0.78，CI 0.72〜0.85）とされている．一方，OS はプラセボに比較して差がない（RR 1.01，CI 0.91〜1.11）ことを報告している[339]．

BMA の cost-effectiveness についてはいくつかの論文があり，種々の BP が cost-effective とされている．デノスマブとゾレドロン酸の cost-effectiveness の比較については種々の報告があるが，4 週ごとまたは 12 週ごとのゾレドロン酸，デノスマブの比較で 12 週ごとのゾレドロン酸が最も cost-effective と報告されている[340]．

アメリカ臨床腫瘍学会ではゾレドロン酸 3〜4 週ごと，12 週ごと，パミドロン酸 3〜4 週ごと，デノスマブ 4 週ごとを同様に推奨している[341]．欧州臨床腫瘍学会のガイドラインにおいてはゾレドロン酸とデノスマブを同様に推奨しているが，ゾレドロン酸については 3〜6 ヵ月間の毎月投与後 12 週ごとの投与を推奨している[342]．

なお，BMA による乳がん転移抑制効果についても検討されている．EBCTCG のメタアナリシスにおいて 18,766 例の比較試験データが検討され，術後の補助療法としての BP が閉経後女性（あるいは閉経治療を受けた女性）において再発，乳がんによる死亡を減少させることが確認された[343]．一方，デノスマブについては ABCSG-18 試験では生命予後改善の報告がなされたが[344]，disease-free survival をプライマリエンドポイントとした第Ⅲ相試験（D-CARE 試験）では改善が認められなかった[345]．

作成グループにおける，推奨に関連する価値観や意向

患者の QOL の改善，そのサロゲイトとしての SRE を改善するかを主に検討し，付随してさらに重要なアウトカム（OS，PFS）を改善するかについて検討した．

CQ に対するエビデンス総体の総括（重大なアウトカム全般に関する全体的なエビデンスの強さ）

エビデンスレベル A（強）．SRE の減少については質の高いエビデンスがあるがそれ以外（QOL，OS，PFS）についてのエビデンスは少ない．

推奨の強さを決定するための評価項目

■アウトカム全般に関する全体的なエビデンスが強い　　　　　　　　　　　　　　　　　　　　いいえ
SRE の減少については質の高いエビデンスがあるがそれ以外（QOL，OS，PFS）についてのエビデンスは少ない．
■利益と不利益のバランスが確実（コストは含まず）　　　　　　　　　　　　　　　　　　　　はい
利益に比較して副作用（ONJ など，別項）のリスクは少ない．
■患者・市民の価値観・希望や好み，負担の確実さ（あるいは相違），医療費のうち自己負担分，患者の立場から見たその他の資源利用など
SRE は患者の苦痛を増加させるものであり，患者の価値観にばらつきは少ないと考えられる．
■費用対効果の観点からの留意事項
BMA は SRE リスク減少により治療コストを低減し，cost-effective である可能性が高い．

Clinical Question 22-3

前立腺がんの骨転移の治療に骨修飾薬（BMA）は有効か？

推奨	推奨度	合意率 （得票数）	エビデンス の強さ
骨転移を有する去勢抵抗性前立腺がんに対し骨関連事象（skeletal related event：SRE）の発症リスクを低下させる目的で骨修飾薬（bone modifying agents：BMA）を定期的に投与することを推奨する.	強い	100% （32/32）	A

【利益】SRE［☞用語集参照］の抑制効果および発現までの期間延長
【不利益】顎骨壊死（osteonecrosis of the jaw：ONJ［☞用語集参照]）や低カルシウム血症などの有害事象

解説

　前立腺がん骨転移の治療を考えるうえで最も重要な点は，現在においても内分泌療法に対する感受性の有無である．未治療の段階では大部分の前立腺がんがホルモン感受性（hormone-sensitive prostate cancer：HSPC［☞用語集参照]）である．そのため，骨転移を含む遠隔転移を有する例では，治療開始にあたり luteinizing hormone releasing hormone（LH-RH）アナログまたはアンタゴニストを用いた内科的去勢や外科的去勢を含む内分泌療法が実施され，多くの例で骨病巣も含め転移巣はコントロールされる．しかし，治療開始後平均2年前後で内分泌療法が無効となり，去勢抵抗性前立腺がん（castration-resistant prostate cancer：CRPC［☞用語集参照]）となる[346]．この状況になると，多くの例で骨転移巣は増悪し，骨転移に伴う痛みや SRE が起こり，生活の質（quality of life：QOL）の悪化が大きな問題となる．そのため，BMA［☞用語集参照］であるゾレドロン酸やデノスマブ［☞用語集参照］が多くの例で投与されている.

　これら両剤の CRPC 骨転移例に対する SRE（病的骨折，放射線治療，骨転移への手術，脊髄圧迫［☞用語集参照]）抑制効果は証明されているが，Fizzazi らの研究からデノスマブのほうがゾレドロン酸よりも高い SRE 抑制効果が得られることが示されている[197]．骨転移を有する CRPC 1,901 例を用い，ゾレドロン酸とデノスマブについて SRE に対する抑制効果を比較するランダム化比較試験（randomized controlled trial：RCT）が実施され，SRE 発現までの期間がデノスマブで有意に延長していた（$p=0.008$）．SRE 発現頻度についてもデノスマブのほうがゾレドロン酸より有意に低いことも示された（36% vs. 41%）．全生存期間（overall survival：OS）は両群間で有意差を認めなかった．本試験では，これら BMA の症候性骨事象（symptomatic skeletal events：SSEs）に対する有効性に関する探索的解析も行われている[347]．その結果，SRE と同様に SSEs に関しても，デノスマブはゾレドロン酸に比べ有意に発生リスクを減少［ハザード比（hazard ratio：HR）0.78，$p=0.005$］し，初回発症までの期間も有意に延長することが報告されている.

　日本においても，骨転移を有する CRPC 50 例の後方視的観察研究ではあるが，BMA 使用で有意に初回 SRE までの期間が延長することが示された[348]．一方，骨転移のない CRPC に対し，デノスマブ投与が骨転移出現を予防しうるか検討する RCT が実施され，デノスマブ投与群では bone-metastasis-free survival（BMFS）がプラセボ群に比べ有意に延長していることが示された（$p=0.028$）[349]．さらに探索的研究から PSA 倍加時間（PSADT）が短い例で骨転移の出現リスクが高く，デノスマブはそのような例においてより強く骨転移の出現リスクを抑制できることも報告された[350]．ただし，この試験でも OS の延長が得られないこと，また ONJ がデノスマブ群で5%と高率に認められたことに注意が必要である．日本ではデノスマブを含む BMA を骨転移出現の予防に使うことは承認されていないが，これらの結果は骨転移を有する CRPC 例に対するデノスマブの新規 SRE 抑制効果を考えるうえで重要である.

　一方，骨転移を有する HSPC では内分泌療法が実施されるが，デノスマブやゾレドロン酸を投与することで内分泌療法単独より強い SRE 抑制効果が得られることが期待される．この点を明らかにするため多くの臨床試験が実施されてきた．Kamba らは，骨転移を有する HSPC 227 例を combined androgen blockade（CAB）単独群と CAB にゾレドロン酸投与を併用した群（CZ 群）の 2 群に割り付け，time to treatment failure（TTTF），time to the first SRE（TTfSRE）をエンドポイントとする RCT（ZAPCA trial）を実施した[351]．その結果，TTfSRE は CZ 群で有意に延長した（$p=0.009$）．Ueno らも少数例を用いた RCT（Zabton-PC trial）で，内分泌療法にゾレドロン酸を併用することで SRE 発現頻度が有意に低下したと報告した[352]．

　Smith らも，骨転移を有する HSPC 645 例を対象に，内分泌療法にゾレドロン酸を併用することでプラセボ併用群と比べ TTfSRE が延長するか検討する RCT（GALGB90202）を実施した[201]．その結果は Kamba らとは異なりゾレドロン酸投与群で median TTfSRE は 31.9 ヵ月，プラセボ投与群 29.8 ヵ月で，両群間に差を認めなかった．この RCT では OS も両群間に差を認めなかった．結局，この RCT から，骨転移を有する HSPC ではゾレドロン酸を投与しても SRE の減少効果は得られないとされた．日本からの後方視的観察研究は，この結果を支持するものとそうでないものに分かれている[353〜355]．ただ，コストや有害事象からは推奨されず，骨転移を有する HSPC に対しゾレドロン酸投与する意義は少ないとされた．一方，デノスマブを用いた臨床研究は実施されていない．

作成グループにおける，推奨に関連する価値観や意向

　この推奨の作成にあたっては，ホルモン感受性を勘案したうえで，去勢抵抗性前立腺がんを中心に SRE の発生リスクの軽減や発生までの期間などを重視して作成した．

CQ に対するエビデンス総体の総括（重大なアウトカム全般に関する全体的なエビデンスの強さ）

　CRPC に対する結果は，RCT に基づく結果であり，さらにデノスマブとゾレドロン酸の SRE 抑制効果に関する head to head 試験が実施されたことからデノスマブの有効性に関するエビデンスは非常に強い．骨転移を有する HSPC に対する効果に関してはゾレドロン酸に関する研究しかなく，欧米での大規模 RCT にて否定的な結果となり，その後追加の研究は行われていない．

推奨の強さを決定するための評価項目

■アウトカム全般に関する全体的なエビデンスが強い　　　　　　　　　　　　　　　　　　　　はい
　エビデンスの強さは A（強）．

■利益と不利益のバランスが確実（コストは含まず）　　　　　　　　　　　　　　　　　　　　はい
　害としては ONJ や低カルシウム血症があるが，頻度は少なく，広く有害事象対策が知られていることから，SRE の減少による利益が上回る．

■患者・市民の価値観・希望や好み，負担の確実さ（あるいは相違），医療費のうち自己負担分，患者の立場から見たその他の資源利用など
　現在デノスマブが BMA の中心となっており，処置に伴う痛みなどの問題を考慮しても患者負担は大きくないと思われる．

■費用対効果の観点からの留意事項
　欧米での検討はみられたが，日本におけるコストに関する検討はなかった．

Clinical Question 23

骨転移を有する前立腺がんの治療に新規内分泌療法や抗がん薬は有効か？

推奨	推奨度	合意率 （得票数）	エビデンス の強さ
骨転移を有する去勢感受性前立腺がんおよび去勢抵抗性前立腺がんに対して新規ホルモン薬や抗がん薬の投与を推奨する．	強い	100% （32/32）	A

【利益】全生存期間（overall survival：OS）および無増悪生存期間（progression free survival：PFS）の延長と骨関連事象（skeletal related event：SRE［☞用語集参照］）発現率の低下
【不利益】有害事象の発生や医療費負担増大

解説

　前立腺がんは骨転移をきたす頻度が比較的高い疾患であり，転移性前立腺がんの骨転移を有する割合は80～90%と報告されている[356,357]．骨転移の有無にかかわらず，転移性前立腺がん治療として従来，性腺刺激ホルモン放出ホルモン（lutenizing hormone releasing hormone：LH-RH）アナログと非ステロイド性抗アンドロゲン薬を用いた内分泌治療が一次内分泌療法として広く行われてきた[346,358]．

　転移性前立腺がんは一次内分泌療法による治療開始後1.5～2年でホルモン感受性がなくなり転移性去勢抵抗性前立腺がん（metastatic castration-resistant prostate cancer：mCRPC［☞用語集参照］）となる．mCRPCにはアビラテロン，エンザルタミドといった新規ホルモン薬［☞用語集参照］[359～361]やドセタキセル，カバジタキセル[362,363]などの抗がん薬が症例に応じて投与される．また，最近では転移性ホルモン感受性前立腺がん（metastatic hormone-sensitive prostate cancer：mHSPC［☞用語集参照］）の標準治療が変化してきており，一次内分泌療法に従来去勢抵抗性になってから使用していた新規ホルモン薬あるいはドセタキセルを併用することで，OS延長が得られるとのエビデンスが出てきている[364～366]．

　ドセタキセル治療後のmCRPCを対象（骨転移症例を90%含む）としたアビラテロンとプラセボのランダム化比較試験（randomized controlled trial：RCT）では，OSはアビラテロン群で中央値14.8ヵ月，プラセボ群で中央値10.9ヵ月［ハザード比（hazard ratio：HR）0.65，95%信頼区間（confidence interval：CI）0.54～0.77，$p<0.001$］，画像上PFS（radiographic progression-free survival：rPFS）はアビラテロン群で中央値5.6ヵ月，プラセボ群で中央値3.6ヵ月（HR 0.67，95%CI 0.58～0.78，$p<0.001$）とアビラテロン群で有意に延長し[359]，SRE発現率はアビラテロン群で有意に低かった（HR 0.615，95%CI 0.478～0.791，$p=0.0001$）[367]．PREVAIL試験およびAFFIRM試験において，エンザルタミドでもアビラテロンと同様の結果が示されている[360,361]．また，mCRPCに対するドセタキセルおよびカバジタキセルのミトキサントロンを対照としたRCTでは（骨転移症例を80～90%含む），ドセタキセル，カバジタキセルともにミトキサントロンに比べOSの有意な延長がみられた[362,363]．

　Gleason score 8以上，3ヵ所以上の骨転移，臓器転移のうち2つ以上を含むハイリスクmHSPCを対象（骨転移症例を97%含む）としたアビラテロンとプラセボの効果を比較したLATITUDE試験においては，OS（アビラテロン群中央値53.3ヵ月，プラセボ群中央値36.5ヵ月，HR 0.66，95%CI 0.56～0.78，$p<0.0001$），PSA-PFS（PSA非再発生存期間［PSA-progression-free survival］，アビラテロン群中央値33.3ヵ月，プラセボ群中央値7.4ヵ月，HR 0.31，95%CI 0.27～0.36，$p<0.0001$）ともにアビラテロン群で有意に延長し，SRE発現率がアビラテロン群で有意に低かった（HR 0.75，95%CI 0.60～0.95，$p=0.0181$）[364]．他にmHSPCを対象としたアパルタミドのRCTにおける骨転移症例のサブ解析ではアパルタミドはプラセボに比べOS，rPFSを有意に延長していた[365]．一方，mHSPCを対象としたドセタキセル＋内分泌療法のRCTにおける骨転移症例のサブ解析でも内分泌療法のみに比べ有意にOSが延長していた[366]．

　これらの RCT はグローバルで行われてきたものであるが，日本人症例が含まれているものもある．PREVAIL 試験の日本人を対象とした post hoc 解析では，ドセタキセル投与前の mCRPC に対して OS（HR 0.37，95％CI 0.13〜1.04），rPFS（HR 0.43，95％CI 0.18〜1.04）とも，プラセボ群に比べエンザルタミド群で症例数が少ないため有意差はないものの，全体集団と同様の HR であり，エンザルタミド群の有害事象の頻度も日本人解析と全体解析で差がなかった[368]．LATITUDE 試験の日本人におけるサブ解析では，ハイリスク mHSPC でアビラテロン群の OS はプラセボ群に比べ良好で（HR 0.61，95％CI 0.27〜1.42），アビラテロン群の有害事象の頻度が日本人集団で高いということはなかった[369]．

　以上より，骨転移を有する転移性前立腺がんに対しては新規ホルモン薬，抗がん薬の投与が推奨される．

作成グループにおける，推奨に関連する価値観や意向

　骨転移を有する前立腺がんという予後が限られ，症状を呈する疾患に対するアウトカムとして，OS・PFS の改善および骨関連事象の出現有無を設定した．

CQ に対するエビデンス総体の総括（重大なアウトカム全般に関する全体的なエビデンスの強さ）

　転移性前立腺がんに対する新規ホルモン薬，抗がん薬に関する RCT には骨転移以外の症例も少数含まれており，サブ解析の結果も含まれるが，有効性は一貫して証明されており全体的なエビデンスレベルは高い．

推奨の強さを決定するための評価項目

■ アウトカム全般に関する全体的なエビデンスが強い　　　　　　　　　　　　　　　　　　　　　　　　はい

　エビデンスの強さは A（強）．

■ 利益と不利益のバランスが確実（コストは含まず）　　　　　　　　　　　　　　　　　　　　　　　　はい

　新規ホルモン薬および抗がん薬の効果は有害事象による害を上回る．

■ 患者・市民の価値観・希望や好み，負担の確実さ（あるいは相違），医療費のうち自己負担分，患者の立場から見たその他の資源利用など

　抗がん薬は入院や頻回な通院を要する，また脱毛・浮腫などの有害事象により容姿を損ねる．新規ホルモン薬は高価なため医療費負担が大きくなる．それでも有効性の高さからこれら薬剤を勧めた場合に選択する患者さんが多数と想定される．

■ 費用対効果の観点からの留意事項

　評価未実施．

Clinical Question **24-1**

多発性骨髄腫の骨病変の治療に薬物療法は有効か？

推奨	推奨度	合意率（得票数）	エビデンスの強さ
ビスホスホネート製剤とデノスマブは骨関連事象（skeletal related event：SRE）の抑制に有効であり，使用することを推奨する．	強い	90.9%（30/33）	A

【利益】SRE［☞用語集参照］の減少および発生までの時間を遅らせる
【不利益】有害事象［低カルシウム血症，顎骨壊死（osteonecrosis of the jaw：ONJ［☞用語集参照]），その他］

解説

　骨病変を有する多発性骨髄腫に対して，抗がん薬とパミドロン酸（90 mg）の併用は抗がん薬単独と比べて病的骨折，骨病変に対する放射線治療/手術，脊髄圧迫［☞用語集参照］などの SRE の発現頻度を低下させた（9 サイクル後，24% vs. 14%，$p<0.001$）[370]．また，パミドロン酸投与により骨痛が軽減し，performance status（PS［☞用語集参照]）や生活の質（quality of life：QOL）の悪化が抑制された．この効果は再発治療時にも認められた．パミドロン酸は減量（30 mg）しても，90 mg と同等の効果が得られた[371]．一方，経口投与（300 mg/日）では SRE の発現を減らすことはできなかった[372]．経口薬で有効性が証明されたのは clodronate（国内未承認）で，抗がん薬治療との併用で 2,400 mg/日を 24 ヵ月間内服すると，プラセボ群に比べて溶骨型骨病変の進行率が低下した（12% vs. 24%，$p=0.026$）[373]．骨病変を有する多発性骨髄腫および乳がんを対象とした，ゾレドロン酸とパミドロン酸のランダム化比較試験（randomized controlled trial：RCT）では，乳がんにおいてはゾレドロン酸の SRE の発現頻度が低かったが，多発性骨髄腫では同等であった[374]．また，多発性骨髄腫の初回治療として，抗がん薬と併用したゾレドロン酸と clodronate の RCT において，ゾレドロン酸群のほうが SRE の発現頻度が低かった［27% vs. 35%，ハザード比（hazard ratio：HR）0.74，95%信頼区間（confidence interval：CI）0.62〜0.87，$p=0.0004$][375, 376]．この効果は，治療前に骨病変があった患者（35% vs. 43%，$p=0.0038$）のみならず，骨病変がなかった患者（10% vs. 17%，$p=0.0068$）でも認められた．ビスホスホネート［☞用語集参照］投与群とプラセボもしくは無治療群の RCT を対象としたメタアナリシスのアップデートでは，ビスホスホネート投与により椎体の病的骨折［相対危険度（relative risk：RR）0.74，95%CI 0.62〜0.89］および SRE（RR 0.74，95%CI 0.63〜0.88）の頻度が低下した[377]．

　多発性骨髄腫に対するゾレドロン酸と clodronate の全生存期間（overall survival：OS）への影響はゾレドロン酸投与群の死亡率が低く（HR 0.84，95%CI 0.74〜0.96，$p=0.0118$），無増悪生存期間（progression free survival：PFS）も延長した（HR 0.88，95%CI 0.80〜0.98，$p=0.0179$）[375, 376]．すべてのビスホスホネートを対象としたメタアナリシスのアップデートでは，プラセボもしくは無治療群と比べてビスホスホネートによる OS の延長は試験間のばらつきが大きいために明確でないが，ゾレドロン酸に限れば，プラセボと比較して，OS の延長が示された（HR 0.67，95%CI 0.46〜0.91）[377]．これらの結果により，骨病変の有無にかかわらず，多発性骨髄腫に対して治療を行う患者には，ビスホスホネート製剤を投与することが推奨される．

　多発性骨髄腫と固形がん患者（乳がん・前立腺がんを除く）に対するデノスマブ［☞用語集参照］とゾレドロン酸の RCT では，デノスマブで SRE および高カルシウム血症［☞用語集参照］の発現までの期間が長くなり（19.0 ヵ月 vs. 14.4 ヵ月，HR 0.83，95%CI 0.71〜0.97，$p=0.022$），かつ骨病変に対する放射線治療の必要性，痛みが増悪するリスクが低下した[326]．しかし，多発性骨髄腫に限定して OS を解析すると，デノスマブ群で劣っていた（HR 2.26，95%CI 1.13〜4.50）．本研究には多発性骨髄腫患者が 10% しか含まれていなかったため，エビデンスが不十分と考えられていたが，2018 年に発表された多発性骨髄腫に対するデノスマブとゾレドロン酸の大規模 RCT（両群 859 例）にて SRE 発生までの時間に関するデノスマブのゾレドロン酸に対する非劣性という主要評価項目を満

たし（デノスマブ群 44％ vs. ゾレドロン酸群 45％，HR 0.67，95％CI 0.46〜0.91），OS においても，デノスマブと
ゾレドロン酸の間で同等であることが示された（HR 0.90，95％CI 0.70〜1.16）[378]．デノスマブはゾレドロン酸と比
較して腎性有害事象のリスクが低い可能性があり，尿細管間質性疾患や糸球体障害などの骨髄腫関連腎疾患が大
きな課題となっている多発性骨髄腫患者にとってデノスマブは考慮してよい選択肢となる．

　移植非適応の多発性骨髄腫を対象にしたメルファラン＋プレドニゾロン（MP）療法とボルテゾミブを併用した
MPB 療法（VMP）療法の比較試験では，ボルテゾミブを併用することで死亡のリスクが 35％低下した（HR 0.653，
$p<0.001$）[379]．骨病変に関して両群で比較すると，ボルテゾミブの併用が骨病変の進行を抑え，放射線治療を行う
割合を低下させた[380]．ボルテゾミブの併用で骨芽細胞の活性化マーカー，血清 ALP 値が上昇し，骨芽細胞の分
化を抑制する Dickkopf-related protein 1（DKK-1）の血中濃度が低下した．ボルテゾミブ療法は多発性骨髄腫に対
する抗腫瘍効果に加えて，骨新生を促進し，多発性骨髄腫の溶骨型骨病変を改善すると考えられる．

　近年，多発性骨髄腫に保険適用となった多くの薬剤（サリドマイド誘導体，プロテアソーム阻害薬，ヒストン脱
アセチル化阻害薬，抗 CD38 モノクローナル抗体，抗 Signaling lymphocytic activation molecule family member
7（SLAMF7）モノクローナル抗体など）について，大規模試験のサブ解析などによりボルテゾミブと同様に骨病変
に対する効果を示したエビデンスが待たれる．

作成グループにおける，推奨に関連する価値観や意向

　この推奨の作成にあたっては，骨関連事象の発生リスクの軽減を重要視した．

CQ に対するエビデンス総体の総括（重大なアウトカム全般に関する全体的なエビデンスの強さ）

　エビデンスの質は高い．

推奨の強さを決定するための評価項目

■アウトカム全般に関する全体的なエビデンスが強い　　　　　　　　　　　　　　　　　　　　　　　　　　　　はい
　無作為化比較試験の成績が存在する．
■利益と不利益のバランスが確実（コストは含まず）　　　　　　　　　　　　　　　　　　　　　　　　　　　　はい
　害として，副作用である低カルシウム血症，ONJ があるが，頻度は低く，骨関連事象の回避による利益が上
　回る．
■患者・市民の価値観・希望や好み，負担の確実さ（あるいは相違），医療費のうち自己負担分，患者の立場から見たその他の資源利用など
　月 1 回程度の点滴静注もしくは皮下注で，患者の負担は大きくないと思われる．
■費用対効果の観点からの留意事項
　確定的なエビデンスはないが，骨折や鎮痛に介入するコストの軽減が期待される．

Clinical Question 24-2

消化器がん，その他（肺がん，乳がん，前立腺がん，造血器腫瘍を除く）のがんの骨転移の治療に骨修飾薬（BMA）は有効か？

推奨	推奨度	合意率 （得票数）	エビデンス の強さ
肺がん，乳がん，前立腺がん以外の骨転移を有する固形がん患者に，骨関連事象（skeletal related event：SRE）の発症リスクを低下させる目的で骨修飾薬（bone modifying agents：BMA）を定期投与することを提案する．	弱い	87.9% (29/33)	C

【利益】SRE［☞用語集参照］の発症リスクの軽減，最初の SRE 出現までの時間を遅らせる

【不利益】有害事象［低カルシウム血症，顎骨壊死（osteonecrosis of the jaw：ONJ［☞用語集参照］)]

解説

　肺がん，乳がん，前立腺がんを除いた固形がん（以下その他の固形がんとする）の骨転移症例のみを対象として BMA［☞用語集参照］の有用性を検証した前方視的観察研究は今回の文献検索範囲では見い出すことができなかった．そのため，その他の固形がん骨転移に対する BMA の有用性のエビデンスは，肺がんや多発性骨髄腫も対象に含まれたランダム化試験の層別解析やプール解析，あるいはがん種ごとの後方視的解析に絞られる．

　肺がんとその他の固形がん骨転移症例を対象とした，ゾレドロン酸のプラセボに対する SRE（病的骨折，脊髄圧迫［☞用語集参照］，放射線治療，外科手術，高カルシウム血症［☞用語集参照］）のリスク軽減に対する有用性を検証したランダム化比較試験（randomized controlled trial：RCT）において，ゾレドロン酸は主要評価項目である SRE の発現割合を有意に低下させるとともに，副次的評価項目である複数 SRE の発生リスクを低下させ，最初の SRE 発現までの期間を有意に遅らせることが報告された[324]．その他の固形がんに絞った層別解析ではこれら評価項目に有意な違いはみられなかったものの，肺がんコホートの層別解析や全体集団での解析と同様のハザード比（hazard ratio：HR）を示したことなどから，その他の固形がんに対しても SRE 発生リスク低下に対するゾレドロン酸の有用性はあると考えられる．

　また，肺がん骨転移，多発性骨髄腫とその他の固形がん骨転移症例を対象とした，デノスマブ［☞用語集参照］のゾレドロン酸に対する最初の SRE 発現までの時間延長についての非劣性を検証した RCT において，デノスマブはゾレドロン酸に対して非劣性であることが証明された[326]．こちらも，その他の固形がんの層別解析でもデノスマブ群で良好であったことが報告され，デノスマブもゾレドロン酸と同様に有用性があると考えられる．

　ただし，上記報告のその他の固形がんには，様々ながん種が含まれており，各種臓器がんごとでの有用性についての報告は限られている．腎がんでは上記 2 件の試験とランダム化第 II 相試験結果によるプール解析が報告され[381]，BMA が SRE の発症リスクの軽減に寄与することが報告された他，多施設による後方視的解析結果でも BMA の早期使用は SRE の発生を遅らせることが報告されている．このほかにも，大腸がん[382]，胃がん[383,384]，肝がん[385]，分化型甲状腺がん[386]などの後方視的解析でも，SRE 発生頻度の減少や最初の SRE 出現までの時間を遅らせることが報告されている．

　一方，上記 2 件の前方視的観察研究で報告された BMA が原因と思われる有害事象（低カルシウム血症，腎機能障害，ONJ など）の発生についても，乳がんや前立腺がんの前方視的観察研究と同様の傾向であり，また後方視的解析でもがん種により特定の副作用の報告はみられなかった．

　これらの結果を勘案すると，その他の固形がん骨転移症例においても，SRE の発症リスクを低下させる目的で BMA を定期投与することを提案する．

作成グループにおける，推奨に関連する価値観や意向

　　この推奨の作成にあたっては，SRE の発生リスクの軽減，発生までの期間，副作用，費用対効果などを重要視した．

CQ に対するエビデンス総体の総括（重大なアウトカム全般に関する全体的なエビデンスの強さ）

　　前方視的観察研究 の報告は他のがん種を含んだコホートを対象としたものであり，個別のがん種ごとの前方視的観察研究はみられず，全体的なエビデンスレベルは低い．しかし，後方視的観察研究を含め，結果のばらつきは少ない．

推奨の強さを決定するための評価項目

■アウトカム全般に関する全体的なエビデンスが強い　　　　　　　　　　　　　　　　　　　　　　いいえ
　　無作為化比較試験の層別解析やプール解析，後方視的解析からなるため，エビデンスの質は低い．

■利益と不利益のバランスが確実（コストは含まず）　　　　　　　　　　　　　　　　　　　　　　　はい
　　害として，副作用である低カルシウム血症，ONJ があるが，頻度は低く，SRE の回避による利益が上回る．

■患者・市民の価値観・希望や好み，負担の確実さ（あるいは相違），医療費のうち自己負担分，患者の立場から見たその他の資源利用など
　　処置に伴う疼痛，治療間隔（4〜12 週に 1 回）などを考慮しても患者の負担は大きくないと思われる．

■費用対効果の観点からの留意事項
　　BMA の費用や SRE が発生した場合の費用を計算した，複数の海外の質調節生存年（quality-adjusted life year：QALY［☞用語集参照]）研究で費用対効果は高いとされているが，日本での報告はなかった．

> **Column**　BMA 使用における費用対効果
>
> BMA 使用により SRE の発生リスクは減少するが，BMA 使用にかかる費用や生じる副作用はトレードオフの関係にある．さらに，SRE の発生は生活の質（quality of life：QOL）の低下や，新たに発生する医療費などが発生する可能性もある．医療経済的な観点も含めた BMA の費用対効果について，QALY を指標とした複数の報告がみられ，海外のいくつかの国においてはビスホスホネート製剤［☞用語集参照] やデノスマブの使用は無治療と比べて費用対効果が高いことが報告されている [387〜389]．これら報告では，ビスホスホネートはデノスマブよりも費用対効果が高いとしている報告 [387,388] もあれば，デノスマブでも SRE 発生に伴う追加費用を考慮すると相殺される [389] とする報告もある．
>
> ただし，1QALY を得るために許容される費用は，そのがん種の予後や患者の価値観により異なる．また，その国の保険制度や経済水準，またジェネリック薬剤やバイオシミラーなどの存在も大きく関与することも考慮する必要がある．

Future Research Question **25**

骨転移に免疫チェックポイント阻害薬（ICI）は有効か？

回答
一部のがん種に対して骨転移に対する効果を認めるが，エビデンスに乏しい．

解説

　骨転移に対して免疫チェックポイント阻害薬（immune checkpoint inhibitor：ICI）が有効であることは，大規模臨床試験の結果に基づいて議論することが難しい．特に，昨今はICIと細胞障害性（殺細胞性）抗がん薬，血管新生阻害薬，マルチキナーゼ阻害薬などとの併用療法が施行されるようになり，ICI単独による骨転移に対する効果を確認することが難しくなっている．一部のがん種では大規模臨床試験のサブ解析によって，骨転移に対する効果を示すデータが示されているが，一般的に骨転移症例は予後不良であるために，ICIの有効性が示唆されにくい．たとえば肺非小細胞がんに対するニボルマブとイピリムマブの併用療法において，骨転移の有無に関係なくプラチナ併用化学療法に比べて有効性が示され，ハザード比（hazard ratio：HR）においても「骨転移あり」症例［HR 0.75，95％信頼区間（confidence interval：CI）0.55〜1.03］のほうが「骨転移なし」症例（HR 0.81，95％CI 0.67〜0.99）よりも小さく，95％CIは「骨転移あり」で1を超えているが，骨転移症例での有効性を示唆している[390]．一方，トリプルネガティブ乳がん[391]や去勢抵抗性前立腺がん[392]において，「骨転移あり」のサブグループではICIを上乗せするメリットが示されていない．腎細胞がん[393]，肺小細胞がん[394]，尿路上皮がん[395]，胃がん[396]，大腸がん[397]，食道がん[398]，悪性黒色腫[399]，ホジキンリンパ腫[400]，肝細胞がん[401]，頭頸部がん[402]，悪性中皮腫[403]でのpivotal trialでは，骨転移症例が少数である，もしくは，骨転移症例についての解析や記載がない．後方視的検討では，肺非小細胞がん[404]，悪性黒色腫[405]において，骨転移に着目した効果を解析してICIの有効性を示唆する報告がある一方，腎細胞がんでは，肺転移，肝転移に比して，骨転移に対する効果が有意に劣る報告もある[406]．

　一方，放射線治療との併用によるアブスコパル効果［☞用語集参照］はよく知られるところとなっているが[407]，これを明確に示す大規模比較試験の結果はない．骨転移症例においては，骨転移局所への放射線治療が適応となる例が多いことを考えると，今後ICI併用によるアブスコパル効果を含めたさらなる奏効を検討する臨床試験の結果が待たれる．

　以上より，本項目はFRQとして，今後のエビデンスの蓄積を期待する．

Future Research Question 26

骨転移に対する骨修飾薬（BMA）治療中に骨関連事象（SRE）が発現した患者に対する BMA 治療の変更は有用か？

回答

骨転移に対する骨修飾薬（bone modifying agents：BMA）治療中に骨関連事象（skeletal related event：SRE）が発現した患者に対し，BMA 治療を変更するべきか否かは明らかではない．

解説

　骨転移に対する BMA［☞用語集参照］治療の変更に関する報告について文献検索を行ったところ，前方視的観察研究の報告が 3 件みられた（このうち 1 件は，現在，日本の実臨床で用いることがないクロドロン酸を使用した試験であるため，省略する）．

　2016 年に報告された第 Ⅱ 相二重盲検無作為化比較試験では，乳がんの骨転移を有する患者で，パミドロン酸静注を 3 ヵ月以上受けたにもかかわらず高リスクの転移性骨病変を持つ症例に，パミドロン酸を継続する群と，ゾレドロン酸に変更した群とを比較した．骨代謝マーカー［☞用語集参照］である血清 C-テロペプチドは減少したが，減少を達成した患者の割合，SRE［☞用語集参照］の発症率，QOL，骨痛のスコアについては有意差を認めなかった[408]．また，ゾレドロン酸に変更した群では，有意差はないものの，Grade 3 の毒性を含む有害事象の発症数が多かった．同試験について，追跡期間を試験開始後 2 年間に延長しても，両群で SRE 発症率は変わらなかった[409]．これらの研究は，乳がんのみと対象がん種が限られており，単施設，少数例での報告であった．また，ビスホスホネート製剤［☞用語集参照］から他のビスホスホネート製剤への変更についての言及であった．実臨床では，ビスホスホネート製剤使用中に SRE が発症した場合，抗 RANKL（receptor activator of nuclear factor kappa-B ligand）抗体薬（デノスマブ［☞用語集参照］）への変更について検討することが考えられ，その有効性についてのエビデンスはなく，報告が待たれるところである．また，ゾレドロン酸をデノスマブに変更したところ，薬剤関連顎骨壊死（medication-related osteonecrosis of the jaw：MRONJ［☞用語集参照］）の発症リスクが有意に高まるという報告があり[410]，変更については慎重に行う必要がある．

　以上のことから，SRE が発現した患者や発現するリスクが高い患者に対し，BMA をより強力なものに変更することについては，支持する既報が十分ではないため，さらなる報告が待たれるところである．

Background Question 27

骨修飾薬（BMA）投与に伴う有害事象は何か？

回答
顎骨壊死（osteonecrosis of the jaw：ONJ）は，頻度は少ないが重篤な有害事象である．また，腎機能障害，低カルシウム血症，骨痛，急性期反応（インフルエンザ様症状），非定型大腿骨骨折，外耳道骨壊死にも注意を要する．

解説

a）顎骨壊死（ONJ）

ONJ［☞用語集参照］は，頻度は少ないが骨修飾薬（bone modifying agents：BMA［☞用語集参照］）の使用に伴い発生する重篤な有害事象である．BMA 投与に伴う ONJ は，「現在，または過去に BMA の治療歴があり，顎骨への放射線治療歴や明らかな転移性病変がなく，口腔・顎・顔面領域に口腔内もしくは口腔外から骨に瘻孔を生ずるか骨露出が 8 週間以上持続する状態」と定義される[註]．

骨転移に対する注射用ビスホスホネート［☞用語集参照］投与患者の ONJ の発症率は，1〜10％程度あり，ビスホスホネートの種類，総投与量，投与期間，歯科病歴の有無に依存している[59, 411, 412]．窒素を含有する注射用ビスホスホネートであるゾレドロン酸で発症率が高い傾向にある[411]．

近年ではゾレドロン酸の投与間隔を 3〜4 週ごとから 12 週ごとへ延長することの比較・検討が行われているが，ONJ の発症頻度に変化はないとされる（CQ 28 参照）[59, 411]．また，ONJ は抗 RANKL（receptor activator of nuclear factor kappa-B ligand）抗体薬デノスマブ［☞用語集参照］投与患者にも認められ，ゾレドロン酸と同頻度で発生するとの報告がある[336, 378, 411〜414]．

各種のがん患者を含む研究では，投与期間が長いほど ONJ のリスクは増加するとされている[59]．

註）2014 年改訂の米国口腔外科学会の提言書では，ビスホスホネートと抗 RANKL 抗体薬，そして血管新生阻害薬によって引き起こされる ONJ をまとめて MRONJ（medication-related osteonecrosis of the jaw）としている．

b）腎機能障害

ゾレドロン酸投与後の腎機能障害の発現率は，投与前の腎機能［血清クレアチン，クレアチンクリアランス，推算糸球体濾過量（estimated glomerular filtration rate：eGFR）］や投与期間により幅があるが，全 Grade において 4.9〜44.5％と報告されている．しかし，多くは Grade 1 および 2 の軽症例で，可逆的かつ一過性の場合が多く，Grade 3 以上は 0.4〜6.1％と少ない[110, 197, 325, 336, 378, 413, 415〜419]．

ゾレドロン酸による腎機能障害のリスク因子としては，年齢（65 歳以上），非ステロイド性抗炎症薬やシスプラチンの併用，糖尿病や多発性骨髄腫の患者といわれている．また，投与期間に応じて腎機能障害の発症率は増加し，2 年以上の長期投与で頻度が高くなる[420]．

ゾレドロン酸およびデノスマブとも，クレアチンクリアランスが低い場合（60 mL/分未満）に急性腎不全の発症率が高くなることが報告されている[336, 413]．ゾレドロン酸は，静脈内投与の場合はほとんど代謝を受けずに腎排泄される．したがって，腎機能が低下している場合は排出速度が低下するため，減量投与が推奨されている．また，投与速度については，50 mL の輸液にて 5 分で投与した場合は，急性腎障害の頻度が高いことが報告されており，100 mL 以上の輸液にて 15 分以上かけて点滴することが望ましい[110, 325]．デノスマブによる腎機能障害の発症は，全 Grade で 3.3〜14.7％，Grade 3 以上の重篤なものは 0.4％と少ない[197, 336, 378, 413, 418]．

c）低カルシウム血症

　ゾレドロン酸における低カルシウム血症の発現率は，全 Grade で 3.3〜9.0％と報告されているが[197, 336, 413, 416, 420]，多くは無症状である．臨床症状（テタニー：手指や口唇，舌の痺れ，動悸，筋痙攣）を伴うものや，Grade 3 以上の頻度は 1.0〜4.7％である[197, 413, 420]．一方，デノスマブでは全 Grade で 1.7〜10.8％と報告されている[197, 336, 413, 421]．そのうち，Grade 3 以上の頻度は 1.3〜5.1％である[197, 336, 413]．多くの報告でビタミン D および経口カルシウム剤の補充が推奨され，補充しない場合は，低カルシウム血症の発症率は 5〜6 倍に増加する[197, 336, 413]．デノスマブについては，ビタミン D（天然型として 400 IU）および経口カルシウム剤（500 mg）あるいは，これらの合剤（デノタスチュアブル配合剤®）の使用が必要であるが，腎機能障害がある場合，ビタミン D の活性化が障害されているため，活性型ビタミン D の使用が望ましい．低カルシウム血症のリスク因子は，投与前の低値や腎機能障害などである[422, 423]．

　BMA の 3 年以上の長期投与例においては，ゾレドロン酸およびデノスマブにおける低カルシウム血症の発症頻度は変わらないとの報告もある[414]．有害事象を回避するには，腎機能および血清カルシウム値をモニターすることが重要である．

d）その他

　その他の有害事象としては，投与 3 日以内に生じる急性期反応（インフルエンザ様症状，発熱，骨痛，関節痛など）がある．発症率は，ゾレドロン酸において 17.7〜22.0％，デノスマブにおいて 8.4〜10.4％である[197, 336, 416]．多くの場合において症状は一過性で，非ステロイド性抗炎症薬などで対処可能である．

　また，非常にまれであるが重大な副作用として非定型大腿骨骨折と外耳道骨壊死がある．非定型大腿骨骨折は，骨粗鬆症患者のビスホスホネート使用において 1 万人あたり年 2.3 人，デノスマブにおいて 10 万人あたり年 3.2〜50 例などと報告されている[202, 424, 425]．がん患者については，症例報告が散見されるに過ぎず，発症頻度は不明である．しかし，骨粗鬆症より高用量が使用されることや長期生存例の使用も考えられることから注意を要する．骨折の部位としては骨転移以外の大腿骨転子下および近位大腿骨骨幹部で，完全骨折が起こる数週間から数ヵ月前に大腿部や鼠径部などに前駆痛が認められ，これらの観察を行うことが望まれる（FRQ 30）[425]．

　外耳道骨壊死は，2005 年に英国にてはじめて報告された[426]．2 年以上の長期にわたるビスホスホネートの使用がリスク因子のひとつである可能性が指摘されている．いまだ報告例は少なく，発症率は不明であり，治療法も確立されていない．外耳炎や耳漏，耳痛などの症状出現時には，耳鼻咽喉科への受診を指導する必要がある．

Clinical Question 28

ゾレドロン酸の投与間隔を 4 週から 12 週とすることは許容されるか？

推奨	推奨度	合意率 （得票数）	エビデンス の強さ
骨転移を有する乳がん，前立腺がん，多発性骨髄腫などの患者に対して，骨関連事象（skeletal related event：SRE）予防のためのゾレドロン酸の投与間隔を最大 12 週まで延長することを提案する．	弱い	90.6% （29/32）	B

【利益】有害事象低減，治療中止率低減，医療経済性向上
【不利益】なし

解説

　本 CQ は，PubMed，Cochran，CINAHL および医中誌からから論文を検索し，ハンドサーチを加えて計 6 論文を抽出した．これら論文データよりシステマティックレビュー（systematic review：SR）を行い，CQ の推奨を作成した．ゾレドロン酸を含む 12 週ごとの投与（de-escalation［☞用語集参照］）と 4 週ごとの投与を比較したランダム化比較試験（randomized controlled trial：RCT）として 3 論文が抽出された．また，ゾレドロン酸とそれ以外の骨修飾薬（bone modifying agents：BMA［☞用語集参照］）も含む 1 件の RCT をまとめて，12 週ごとと 4 週ごとの投与を行った RCT からは，12 週投与における SRE［☞用語集参照］発生率の非劣性が示された[56, 333, 334, 427]．

　SRE 以外の副次的評価項目では，疼痛が評価されている．VRS（verbal rating scale）や BPI（brief pain inventory），ESAS（Edmonton symptom assessment system），FACT-B（functional assessment of cancer therapy - breast）などによる疼痛指標の評価では，統計学的有意差は認めなかった[333, 334, 427]．

　有害事象についても 12 週ごとの投与群と 4 週ごとの投与群の全 Grade における発生頻度は 76～94% vs. 85～95%，Grade 3 以上の発生頻度は 43～44% vs. 44～47%となり，特有の有害事象である腎障害や顎骨壊死（osteonecrosis of the jaw：ONJ）においても有意な差は認められなかった[333, 334]．

　複数の RCT を引用したメタアナリシスも報告されている．先のゾレドロン酸のみを比較した 3 件の RCT を統合したメタアナリシスでは，SRE 発生率に有意差はなく，有害事象や投与中止率は，4 週ごとの投与において発生率が有意に高い［それぞれ，リスク比（risk ratio：RR）1.17，95%信頼区間（confidence interval：CI）1.06～1.29，および RR 1.61，95%CI 1.17～2.21］[428]．

　米国臨床腫瘍学会（ASCO）は，乳がん患者の BMA 使用に関するガイドラインとして，2017 年に乳がん患者にゾレドロン酸を投与する場合，3～4 週ごとに加え 12 週ごとの投与を許容している（タイプ：エビデンスに基づく；有益性が有害性を上回る；エビデンスの質：高；推奨度：強）[341]．

　結果全般に関するエビデンスの質は良好であり，大きなバイアスリスクはなかった．しかし，結果の解釈に次の注意が必要である．

　第 1 に，抽出した試験の多くが，事前に何らかの BMA を投与していた患者を中心に de-escalation が評価されている．今後，BMA 未治療例において，初回からゾレドロン酸の de-escalation を適用できるかについては，さらなる検証が必要である．第 2 に，対象研究の観察期間は 1～2 年であり，より長期において de-escalation の非劣性を証明できるかは，さらに検証が必要である．第 3 に，今回の推奨の根拠とするアウトカムは，SRE とした．しかし，副次的に骨代謝マーカー（NTx，BSAP，CTX など）［☞用語集参照］を評価した論文[56, 333, 334]では，一部の骨代謝マーカーが一時的に上昇した．これらの骨代謝マーカーの変化は，SRE など臨床症状に影響を及ぼすものではないとの結論が多いものの，骨代謝マーカーの変動をみながら de-escalation を見直すべきかについては，さ

らなる検証が必要である．そもそもルーチンに骨代謝マーカーを測定する意義があるかについては，さらなる議論が必要である．なお，骨代謝マーカーの臨床的意義は，本ガイドラインの FRQ 32（骨代謝マーカーは骨転移を有するがん患者の治療モニタリングに有用か？）に詳細を記載している．

その他に，対象患者が，乳がん，前立腺がん，多発性骨髄腫に限定されていた．骨転移の発生率が高い腎がん，肺がんが検証には含まれていない．また，ゾレドロン酸を評価した各試験では，ビタミン D と経口カルシウム製剤の併用をプロトコールに規定している．日本の添付文書や実臨床では，ゾレドロン酸投与時のこれら薬剤の併用がルーチンではなく必要に応じて行われている点は，有害事象の結果に違いを生じた可能性がある．

BMA の de-escalation の過程で生じる骨代謝マーカー上昇に対して，de-escalation 戦略の変更をするか否かを評価した CALGB 70604（2017）試験の医療経済学的検討では，質調節生存年（quality-adjusted life year：QALY［☞用語集参照］）は，3 つの治療群（①1 ヵ月＝4 週ごとのゾレドロン酸，②3 ヵ月＝12 週ごとのゾレドロン酸，③4 週ごとのデノスマブ［☞用語集参照］）でほぼ同じであり，最も cost-effective な治療は 12 週ごとのゾレドロン酸であることが示されている[340]．しかし，日本の医療経済に合致した評価が必要である．

結論として，骨転移を有する乳がん，前立腺がん，多発性骨髄腫などの患者に対して，ゾレドロン酸の投与間隔を，患者の SRE イベントのリスク判断をしながら，最大 12 週まで延長することは許容されると考えられた．

作成グループにおける，推奨に関連する価値観や意向

本 CQ の作成においては，主要評価項目として SRE 発生率を評価した．副次評価項目は，疼痛，有害事象，骨代謝マーカーとした．

CQ に対するエビデンス総体の総括（重大なアウトカム全般に関する全体的なエビデンスの強さ）

B（中）．

推奨の強さを決定するための評価項目

■アウトカム全般に関する全体的なエビデンスが強い　　　　　　　　　　　　　　　　　はい

複数の RCT とそのメタアナリシスの結果の方向性が同じであることからエビデンスは強いと考える．

ただし，これからゾレドロン酸を使用するすべての症例に 12 週ごとの投与を適用するには，解説文に記載したように考慮すべき点があり，CQ に対するエビデンス総体の総括（重大なアウトカム全般に関する全体的なエビデンスの強さ）は，「B（中）」，推奨の強さは「行うことを弱く推奨する」とした．

■利益と不利益のバランスが確実（コストは含まず）　　　　　　　　　　　　　　　　　はい

ゾレドロン酸の 4 週ごとの投与を 12 週ごとに延長（de-escalation）することの有益性は同等で，有害事象はわずかに軽減する可能性がある．さらに，医療経済性にも益があると考えられる．

■患者・市民の価値観・希望や好み，負担の確実さ（あるいは相違），医療費のうち自己負担分，患者の立場から見たその他の資源利用など

患者にとって，効果が同等で投与間隔が延長されることはコスト，来院回数などの観点で有益である．

■費用対効果の観点からの留意事項

費用対効果に言及した論文（CALGB 70604 試験の医療経済学的検討）があり，3 ヵ月ごとのゾレドロン酸の投与は，月 1 回よりもコストが低く，SRE の数もわずかに少なく，優位な選択肢と考えられた．QALY は，1 年目と 2 年目のどちらでもほぼ同じであることから，医療経済的に最適な治療法は，12 週ごとのゾレドロン酸の投与であると結論されている．

※日本の添付文書においては，多発性骨髄腫による骨病変および固形がん骨転移による骨病変という適用に対して，3〜4 週間間隔で点滴静脈内投与することが明記されている．これら臨床の実際との乖離から，本ガイドラインでは一律にゾレドロン酸投与を 12 週間隔での投与を推奨するのではなく，「延長することを提案する」として推奨を弱めた．

Background Question 29

骨修飾薬（BMA）投与前の歯科介入は顎骨壊死（ONJ）を予防するか？

回答

骨修飾薬（bone modifying agents：BMA）投与前の歯科介入による適切な口腔衛生管理は，顎骨壊死（osteonecrosis of the jaw：ONJ）発症リスクを低下させる．

解説

ONJ［☞用語集参照］は，頻度は低いがBMA［☞用語集参照］の使用に伴い発生する重篤な有害事象である．齲蝕や歯周炎，不適合義歯などに由来する口腔内の慢性炎症は，BMA治療時のONJ発症のリスク因子とされる．特にBMA投与中における抜歯などの外科的侵襲を受けた患者はONJ発生率が高いといわれている[412, 429~431]．一方，口腔内の慢性炎症性病変に対し，外科的治療を避けて保存的に経過観察をした場合においてもONJは発症することが知られている[432]．

BMA投与患者における口腔衛生状態を観察した研究において，多くの患者に要治療歯を認めている[431, 432]．BMA投与開始後に必要な歯科治療を行ったとしても，ONJ発症リスクは低下しないという報告もあるが[433]，一般的には適切な口腔衛生管理は，BMA治療時のONJの発症リスクを低下させるという報告が多い[433~436]．そのため，BMA治療を開始する前に，歯科医師による口腔内診査およびパノラマエックス線画像により，必要とされる歯科治療が行われるべきである．抜歯などの外科的処置は治癒期間を考慮し，BMA投与開始14~21日前に行うことが推奨されている[412]．また，BMA投与開始後も，数ヵ月ごとの定期的な歯科受診により口腔衛生状態を維持することがONJ発症リスクを低下させるために重要となる[433~436]．

歯科治療は長期にわたる場合が多い．しかし，がん治療はがん種や状態により早期介入が必要となるため，歯科治療前にBMA投与が開始される場合がある．その場合，将来的なONJリスクを考慮し，本来であれば保存可能な歯を抜歯せざるを得ないケースが存在する．

BMA投与が検討される患者に対しては，あらかじめ定期的な歯科受診が推奨される．BMA投与にあたり，口腔衛生の重要性およびONJ発症リスクについて患者への十分な教育が必要と考える．

Future Research Question **30**

骨修飾薬（BMA）で治療中の骨転移患者における非定型大腿骨骨折（AFF）発症予防は可能か？

回答

非定型大腿骨骨折（atypical femoral fracture：AFF）は骨修飾薬（bone modifying agents：BMA）の有害事象として発症頻度はまれではあるが重篤であり，生活の質（quality of life：QOL）と日常生活動作（activities of daily living：ADL）の低下に直結するため，発症予防に留意する必要がある．

解説

　AFF［☞用語集参照］は長期間ビスホスホネートで治療している骨粗鬆症患者にみられた特徴的な大腿骨骨折として2005年にはじめて報告され[437]，2013年に米国骨代謝学会から診断基準が発表された［☞用語集「AFF」表1参照][425]．ビスホスホネート［☞用語集参照］はデノスマブとともに骨転移においても標準治療として広く使用されており，骨粗鬆症に比べて高用量かつ投与回数が多いため[438]，AFFの発症リスクは骨粗鬆症より高いことが予測される．実際，骨転移患者においてもAFFの発症が報告されているが，BMA［☞用語集参照］で治療中の少数例を対象とした後方視的観察研究がほとんどで，その発症頻度は0.4〜18％とかなり幅のある数値として報告されている[202, 439〜443]．一方，MD Anderson発の唯一の大規模後方視的観察研究では，BMAで治療中の骨転移患者のみならず骨粗鬆症を有するがん患者（骨転移なし）も対象として含まれているが，AFFの発症頻度は0.05人/患者100,000人/年と極めてまれな病態として報告されている[444]．このように，BMAで治療中の骨転移におけるAFFの発症頻度については前方視的観察研究が見当たらず，その実態は不明と言わざるを得ない．また，骨転移患者におけるAFF発症までのBMAの投与期間について，ビスホスホネート（月1回，経静脈投与）では治療開始後3〜5年と報告されているが[425]，デノスマブ（月1回，皮下投与）に関しては，ビスホスホネートの前治療がなくデノスマブのみで治療した症例におけるAFF発症の報告が極めて限られており[445, 446]，その実態は不明である．

　AFFの病態については不明であるが，BMAの長期投与による骨代謝回転の抑制，microdamageの蓄積，collagen cross-linkingの変化，血管新生の抑制などの関与が想定されており，BMA以外の因子として下肢アラインメントの力学的影響との関与も示唆されている[425]．

　AFFの診断では初期症状としての大腿部痛を見逃さないことがポイントで，BMAで治療中の骨転移患者が大腿部痛を訴えたときには画像検査を行うことが早期診断につながる．AFFは外傷がなくても，または立った高さからの転倒のような軽微な外傷を契機としても発症する．画像所見としては外側骨皮質の肥厚（beaking）といった特徴を有しており[425]，これらが他の原因による大腿骨骨折との鑑別に役立つ．とりわけ，大腿骨近位部は骨転移の好発部位でもあるので，治療方針の決定に際しては両者の鑑別診断が重要となる．なお，AFFは両側性にみられることもあるので，対側の検査も忘れてはならない．

　治療として，完全骨折の場合は手術（髄内釘固定術）が必須となるが，不全骨折の場合は疼痛がなく骨折線がみられないケースでは保存療法（ビタミンD剤＋カルシウム剤）が選択肢となることもある[425]．ただ，完全骨折への移行を防ぐといった観点から手術（髄内釘固定術）が施行されることが多い．なお，BMA投与中止の是非については，骨粗鬆症に合併したAFFでは中止が推奨されているが[447, 448]，骨転移の場合はBMA治療のメリット（骨関連事象（skeletal related event：SRE［☞用語集参照］）の軽減）を考慮したうえでの主治医判断となり，エビデンスはないものの治療継続といった選択肢もありうる[449]．なお，その場合にはBMAの減量や投与間隔の変更（延長）が必要となるのかもしれない[333, 450]．

Future Research Question 31

骨転移の治療に外照射と骨修飾薬（BMA）の併用は有効か？

回答
骨転移の治療に外照射と骨修飾薬（bone modifying agents：BMA）を併用することを考慮する．

解説

　　外照射と BMA［☞用語集参照］を併用する群と，それぞれを単独で使用する群の治療効果を検討した大規模ランダム化比較試験（randomized controlled trial：RCT）は存在しない．1 件のシステマティックレビュー（systematic review：SR）では，外照射とビスホスホネート製剤［☞用語集参照］を併用することで，骨密度の改善や病的骨折発生率の低下などの治療効果が得られる可能性があるとしている．しかし，小規模な比較試験や単アームでの報告のみであり，十分なエビデンスはないと結論づけている[451]．

　　第Ⅱ相試験や後方視的観察研究では，疼痛評価スコア，骨密度，病的骨折発生率，骨イベント発生率，画像評価による奏効，生存期間などで治療効果の評価が行われ，外照射と BMA の併用は有効であったとしている[452〜458]．骨転移を有する乳がん患者に対し，ゾレドロン酸もしくはデノスマブ［☞用語集参照］に対する放射線治療の上乗せ効果を検討した後方視的検討によると，骨病変に対する奏効率は併用群で 75％，照射単独群で 33％であった（$p=$ 0.001）[457]．また，骨転移を有する腎細胞がんに対し，外照射単独もしくは外照射＋ゾレドロン酸併用療法を行った後方視的検討では，併用群のほうが 2 年無骨関連イベント生存率は高かった（併用群 73％ vs. 単独群 44％，$p=$ 0.02）が，スニチニブの投与歴のない集団では有意差は認められなかった（$p=0.5$）[458]．並行して実施する治療の影響により，治療効果が修飾される可能性がある．ASCO の乳癌ガイドラインにて骨転移の治療は BMA と鎮痛薬，化学療法，手術，放射線治療などの治療手段を併用して用いることを推奨している[341]．このように，実臨床では必要に応じて BMA と鎮痛薬やがん薬物療法の併用を行うのが通常である．

　　安全面に関しては，Grade 3 以上の有害事象の発生は認めないか，少数例であったとする報告が多い．寡分割定位放射線治療とゾレドロン酸を併用した第Ⅰ相試験の報告では，照射後 1 ヵ月時点で Grade 3 の下痢，嘔吐が 2 例（2/30），リンパ球減少は Grade 3 が 1 例，Grade 4 が 2 例に認められたとしている[453]．通常の照射とゾレドロン酸の併用では，単アームの第Ⅱ相試験の報告で Grade 3 の低カルシウム血症が 1 例（1/27），GOT，GPT 上昇が 1 例ずつ発生したと報告している[454]．放射線治療と BMA を併用することで有害事象が増加するという報告はなく，安全に実施可能と考えられる．

　　BMA の投与タイミングについては，同時的，異時的に併用することで有効性に差が生じるか検討した報告はない．また，放射線治療との同時併用により有害事象は増加したという報告はない[452]．しかし，本項目では照射期間中は BMA の投与を避けるべきか，照射終了後どれくらいの期間を開けて BMA を投与すべきかといった推奨はできない．

　　外照射と BMA の併用に関するエビデンスレベルの高い報告は無く，併用療法がそれぞれを単独で使用するよりも有効かどうかは不明である．しかし，後方視的観察研究では，有効かつ安全に実施できたとする報告が多く，実臨床では治療選択肢のひとつであると考えられる．これらの報告で用いられる BMA はゾレドロン酸がほとんどであり，デノスマブと外照射の併用の報告は後方視的観察研究 1 件のみであった．ゾレドロン酸以外の BMA と放射線治療の併用には注意を要する．

　　以上より，エビデンスレベルは高くないものの，骨転移の治療に外照射と BMA を併用して治療することは有効であると考えられる．併用療法の医療経済性については今後の検討課題である．

Future Research Question 32

骨代謝マーカーは骨転移を有するがん患者の治療モニタリングに有用か？

回答

骨転移を有するがん患者に対する骨修飾薬（bone modifying agents：BMA）投与中の骨代謝マーカー測定による生存率，無増悪生存期間，骨関連事象（skeletal related event：SRE）発生までの期間などのアウトカム改善の結果は得られていない．

（ステートメント補足）海外のガイドラインなどでも骨転移患者に対する BMA による治療モニタリングとして血清腫瘍マーカーの測定は推奨されていない．しかし，日常診療で使用される場合があるため，今回 FRQ として，「骨代謝マーカーは骨転移を有するがん患者の治療モニタリングに有用か？」を取り上げ，現時点のエビデンス，現在進行中の臨床研究の検索を行った．

解説

　BMA［☞用語集参照］による治療において，骨代謝マーカー［☞用語集参照］によるモニタリングの有用性が検討されている．

　ゾレドロン酸のランダム化比較試験（randomized controlled trial：RCT）においてゾレドロン酸治療を受けた骨転移を有する乳がん患者において，ベースラインの尿中Ⅰ型コラーゲン架橋 N テロペプチド（type Ⅰ collagen cross-linked N-telopeptide：NTx）が高い患者においては NTx が低下して正常化した例は NTx が低下しなかった例に比較して SRE［☞用語集参照］，骨折または骨の手術，または死亡のリスクが有意に低かったことが示されている[459]．また，ゾレドロン酸の3件の RCT のうち，ゾレドロン酸治療を受けた骨転移を有する乳がん，ホルモン抵抗性前立腺がん，肺がん，固形がんにおいて，ベースラインの NTx が高値の場合に NTx が低下して正常化した群では非正常化例と比較して生存期間が長いことが示され，その他の SRE などの臨床アウトカムも良好であった[460]．一方で，治療中の骨代謝マーカーの上昇については，ベースライン NTx が正常な患者では BMA 治療中に骨関連イベントや死亡イベント発生前に骨代謝マーカー（NTx）の上昇を示したのは 10％未満であった[461]．

　2年間における骨転移を有する乳がん患者におけるビスホスホネート［☞用語集参照］治療による観察研究では，ベースラインまたは3ヵ月後に NTx，BSAP（bone specific alkaline phosphatase），および CTC（circulating tumor cells）のレベルの上昇がみられる場合は死亡率増加と関連しており，BSAP 上昇は病状進行と関連していることが示された[462]．

　デノスマブ［☞用語集参照］またはゾレドロン酸の3件の RCT の統合解析では進行固形がんの患者において3ヵ月目の尿中 NTx や BSAP 値が中央値よりも高い場合に低い場合と比較して全生存期間（overall survival：OS）が不良で病状進行のリスクが高いことが示されている[463]．国内では，単施設にて BMA を受ける骨転移を有する固形がん患者の骨代謝マーカーが検討され，治療開始後の3～4週間の 1CTP（pyridinoline crosslinked carboxyterminal telopeptide of type Ⅰ collagen）は，全がんコホートと肺がんコホートの両方で，骨転移の進行，SRE，および治療後の死亡の増加と有意に相関していたことが報告されている[464]．

　以上より，これまでの研究報告からは骨代謝マーカーの減少が予後の改善の指標となる可能性は示され，反対に骨代謝マーカーの上昇または高値は予後不良であることが示唆されている．現時点では，前方視的な臨床試験による骨代謝マーカーのモニタリングツールとしての有用性の検証が行われておらず，BMA の治療モニタリングにおける骨代謝マーカーの臨床的有用性は確立されていない．日常臨床においては骨代謝マーカーの推移による BMA の治療効果を推し測り，治療の継続や中止・変更などの方針決定に資する検査データとしての用途が想定されるものの，骨代謝マーカーの種類，測定タイミング，カットオフ値など不明な点が多く残されている．

Clinical Question 33

骨転移の治療効果判定に有効な画像診断法は何か？

推奨	推奨度	合意率 （得票数）	エビデンス の強さ
CT や MRI などによって，測定可能な軟部組織成分を含む溶骨型骨病変や混合性骨病変を同定できる場合は RECIST ガイドラインに基づいた治療効果判定を行うことを提案する．測定可能病変がない場合は，全身拡散強調 MRI や FDG-PET/CT による効果判定を試みることを提案する．	弱い	93.9% （31/33）	C

【利益】客観的な効果判定
【不利益】検査費用

解説

　1970 年代には骨の単純 X 線と骨シンチグラフィーを用いた骨転移治療効果判定規準 がつくられたが [465〜467]，辺縁明瞭で大きさの計測に適した病変（測定可能病変）が描出されることは少なく，客観性，再現性に乏しかった．その後，固形がん一般の治療効果判定規準として発表された RECIST（Response Evaluation Criteria in Solid Tumors）ガイドライン改訂 1.1 版（2009 年）では，①骨の単純 X 線，骨シンチグラフィー，fluorodeoxyglucose-positron emission tomography（FDG-PET）は，骨転移病変の治療効果判定に適切ではない，②横断画像が得られる computed tomography（CT）や magnetic resonance imaging（MRI）では，軟部組織成分（骨外にはみだした腫瘍病変）を含む溶骨型骨病変や溶骨型造骨型混合骨病変を同定できることがあり，これらの骨転移病変は治療効果判定に適している，③造骨型骨病変に対する治療効果を適切に判定する画像診断法はない，とされた [468]．しかし RECIST は，臨床試験において測定可能病変を定義して症例選択基準を設定し，客観的で再現性のある効果判定を行うためのもので，日常診療では RECIST を骨病変の評価に適用しにくい症例が数多く存在する．そこで，測定可能病変の大きさの変化（size criteria）に加えて，骨の単純 X 線，骨シンチグラフィー，CT，MRI，PET/CT で描出される非測定可能病変の定性的変化（density criteria）を判定基準に組み込んだ the University of Texas MD Anderson Cancer Center criteria（MDA 基準）が考案された [469, 470]．Stereotactic body radiation therapy（SBRT）の効果を RECIST と MDA 基準を用いて判定した研究（33 例 42 骨転移病変）では，RECIST を適用できたのは 12 病変（29%）に過ぎず，他方 MDA 基準は曖昧な点が多くあって客観的な評価は困難であった [471]．同様に SBRT を評価した別の研究（33 例 38 骨転移病変）では，RECIST による効果判定は全生存期間（overall survival：OS）と関連がなかったが，MDA 基準による効果判定は OS と関連が認められたため，MDA 基準が有用であるとしている [472]．しかし，この研究では全例で RECIST による評価がされており，測定可能病変を持っている症例のみが登録されたと考えられる．そのため，どちらの基準でも評価が容易であったと考えられる．測定可能病変を持たない症例において MDA 基準で客観的な評価ができたという報告はない．

a) 骨シンチグラフィー

　骨シンチグラフィーは骨芽細胞と親和性の高いテクネチウム 99m（^{99m}Tc）をトレーサーとして用いているため，溶骨型骨病変に対しては擬陰性になりやすい．また，空間分解能が低いため病巣の精密な描出はできない．このような欠点はあるが，骨転移の診断に古くから使われてきたため，治療効果判定についても限られた条件のなかで使われてきた．米国の前立腺がんワーキング・グループ 2（Prostate Cancer Working Group 2）は，前立腺がん患者における骨シンチグラフィーによる progressive disease（PD）の規準を定義した．治療初期の flare-up 現象を

避けるため，最初の評価は 12 週目以降に行うこと，その時点で 2 つの新病変が出現し PD が疑われたときは，6 週間以上あけて骨シンチグラフィーの再検査を行い，進行が確認されれば PD と判定するもので[473]，日本泌尿器科学会，日本病理学会，日本医学放射線学会でも採用されている[474]．しかし，この規準は個々の患者で現在行っている治療が骨転移に有効かどうかを判定するものではなく，造骨型骨転移における新規病変の出現に限り評価するものであることに留意すべきである．

近年，骨シンチグラフィーの定量的評価が試みられている．Bone Scan Index（BSI）は，骨シンチグラフィーにおける高度集積部位の大きさ，部位，セグメント内での個数，集積部位でのカウント分布などから骨転移の可能性の高い部位を自動的に検出し，全身骨量に対する割合（％）として定量的に表現するものである．去勢抵抗性の転移性前立腺がん 88 例を対象とした BSI および前立腺特異抗原（prostate specific antigen：PSA）と予後の後方視的観察研究では，治療前後の BSI の変化率は，PSA の変化率よりも予後との良好な関連を認めた[475]．この結果を検証するために日本で大規模な前方視的観察研究（内分泌療法を受けたホルモン感受性前立腺がん 148 例と化学療法を受けた去勢抵抗性前立腺がん 99 例）が行われた．内分泌療法に対する BSI good response（BSI 45％以上の低下）はホルモン感受性前立腺がんの生存期間と有意な関連を認めたが，去勢抵抗性前立腺がんでは BSI response と生存期間に関連は認められなかった[476]．

b) CT

CT は，溶骨型骨病変や溶骨型造骨型混合骨病変の治療効果判定のために病巣の大きさを測定する検査法として RECIST ガイドライン改訂 1.1 版で推奨されている[4]．溶骨型骨病変で治療前後の大きさに有意な変化がない場合，治療前後の骨転移巣平均骨 CT 値（density）の上昇率によって治療効果を判定することが試みられたが，小数例での検討に過ぎず，判定規準をつくるまでにはいたっていない[477]．

c) MRI

骨の単純 X 線，骨シンチグラフィーおよび CT は，骨芽細胞と破骨細胞の活性化に基づく骨組織の変化を検出するが，MRI はこれらの変化が起こる前に骨髄における腫瘍浸潤を検出できる利点がある．腫瘍浸潤病巣では T1 緩和時間の延長と信号低下が認められ，周囲の脂肪組織を含んだ正常骨髄組織の高信号とコントラストをつくるため，MRI で骨転移病巣を描出できる[478]．MRI は，溶骨型骨病変や溶骨型造骨型混合骨病変の治療効果判定のために病巣の大きさを測定する検査法として RECIST ガイドライン改訂 1.1 版で推奨されている[468]．乳がん患者での検討によれば，測定可能病変を持たない骨転移の症例で SD と PD は判定可能であるが，腫瘍の縮小の判定は困難であった[479]．

MRI の拡散強調像は，組織内の水分子の拡散状態を画像化した検査法で，拡散の程度を見かけの拡散係数（apparent diffusion coefficient：ADC）で定量化することができる．細胞密度が高い悪性腫瘍組織は水分子が拡散できる空間が狭くなって拡散運動が低下する（ADC 減少）が，治療によってがん細胞が死滅すると拡散運動は改善する（ADC 増加）．がん治療による原発巣または転移巣の腫瘍縮小効果と ADC は相関することが，骨肉腫，多発性骨髄腫，前立腺がん骨転移において示され[480]，PD の評価は CT や骨シンチグラフィーよりも確実に行えることが乳がん骨転移患者で報告された[481]．しかし，治療前後における骨病変の ADC 変化は個人差が大きく，効果判定の指標として適当でないという報告もある[482]．そこで，前立腺がん骨転移の治療効果判定を標準化するために，The METastasis Reporting and Data System for Prostate Cancer（MET-RADS-P）ガイドラインが提唱された（表 1）[483]．前立腺がん骨転移 31 症例で治療前後に撮られた 50 ペアーの全身 MRI（拡散強調像）を用いて RAC（response assessment category）の再現性を評価したところ，全体で約 250 病巣が指摘され，効果判定者の間で高い RAC の一致率が得られた[484]．同様に多発性骨髄腫患者を対象にした Myeloma Response Assessment and Diagnosis System（MY-RADS）ガイドラインがつくられた[485]．今後これらの判定規準の有用性が検証されていくと思われる．

ダイナミック造影 MRI（dynamic contrast-enhanced MRI：DCE-MRI）は局所の血流や血管透過性を非侵襲的にモニターできるため，腫瘍の治療効果判定に使用されているが，骨転移病変の治療効果判定に使われた報告は少ない．DCE-MRI を用いて肺非小細胞がんの骨転移病変に対する血管新生阻害薬を含んだ化学療法の効果を評価した研究（28 症例）では，造影剤の血漿中から骨転移組織の血管外細胞外間隙への移行速度定数 K^{trans} が 50％以上低下した症例では OS が長かった[486]．また，脊椎転移に対する放射線治療の効果判定を評価した研究（15 症例 19 病変）では，血管内血漿体積 V_p が治療効果と相関していた[487]．

表1　MET-RADS-P ガイドライン要約

```
1. 効果判定を全身拡散強調 MRI 所見のみに基づいて行う
2. 効果判定病変を 14 ヵ所選択する：原発巣（1），骨転移病変（7），リンパ節転移病変（3），臓器病変（2），
   その他病変（1）
3. 効果を RECIST と対応関係のある 5 段階（response assessment category：RAC 1 ～ 5）で判
   定する
     RAC 1：Highly likely to be responding（RECIST の PR/CR に相当）
     RAC 2：Likely to be responding
     RAC 3：No change
     RAC 4：Likely to be progressing
     RAC 5：Highly likely to be progressing（RECIST の PD に相当）
     RAC 2 ～ 4 は RECIST の SD に相当する
4. 病巣数の変化，測定可能病変の大きさの変化に加えて，病巣画像の質的変化と ADC の数値変化が
   評価規準に加えられている.
```

d) FDG-PET

^{18}F-FDG-PET は，FDG が腫瘍細胞のグルコース代謝を反映して集積することを利用した画像診断法である．RECIST 改訂 1.1 版では，FDG-PET は骨転移病変の治療効果判定に適切ではないとしている．他方，GIST，肝細胞がん，悪性リンパ腫などの腫瘍は治療効果と病変の縮小が相関しないことが明らかとなり，FDG-PET によって病変の代謝活性を経時的に測定することによって治療効果を判定する PET Response Criteria in Solid Tumors（PERCIST）が提唱された[488]．しかし，FDG の集積程度の評価に使われる Standard uptake value（SUV）値の補正方法（日本の日常診療で汎用されているのは体重補正，PERCIST では除脂肪体重による補正が用いられている）は確立しておらず，効果判定規準の妥当性と再現性の確認なども不十分である[489]．RECIST と PERCIST による効果判定を比較した研究（407 例）では，両者の不一致率は 44.5%（PERCIST でより効果が高い方に判定されたのは 37.1%，より低い方に判定されたのは 7.4%）と高い．結果として PERCIST で奏効率が高く判定されているが（55% vs. 30%，$p < 0.0001$），効果判定と生存期間との関連は示されていない[490]．しかし，乳がん骨転移（72 症例）では FDG-PET/CT による治療効果判定と症状の改善が 83% の患者で一致していた[491]．また骨転移に対する放射線治療の効果を FDG-PET/CT で評価した研究（42 症例）では，SUV が 70% 以上低下した症例は PFS が長かった[492]．

作成グループにおける，推奨に関連する価値観や意向

実地診療では RECIST ガイドラインを適応できない患者が多くいる現状を踏まえて作成した.

CQ に対するエビデンス総体の総括（重大なアウトカム全般に関する全体的なエビデンスの強さ）

C（弱）.

推奨の強さを決定するための評価項目

■アウトカム全般に関する全体的なエビデンスが強い　　　　　　　　　　　　　　　　　　　　いいえ
複数の画像診断法を比較した RCT はないが，ガイドラインで取り上げられている部分もある

■利益と不利益のバランスが確実（コストは含まず）　　　　　　　　　　　　　　　　　　　　はい
コストを除くと不利益はほとんど無視できる程度で，客観的な効果判定を可能にする利益が大きい.

■患者・市民の価値観・希望や好み，負担の確実さ（あるいは相違），医療費のうち自己負担分，患者の立場から見たその他の資源利用など
進行がん患者では予後が限られるため放射線被ばくが問題になることはないが，患者の価値観によっては提案された検査を希望しないこともありうる.

■費用対効果の観点からの留意事項
画像検査は一般にコストが高く，患者個人としても医療保険としても負担が大きく，頻繁な検査は推奨できない.

Background Question 34-1

骨転移の痛みの緩和に非オピオイド鎮痛薬（NSAIDs，アセトアミノフェン）は有効か？

回答
骨転移の痛みに対し，非オピオイド鎮痛薬を投与することの有効性は確立している．

【利益】痛みの緩和
【不利益】有害事象の発生

解説

　2018年に「WHOがん疼痛治療ガイドライン」が改訂された[493]．3段階除痛ラダーは廃止され，がん疼痛に対する鎮痛薬の導入は痛みの評価や痛みの重症度に応じて非オピオイド鎮痛薬とオピオイド鎮痛薬を組み合わせて開始することが推奨されている．骨転移痛に限定した非オピオイド鎮痛薬の効果を検証したランダム化比較試験（randomized controlled trial：RCT）が2件ある[494, 495]．

　Liuらは，骨転移によるVAS（visual analog scale）7以上の痛みがあり，硫酸モルヒネ20mg/日を投与されているがん患者342例に対して，ジクロフェナク200mg/日とセレコキシブ400mg/日の併用群とジクロフェナクまたはセレコキシブ単独群においてVRSを用いた鎮痛効果の比較を行った．いずれの群も非ステロイド性抗炎症薬（non-steroidal anti-inflammatory drugs：NSAIDs）投与前に比べ有意に痛みの程度が低下した[494]．さらに併用群は単独群に比べ有意に痛みの程度が低下し，突出痛の回数およびモルヒネ投与量とモルヒネの副作用が有意に少なかった．

　また，Yousefらによる骨転移の突出痛に対するレスキュー薬の有用性を検討した研究では，WHOのがん疼痛ガイドラインに従い鎮痛薬が投与されている骨転移による痛みのある患者100例に対して，piroxicam速溶錠（日本未承認）とフェンタニル舌下錠のレスキューの効果を検討するRCTを行った[495]．各群とも治療前の値と比較してVisual Analogue Scale（VAS）が有意に低下した．両群間の比較ではVAS，疼痛発作の持続時間，レスキュー薬の投与回数に有意な変化はなかった．しかし，piroxicam群ではbrief pain inventory（BPI）による評価で他者との関係性，睡眠パターンに関して有意な改善がみられた．

　がん性疼痛に対するシステマティックレビュー（systematic review：SR）ではNSAIDsが特別に有効ではないとするもの[496]，また，別のレビューでは，効果および安全性に関してNSAIDs間に優劣はなく，オピオイドとの併用効果については賛否両論で，いずれも小規模な研究のため結論づけられないとしている[497, 498]．一方，骨転移痛に限定したレビューでは，アセトアミノフェン，NSAIDs，ステロイドはいずれも痛み治療に有用であるとしている[499]．

　以上より，本ガイドラインでは，これらの知見と専門家の意見として，骨転移による痛みに対する非オピオイド鎮痛薬としてNSAIDsおよびアセトアミノフェンの投与を推奨する．しかし，これらの薬剤による有害事象（肝障害，腎障害，胃腸障害，心血管系への毒性）について，特に長期投与を行う場合は十分な観察が必要である．

Clinical Question 34-2

骨転移の痛みの緩和に鎮痛補助薬は有効か？

推奨	推奨度	合意率 (得票数)	エビデンス の強さ
骨転移の痛みに対し，他の鎮痛薬と併用し鎮痛補助薬を投与する ことを提案する．	弱い	81.8% (27/33)	C

【利益】痛みの緩和
【不利益】有害事象の発生

解説

　骨転移に限定した鎮痛補助薬［☞用語集参照］の効果を検証したランダム化比較試験（randomized controlled trial：RCT）が3件ある[498~500]．

　Thonsonti らによるクロスオーバーデザインを用いたRCTでは，モルヒネを使用している numerical rating scale（NRS）≧4の骨転移痛がある患者32人が登録されたが，そのうち30人がガバペンチン（900mg/日）について，26人がプラセボについて評価されたが，1～8日目の平均NRSの低下，NRS減少が3以上の割合，モルヒネレスキューの平均使用量に有意な差はなかった[500]．

　Sjölund らによるRCTでは，オピオイドを使用している，NRS≧4の骨転移痛がある患者152例を対象に，プレガバリン600mg/日とプラセボの効果を比較したところ，最悪の痛み（NRS）のベースラインからの duration adjusted average change（DAAC）は有意差がないもののプレガバリン群で良好であった[501]．

　Nishihara らによるRCTでは，オピオイドと非ステロイド性抗炎症薬（non-steroidal anti-inflammatory drugs：NSAIDs）では十分な鎮痛が得られていない患者，または副作用でオピオイドが増量できない骨転移痛のある患者37例を対象に，①プレガバリン単独群（50mg を8時間ごと），②プレガバリン（25mg を8時間ごと）＋イミプラミン（5mg を12時間ごと）併用，③プレガバリン（25mg を8時間ごと）＋ミルタザピン（7.5mg を12時間ごと）併用の3群を比較したところ，3群とも1日目で投与前に比べ有意にNRSが低下した[502]．2日目には①プレガバリン単独群に比べ，②プレガバリン＋イミプラミン併用群と③プレガバリン＋ミルタザピン併用群でNRSが有意に低下した．3群とも1日目で突出痛の回数が有意に低下し，③プレガバリン＋ミルタザピン併用群は①プレガバリン単独群に比べ，1日目で有意に突出痛の回数が減少した．②プレガバリン＋イミプラミン併用群は①プレガバリン単独群に比べ3日目で有意に突出痛の回数が減少した．3群とも数名の患者で軽度のめまいや眠気がみられた．

　また，放射線治療に伴う一過性の骨転移痛の増悪（pain flare）に対するステロイドの鎮痛補助薬としての効果に関する観察研究がある．Chow ら[503]は，単回照射（8Gy）を受ける有痛性骨転移33例に対するデキサメサゾン8mg の経口投与に関する前方視的観察研究において，治療後2日以内の pain flare の発生は3%の少数であったと報告している．さらに本研究に関して Hird ら[504]が第Ⅱ相試験を実施し，放射線治療終了後10日目までの pain flare は41例中9例（22%，治療後1～5日目に7例，6～10日目に2例）で発生したと報告している．

　また，がん疼痛の薬物療法に関するガイドラインでは，オピオイドが投与されているにもかかわらず，適切な鎮痛効果が得られていない，神経障害性疼痛，骨転移によるがん疼痛のある患者に対して，鎮痛補助薬として抗けいれん薬，ガバペンチノイドの併用が条件付きで推奨された[62]．がん疼痛のある患者に対して，鎮痛補助薬としてステロイドの投与を条件付き（脊髄圧迫症候群［☞用語集参照］を含む神経圧迫に伴う痛み，放射線治療に伴う一過性の痛み，脳転移やがん性髄膜炎による頭蓋内圧亢進症状に伴う頭痛）で推奨している．

　以上より，骨転移による痛みに対する鎮痛補助薬の質の高い研究はほとんどないが，鎮痛補助薬として神経障

害性疼痛を合併する痛みに対し抗けいれん薬や抗うつ薬など，また放射線治療に伴う一過性の痛みに対しステロイドが有効である可能性は否定できない．したがって，本ガイドラインではこれらの知見と専門家の合意から，非オピオイド鎮痛薬，オピオイド鎮痛薬で十分な鎮痛効果が得られない骨転移による痛みに対し鎮痛補助薬の併用を検討することを推奨する．しかし，鎮痛効果と副作用を評価し投与の継続を判断するのが望ましい．

作成グループにおける，推奨に関連する価値観や意向

本 CQ の推奨に作成にあたっては，骨転移の患者の痛みを軽減することを重要視した．

CQ に対するエビデンス総体の総括（重大なアウトカム全般に関する全体的なエビデンスの強さ）

C（弱）

推奨の強さを決定するための評価項目

■アウトカム全般に関する全体的なエビデンスが強い　　　　　　　　　　　　　　　　　　　　いいえ

■利益と不利益のバランスが確実（コストは含まず）　　　　　　　　　　　　　　　　　　　　はい

鎮痛補助薬：非オピオイド鎮痛薬，オピオイド鎮痛薬で十分な鎮痛効果が得られない骨転移による痛みに対し併用を検討する．

■患者・市民の価値観・希望や好み，負担の確実さ（あるいは相違），医療費のうち自己負担分，患者の立場から見たその他の資源利用など

多くの患者は痛みが軽減されることを選好する．主に内服の薬物療法であり，患者への侵襲は腎機能障害や消化性潰瘍などの合併症に留意すれば少ない．

■費用対効果の観点からの留意事項

費用対効果に関するエビデンスは乏しい．

Background Question 35

骨転移の痛みの緩和にオピオイド鎮痛薬は有効か？

回答
骨転移の痛みに対し，オピオイド鎮痛薬を投与することの有効性は確立している．

【利益】痛みの緩和
【不利益】有害事象の発生

解説

　骨転移の痛みに対するオピオイドの効果に関する研究はごくわずかである．1995年以降で2件のランダム化比較試験（randomized controlled trial：RCT）がみつかった．非オピオイドの投与でも中等度〜強度の骨転移痛のあるがん患者460例を対象としたRCTでは[505]，①フェンタニル貼付剤（25μg/時）投与群と②コデイン・アセトアミノフェン合剤（日本未発売，120mg/日）投与群においてbrief pain inventory（BPI）を用いた鎮痛効果の評価を行った．その結果，評価可能であった422例において，両群で十分な疼痛緩和が得られたが，①フェンタニル貼付剤群において，より有意な鎮痛効果を認めた．副作用として便秘，睡眠障害，悪心を認めたが，いずれも制御可能であった．また，すでにモルヒネ徐放製剤またはフェンタニル貼付剤を処方されているが，numerical rating scale（NRS）4以上の骨転移痛のある患者246例を対象とした，プラセボまたはオキシコドン・アセトアミノフェン合剤（日本未発売）のRCT[506]では，pain intensity difference（PID）はプラセボ（0.3）に対して，オキシコドン・アセトアミノフェンでは1.5と有意な鎮痛効果が得られた．痛み治療に対する患者満足度もオキシコドン・アセトアミノフェン群で有意に高かった．このほか，骨転移痛を含むがんの痛みに対するWHO方式がん疼痛治療法の有用性を示した複数の観察研究がある[507,508]．以上より，骨転移の疼痛緩和にオピオイド鎮痛薬が有効であることが示唆される．

　また，骨転移痛には，安静時の持続痛と突出痛（体動時痛，予測できない突発痛）があり，治療方針が異なる可能性が示唆されている．骨転移による突出痛に関する前後比較試験では[509]，骨転移に関連した体動時痛のある患者25例を対象とした．モルヒネ持続静注により安静時痛を消失（NRS4以下と定義）させたあと，体動時痛の消失を目標とした定時処方の経口モルヒネの増量を行った．体動時痛の消失のための定時処方の経口モルヒネの増量は悪心・嘔吐などの副作用のため不可能であったと報告されている．このように，安静時痛が緩和されている状況でのオピオイドの定期投与量の増量は，過量投与による副作用を増強させる恐れがある．骨転移痛を含む突出痛に対するレスキュー薬の有用性を示したシステマティックレビュー（systematic review：SR）では[510]，レスキュー薬の投与量は定期投与量から一律に求めるのではなく，個々の患者に合わせた調整が必要であるとしている．

　2017年にヒドロモルフォンが日本で上市され，がん疼痛治療の選択肢が増えた．骨転移の痛みに限定した質の高い研究はないが，がん疼痛の薬物療法に関するガイドライン[62]では，がん疼痛（中等度から高度）のある患者に対して，ヒドロモルフォンの投与を推奨するとされた．既存のオピオイド鎮痛薬と同様に有効であることが示唆される．

　本ガイドラインでは，これらの知見と専門家の合意から，安静時の持続痛にはオピオイドの定期投与量を増量すること，さらに持続痛がなく突出痛（体動時痛，発作痛）のみの場合には，レスキュー薬を投与し，眠気などの副作用が出現しない範囲でオピオイドおよびレスキュー薬の増量を検討することを推奨する．また，オピオイド増量時には十分な観察を行う．

Background Question 36

骨転移疼痛緩和にストロンチウム-89 などの内用療法は有効か？

回答
痛みのある骨転移患者で，ストロンチウム-89 内照射により期待できる疼痛緩和効果は骨髄毒性発現のリスクに勝るため，他の治療で疼痛緩和が得られない場合には使用を考慮する．

【利益】疼痛緩和効果
【不利益】治療費用，骨髄抑制

解説

　日本国内における本剤の供給は現在停止しているが，米国において供給が再開されているため日本での再開を期待し，本 BQ を継続した．

　骨転移性疼痛緩和に対するストロンチウム-89（Sr-89）を含む放射性医薬品［☞用語集参照］の効果に関する論文は多く存在する．個々の論文は，ほとんどがイベント数の少ない例数における研究であるものの，リスクバイアスの低い研究結果を集約したメタアナリシスでは，中等度のエビデンスをもって短中期（1〜6ヵ月）の疼痛緩和に利益があるとされる[511]．約 2/3 の患者で疼痛緩和が期待でき，完全な疼痛は 20〜30％で得られる．このことは複数のメタアナリシス，システマティックレビュー（systematic review：SR）で示されるところである[512〜514]．また，Sr-89 投与により鎮痛薬使用量低下，QOL 改善が得られる傾向にある[511]．日本国内からの報告は観察研究のみであるが，おおむね海外からの報告に準じる[515]．ちなみに日本では Sr-89 のみが承認されているが，海外で使用されているサマリウム-153（Sm-153），レニウム-186（Re-186）製剤を含め，いずれの核種でも効果は同等である[511〜513]．

　がん種別に評価すると，前立腺がんにおいて有効性が高い[511〜513]．前立腺がん骨転移は造骨型転移を呈するため，Ca 類似体である Sr-89 の集積が高いためとされる．乳がんについては，前立腺がんと同程度に有効であるとする SR がある一方で[513]，有効性が十分に証明されていないとするレビューもある[516]．他の臓器原発のがんに関しては，情報はさらに限定的であり，質の高いエビデンスは存在しない．しかし，報告の多くはがん種による相異を示していないため，混合型や溶骨型骨転移で，無効であるということではなく，本剤使用を妨げるものではない[517]．骨シンチグラフィーで強い陽性像を呈する転移巣に限らず，集積の淡い転移巣に対する疼痛緩和効果も少なからず経験される[513,518]．Sr-89 を用いるタイミングに関しては高いエビデンスは存在しないものの，骨転移，ヘモグロビン値などとの関連を検討した結果から，疼痛緩和を得るためには早期の使用が望ましいとされている[518〜520]．

　外照射と比較すると，Sr-89 の効果発現は同程度であるとする報告が多い[512]．悪心嘔吐発現頻度は Sr-89 のほうが低いようである．外照射と Sr-89 の併用に関しては，併用が有効であるという報告と，Sr-89 による上乗せ効果はないとする報告が混在し，結論は明らかではない[511,512]．抗腫瘍効果を得るために外照射を受けた部位を含む部位の疼痛除去に際しても，本剤は安全に使用可能である[521]．

　Sr-89 は疼痛緩和製剤であるが，抗腫瘍効果が観察されることが少なからず経験される．治療後の PSA や骨性アルカリホスファターゼなどのマーカーの減少，骨シンチグラフィーや他の画像所見の改善，投与後の新規疼痛部位発現遅延，脊髄麻痺回避，などが観察されることが報告されている．しかしながら，これらは付随的な効果であるため，抗腫瘍効果を期待して行うものではないことを銘記する必要がある．本剤単体では，生存期間の改善は得られないとされるが[512]，国内施設から前立腺がんで PSA 減少が得られた患者で生命予後が改善されたとする報告があり，本剤の意義のさらなる評価のために，このような観点からの大規模研究が必要であろう[522]．

　骨転移患者では多くの場合ビスホスホネート［☞用語集参照］が使用されているため，Sr-89 併用の意義が興味深いところである．前立腺がんにおける観察研究では，ゾレドロン酸との併用で疼痛緩和が Sr-89 単剤使用よりも

よく得られたと報告されている[195,523]. 肺非小細胞がんの無症候性骨転移患者において行われたランダム化比較試験（randomized controlled trial：RCT）では，Sr-89 とゾレドロン酸の併用により骨関連有害事象発現と全生存率に延長効果が示されている[524]. 抗 RANKL（receptor activator of nuclear factor kappa-B ligand）抗体薬のデノスマブ［☞用語集参照］との併用効果に関する比較試験の報告はない.

化学療法との併用に関する報告は多くない. 前立腺がんで試みられたドキソルビシンとの併用研究では，Sr-89 の 1 回投与は化学療法の施行に影響を与えず，全生存期間（overall survival：OS）に改善が得られたと報告されている[525]. 前立腺がんにおける低投与量シスプラチンとの併用 RCT では，併用群では Sr-89 単独群に比べ，疼痛緩和，疼痛無再発生存期間，新たな疼痛再発のない生存期間に併用効果が報告された[526]. 英国で実施されたドセタキセル・プレドニゾロンに，ゾレドロン酸，Sr-89，あるいはこの両方を併用した大規模ランダム化試験（TRAPEZE 試験）では，Sr-89 併用により臨床的無増悪生存期間が改善［ハザード比（hazard ratio：HR）0.845, 95%信頼区間（confidence interval：CI）0.72～0.99, $p = 0.036$］したことが示されたものの，OS に改善は得られていない[527]. 以上のごとく，併用による抗腫瘍効果の若干の上乗せがある可能性が示唆されるものの，十分な情報がない現状である.

内分泌療法との併用に関する比較試験はないので，併用の有効性については不明である.

Sr-89 は，3 ヵ月の間隔で繰り返し投与が可能である. 複数回投与に関する研究報告は少ない. 疼痛緩和効果は複数回投与で低減するとする傾向にあるようだが[518]，効果が各投与で得られることが少なからず経験されるので，初回に有効である場合には考慮に値するであろう.

有害事象としては，骨髄毒性が主たるものである. 血小板減少が 15～50%に生じるものの，多くの場合 Grade 2 までである[511~513]. 白血球減少は血小板減少に比べ頻度は低い. 化学療法との併用に際しては，骨髄毒性がより顕著となるため注意が必要である. 播種性血管内凝固症候群（disseminated intravascular coagulation：DIC）あるいは急激な血小板減少が進行している症例での Sr-89 投与は避けることが，適正使用マニュアルで明言されている.

上記すべての点において，より高いエビデンス構築のための大規模な RCT が不足している. しかし，1 回の静注で治療が成り立ち数ヵ月間の効果が期待できること，骨髄予備能が保たれていれば毒性は軽微であることから，他の手段で疼痛緩和が得られない有痛性骨転移患者における疼痛緩和選択肢として考慮しておく必要がある. 薬価は高いが，中長期的には医療経済的にも有効であることを示唆する報告がある[521,528]. 放射線管理の面においては，公衆はもちろんのこと医療従事者にも安全な治療である[529].

Clinical Question 37

去勢抵抗性前立腺がん骨転移においてラジウム-223 内用療法は有効か？

推奨	推奨度	合意率 （得票数）	エビデンス の強さ
骨転移以外の臓器転移のない去勢抵抗性前立腺がん患者において，ラジウム-223 内照射療法は生命予後改善，生活の質改善において有効であり，行うことを推奨する．	強い	87.9% （29/33）	A

※この治療は実施できる施設が限られる
　［日本アイソトープ協会ホームページ参照 (https://www.jrias.or.jp/pet/link/shisetsu.html)］

【利益】客観的な効果判定　緩和効果，生活の質（quality of life：QOL）改善効果，生存延長効果
【不利益】有害事象の発生

解説

　塩化ラジウム（²²³Ra）は，骨転移を有する去勢抵抗性前立腺がん（castration-resistant prostate cancer：CRPC［☞用語集参照］）の治療薬として開発された世界初のα線［☞用語集参照］放出放射性医薬品［☞用語集参照］である．Ca と同族元素であり，骨転移巣に選択的に集積し，放出されるα線により抗腫瘍効果を発揮する．有痛性 CRPC 患者を対象として行われた国外二重盲検無作為化比較第Ⅲ相試験（ALSYMPCA 試験）において，主評価項目と設定された全生存期間（overall survival：OS）はプラセボ群と比較し有意な延長［ハザード比（hazard ratio：HR）0.70，95％信頼区間（confidence interval：CI）0.58〜0.83，$p<0.001$；OS 中央値 14.9 ヵ月，プラセボ群 11.3 ヵ月］が示された[102]．また，副次項目でも，骨関連事象（skeletal related event：SRE）発現までの時間（15.6 ヵ月 vs. 9.8 ヵ月，HR 0.66，95％CI 0.52〜0.83），ALP 上昇までの期間（7.4 ヵ月 vs. 3.8 ヵ月，HR 0.17，95％CI 0.13〜0.22），PSA 増加までの期間（3.6 ヵ月 vs. 3.4 ヵ月，HR 0.64，95％CI 0.54〜0.77）で有効性が示された．OS 改善，SRE までの時間延長は，オピオイド使用にかかわらず得られた．ALP 変化を主評価項目とした日本における第Ⅱ相試験においては OS，SRE 発現時間などの副次項目を含め，ALSYMPCA 試験の結果と同様であった[530]．また，本剤による骨痛に対する外照射回避（HR 0.67，95％CI 0.53〜0.85）[531]，脊髄圧迫［☞用語集参照］症状出現抑制（HR 0.52，95％CI 0.29〜0.92）[531]，EQ-5D 評価による QOL の改善［29.2% vs. 18.5%，オッズ比（odds ratio：OR）1.82，95％CI 1.21〜2.74］[532]など，治療後の患者利益が示されている．

　ALSYMPCA 試験における副作用発現頻度は 64.3％で，比較的頻度が高いものとして血液毒性，消化器症状があげられる．多くは Grade 1〜2 であり，Grade 3 以上の副作用は Ra 群とプラセボ群に差はなかった[102]．国内第Ⅱ相試験では副作用発現頻度は 55％で，発現割合は同様であった[530]．国内の製造販売後調査においても，有害事象の発現頻度はこれらの報告と大きな相違はなく，本剤の実臨床における安全性に大きな懸念はないと考えられる[533,534]．放射性医薬品には骨髄異形成症候群（myelodysplastic syndrome：MDS）や白血病などの二次発がんのリスクがある．3 年間の観察での発現はなかったとする報告があるが[535]，より長期の情報が必要である．

　本剤は 4 週間隔で 6 回の投与を最大とする．6 回投与を完遂できた群で予後がよいことが示されている．疼痛症状がないか軽度，performance status（PS［☞用語集参照］）0〜1，ヘモグロビンが低くなく，腫瘍量を反映する ALP や PSA があまり高くない患者で完遂率が高い[534,536,537]．したがって，全身状態が悪化した状態での本剤使用では利益が乏しいと考えられる．軽度症候性でオピオイド非使用群と中等度・高度症候性のオピオイド使用群との間で OS 延長効果，SRE 発現までの時間延長は両群で同様であった[538]．

　アビラテロン酢酸エステルおよびプレドニゾン・プレドニゾロンに本剤を併用したランダム化二重盲検国際共同第Ⅲ相試験（ERA223）において，併用による OS 改善は認められず，かつ，併用群ではプラセボ併用群と比べ死亡率，骨折発現割合が高いことが示された[539,540]．そのため，本剤とアビラテロンの併用投与は推奨されていな

い．エンザルタミドとの大規模併用試験である PEACE-3 試験の最終報告はまだ公表されていないものの，アビラテロンと同様の懸念がある．併用ではなく，前治療としてこれらの第二世代抗アンドロゲン薬が用いられている場合には，安全性と有効性に併用の有無で有意差はない．第一世代抗アンドロゲン薬との併用による安全性懸念を示唆する情報は指摘されていない．一般に，長期間の内分泌療法は骨密度を減少させ骨折リスクを増加させるため，デノスマブ［☞用語集参照］やゾレドロン酸などの骨修飾薬（bone modifying agents：BMA）の併用が推奨されており，本剤と第二世代抗アンドロゲン薬との併用における SRE 発現が BMA 使用で減少することを示す報告があるものの[541]，併用の安全性について十分なエビデンスがないため，アビラテロンあるいはエンザルタミドの併用は本ガイドラインにおいては推奨しない．

　本剤投与前のドセタキセルによる化学療法治療歴の有無は，本剤投与の安全性に大きく影響するものではないが[542,543]，骨髄抑制，悪心・嘔吐，骨痛が治療歴ありの群で高いため[544,545]，本剤治療前の患者評価を十分に行うことが望ましい．ドセタキセルとの併用は認容性があり，PSA，ALP 再上昇までの期間延長など抗腫瘍効果増強が得られたとする報告があるが[546]，より大規模な試験が必要である．また，本剤と化学療法のどちらを先行させるかということに関する定見はないため，今後のデータ蓄積が必要である．原発部位，組織型，転移数・大きさ，生命予後などによる総合的な判断が求められるため，全がん種における方針を包括的に決定するのは困難であるかもしれない．

　なお，本治療実施においては，関係法令に定める施設基準を満たしていること，所定の研修を受けた医師および診療放射線技師が常勤しており，十分な知識・経験を持つ泌尿器科医師が勤務していること，放射線安全管理責任者および放射線安全管理担当者をおくことなどの要件があるため，事前の準備が必要である．

作成グループにおける，推奨に関連する価値観や意向

　生命予後，SRE 発生，疼痛緩和などの QOL の改善の観点と，血液毒性などの副作用の観点を総合的に判断した．

CQ に対するエビデンス総体の総括（重大なアウトカム全般に関する全体的なエビデンスの強さ）

　A（強）．

推奨の強さを決定するための評価項目

■アウトカム全般に関する全体的なエビデンスが強い　　　　　　　　　　　　　　　　はい

　国際大規模第 Ⅲ 相 RCT で有効性が示されている．国内第 Ⅱ 相治験結果も，承認後の実臨床での報告も同様である．

■利益と不利益のバランスが確実（コストは含まず）　　　　　　　　　　　　　　　　はい

　血液毒性が主たる副作用であるが，Grade 3〜4 の毒性発現頻度は低い．また，前治療の有無で同程度．アビラテロン，エンザルタミド併用時には，骨折リスク増大を考慮する必要がある．

■患者・市民の価値観・希望や好み，負担の確実さ（あるいは相違），医療費のうち自己負担分，患者の立場から見たその他の資源利用など

　放射性医薬品という特殊性はあるものの，説明によっても患者・家族理解が得られないことは著しくまれである．医療費は高額療養費の範疇に相当するため，十分な説明が必要である．

■費用対効果の観点からの留意事項

　入院頻度，入院日数を論じた報告がある．入院人数割合，入院期間は，各々Ra 群 vs. 対照群で，37.0% vs. 45.5%（$p = 0.016$），4.44 日 vs. 6.68 日（$p = 0.004$）であった．

Clinical Question 38

骨転移のある患者にリハビリテーション医療を実施することは推奨されるか？

推奨	推奨度	合意率 （得票数）	エビデンス の強さ
骨転移のある患者にリハビリテーション医療を実施することを提案する．ただし，そのリハビリテーション医療に習熟した専門職によるか，その監督下が望ましい．	弱い	81.8% （27/33）	B

※本項目では「エクササイズ・トレーニング・身体活動・運動療法」を「リハビリテーション医療」で統一した［☞用語集参照］．

【利益】転移部位の保護，日常生活動作（activities of daily living：ADL）の向上，生活の質（quality of life：QOL）の改善，疼痛の緩和
【不利益】有害事象の発生

解説

　骨転移のある患者に対するリハビリテーション医療について，システマティックレビュー（systematic review：SR）が2件，長期的視点を持つ重要なレビューが1件，学会推奨が1件ある．

　安全上の懸念から骨転移患者へのリハビリテーション医療が回避されているが，実施中の有害事象の発生率は0.5%で，しかも骨転移には無関係であった．リハビリテーション医療の効果があった場合は，94%が指導者の監督下，76%が有資格の専門家により実施されていた．

　進行がん患者に対するリハビリテーション医療は，その47%が外来通院可能で，基本的なセルフケアができる患者（ECOG PS 0〜2，KPS＞70など）を対象としていた．また，53%の臨床試験では不安定性骨転移が除外され，41%の臨床試験では痛みのある骨転移が除外されていた[547]．

　ただし，これらの適応規準や除外規準にはさらなる検討が必要と考えられる．レビューによると，進行がん患者に対するリハビリテーション医療の平均参加率は49%だが，不参加の主たる要因は患者が交通手段を有していないことであった．リハビリテーション医療の実施率は44〜95%，平均の不実施率は24%で，その主たる理由は病勢の進行であった．リハビリテーション医療によって，筋力や有酸素運動能力の維持などの利益を得られる可能性がある[548]．

　転移性悪性腫瘍の脊髄圧迫［☞用語集参照］による脊髄損傷（metastatic spinal cord compression：MSCC）はオンコロジックエマージェンシーであり，臨床的には神経機能の長期的影響を踏まえた診断と治療が求められる．リハビリテーション医療の原理および実践はMSCCを有する患者にとっては有益であると予想されるが，がん種や圧迫部位ごとのランダム化比較試験（randomized controlled trial：RCT）が待たれる．

　さらに，良性を含む腫瘍に起因する脊髄機能障害に関する疫学・臨床的特徴・効果について，リハビリテーション医療を施行する施設，実施上の注意点，脊椎リハビリテーション部門の管理上の問題点に関する調査研究がある．それによると，83%の患者に入院でリハビリテーション医療が行われていたが，専門家への調査や文献研究から，脊椎専門のリハビリテーション医療部門への入院が推奨されている[549]．

　また，骨転移のある前立腺がん患者57例をリハビリテーション医療群（28例）と通常ケア群（27例）の2群で比較したレビューでは，前者は身体機能の維持に有効であったと報告されている[550]（p＝0.028）．このとき，リハビリテーション医療に起因する有害事象（骨折，骨痛など）は発生しなかった．

　脊椎転移に対する放射線治療と並行して実施されるリハビリテーション医療に関しては，60例を積極的なリハビリテーション医療群と，受動的なリハビリテーション医療群の2群に分けたRCTがあり，これをもとに6報の論文が発表されている[551〜556]．1件[551]を除いて，脊柱起立筋群に対する負荷活動，生化学的マーカーの低下，

疼痛緩和などに有意な改善がみられた（$p = 0.003 \sim p < 0.01$）．この RCT においても顕著な有害事象はみられず，病的骨折率も上昇しなかった．

作成グループにおける，推奨に関連する価値観や意向

骨転移のある進行がん患者における脊椎転移を対象とし，リハビリテーション医療の安全性，実施可能性，有効性などを検証した．

CQ に対するエビデンス総体の総括（重大なアウトカム全般に関する全体的なエビデンスの強さ）

SR：2 論文，学会推奨：1 論文，RCT：6 論文があり，エビデンスレベルは中程度と思われる．

推奨の強さを決定するための評価項目

■アウトカム全般に関する全体的なエビデンスが強い　　　　　　　　　　　　　　　　いいえ

乳がん，前立腺がんなど特定のがん種での検討であり，骨転移部位は脊椎が多く，エビデンスレベルは高くない．

■利益と不利益のバランスが確実（コストは含まず）　　　　　　　　　　　　　　　　いいえ

リハビリテーションの安全性，実現可能性，有効性が RCT により示されているが，習熟した専門職の介在が前提となる．施行中の危険性は少ないが，高カルシウム血症［☞用語集参照］による死亡，神経障害発生が指摘されていた．

■患者・市民の価値観・希望や好み，負担の確実さ（あるいは相違），医療費のうち自己負担分，患者の立場から見たその他の資源利用など

この部分については検討が不十分である．

■費用対効果の観点からの留意事項

費用対効果のエビデンスは乏しい．

Future Research Question 39

病的骨折のある患者の外科的治療後にリハビリテーション医療は有用か？

回答

リハビリテーション医療の実施が望ましい.

【利益】外科的治療後の機能回復および二次的障害の予防
【不利益】再度の骨折の発生

解説

英文・和文ともシステマティックレビュー（systematic review：SR）やランダム化比較試験（randomized controlled trial：RCT）はなく，後方視的検討が大部分であった．このようにエビデンスには乏しい状況にある.

リハビリテーション医療の望ましい効果としては，病的骨折のある患者の外科的治療後の運動機能の回復を促すことがあげられる．また，術後合併症発生率の軽減や，術後の低活動に起因する二次的障害である廃用症候群［☞用語集参照］の予防もあげられる．その結果として，入院期間の短縮，社会生活への早期復帰，介護負担の軽減なども期待される.

望ましくない効果としては，未治療の転移がある場合，運動療法により病的骨折を呈する可能性がある[557]．ただし，骨転移患者のリハビリテーション医療に習熟した専門職が注意深く施行すれば，その可能性は高くないとの意見もある．リハビリテーション医療を実施する前には未治療の骨転移（特に溶骨型病変）がないことを確認すべきである.

3件の日本語論文は同一施設による後方視的検討であり，内容は①骨転移による大腿骨病的骨折患者の在院死亡[557]，②切迫麻痺・切迫骨折［☞用語集参照］を有する骨転移患者の放射線治療とリハビリテーション医療後の治療効果の評価方法[558]，③がん患者のリハビリテーション医療における多職種チームカンファレンスの有効性[559]であった.

この他，ハンドサーチで少数の文献を入手したが，それらは単施設での患者記録調査[560]や後方視的調査[561,562]などであった．また，1例報告を含む症例報告も多くみられた.

大腿骨頸部骨折などでも術後のリハビリテーション医療は広く普及している[558]．移動能力の維持は患者の尊厳の保持と密接に結びついており，移動能力の喪失による不利益は非常に大きいと予想される.

このように骨転移に対するリハビリテーション医療の利益と不利益のバランスは利益が不利益を上回るものと思われる．今後，骨転移キャンサーボード［☞用語集参照］の普及により[559]，リハビリテーション医療の必要性が高まることが予想される.

現時点では，限られた数のリハビリテーション医療の専門職ではすべての症例に対応することは難しいかもしれない．しかし必要な専門職種がリモートで参加するような，骨転移キャンサーボードを遠隔で実施するアプローチも取り組まれており，骨転移患者へリハビリテーション医療を提供する機会は今後，ますます増えてくるものと思われる.

Future Research Question 40

痛みのある骨転移患者に対するマネジメント教育は有効か？

回答

痛みのあるがん患者に対して，鎮痛薬の使用や痛みの評価などの疼痛マネジメント教育は疼痛緩和や患者の生活の質（quality of life：QOL）向上に有効であることが国外で示されている．さらに，骨転移患者においては疼痛コントロールに加えて転移部位に応じた，症状を悪化させないための教育が必要となる．国外には骨転移患者向けの教育プログラムが存在するが，日本には存在しないため，日本の医療体制にあった内容および介入方法でのマネジメント教育に関する研究が期待される．

【利益】痛みのマネジメント能力の向上，疼痛の軽減，（骨折などの骨転移に関連した症状の回避，患者の QOL の向上）

【不利益】介入に対する患者の負担，介入にかかる看護師の負担

解説

　国外の介入研究から骨転移を含むがん疼痛に対してマネジメント教育を行うことは，患者の痛みを緩和する効果があるとガイドライン[62]で示されている．対象を痛みのある骨転移患者に特化したマネジメント教育の内容や効果については，鎮痛薬を用いて痛みの緩和を目指す教育プログラムが報告されている．

　欧米では，PRO-SELF Pain Control Program［☞用語集参照］と称される心理教育プログラムが開発され，週に1回，計6回のセッションからなり，第1週目に，痛みとマネジメントに関する患者の知識や態度が測定され，患者と家族の個別の学習ニーズに合わせてセッションが行われる．看護師は，患者の知識不足の領域を同定し，痛みおよび副作用マネジメントの説明文書や痛みの日誌を渡してマネジメント方法を説明し，薬箱の扱い方や緩和されない痛みを医師に伝える方法などを教育する．第1，第3，第6週は，骨転移のある患者宅を訪問し，第2，第4，第5週は電話でフォローアップして，痛みを改善するために計画を変更する方法についてコーチングを行う．PRO-SELF に関するランダム化比較試験（randomized controlled trial：RCT）の結果，通常ケア群（$n=81$）と比べて PRO-SELF 群（$n=93$）で，痛みのマネジメントに関する知識が向上して痛みの強さが低下すること，オピオイド鎮痛薬の定期使用量と頓用量が増加すること[563,564]が報告されている．このプログラムは，ノルウェーでも自国用に編集され，導入された（日本語版の報告はない）．その結果，痛みのマネジメントの知識は PRO-SELF 群（$n=87$）で有意に向上[565]したが，痛みの強さは PRO-SELF 群と対照群（$n=92$）ともに有意に低下したものの，両群に差はなかった．痛みの強さに対してプログラムの効果が得られなかった理由には，心理教育プログラムとしての介入の強さ（介入時間と期間）や対照群への配慮の影響，鎮痛薬の増量が十分ではなかったこと[566]があげられている．また，患者の知識を向上させる重要な介入要素として，繰り返し情報を提供すること，仲間の体験を伝えて患者が自分の状況を理解できるようにすること，痛みの記録をつけること[567]，が報告されている．

　さらに，学会抄録ではあるが，痛みがあり骨転移に対して放射線治療を受ける患者を対象に，看護師主導の痛みのマネジメント教育を放射線治療前に実施し，第1，第4，第8，第12週に電話でフォローアップを行ったオランダの RCT[568]では，対照群（$n=178$）に比べて看護師主導の教育群（$n=176$）でより早く痛みのコントロールができたが，QOL には差はなかった．

　以上より，痛みのある骨転移患者に対して鎮痛薬を用いたマネジメント教育は，患者の知識を高め，鎮痛薬使用量を増加し，痛みの強さが低下することから有効であるといえる．しかし，報告されている痛みのマネジメント教育は医療体制の異なる外国で開発されているためそのまま活用することは難しく，介入方法や時期，内容については検討が必要である．さらに，骨転移患者に関しては，鎮痛薬を用いて痛みを緩和する教育以外に，痛み

を増強させないような日常生活動作の工夫や，病的骨折や麻痺のリスクを低減させるマネジメント教育についての RCT はなく，国内においては事例報告にとどまっている．そのため，病的骨折・麻痺のリスクを低減させる方法も含めた包括的なマネジメント教育の検証が望まれる．

を増強させないような日常生活動作の工夫や，病的骨折や麻痺のリスクを低減させるマネジメント教育についての RCT はなく，国内においては事例報告にとどまっている．そのため，病的骨折・麻痺のリスクを低減させる方法も含めた包括的なマネジメント教育の検証が望まれる．

Future Research Question 41

痛みのある骨転移患者にマッサージは有用か？

回答

骨転移による痛みのある患者へマッサージを行うことによって，疼痛の軽減や付随する不快症状の改善の可能性があるものの，質の高い臨床試験は行われていない．マッサージにより，あざや腫れなどの害の危険性も否定できず，どのようなマッサージが効果的で害が少ないかといった研究が期待される．

【利益】疼痛の緩和，気分の改善，筋肉のリラックス
【不利益】あざ，腫れ，一時的な筋肉痛の増加，骨折，脱臼

解説

　骨転移のある患者へ，10 分間の指圧セッションを行った群（*n*＝32）と何もしなかった群（*n*＝32）とで痛みスコアを比較した研究が報告されている．この研究ではどちらの群も疼痛スコアが減少したものの，指圧を行った群は有意にスコアが減少していた．しかし，この研究のコントロール群には医療者による面談などの介入がまったくなかった．そのため，疼痛スコアの減少は指圧による効果ではなく，その間に医療者が対象者に注意を向けて時間を費やしたことによる効果の可能性も否定できない[569]．

　いくつかの予備研究の後に，45 分間の全身のマッサージを 3 回行った群（*n*＝36）と，同等の時間を思いやりのある会話や社会的な注意を向けるが身体的な接触を避けたコントロール群（*n*＝36）でランダム化比較試験（randomized controlled trial：RCT）が台湾で行われた．効果は痛みの強さ，気分，筋肉のリラックス，睡眠をそれぞれ VAS（Visual Analogue Scale）で評価をした．その結果，マッサージを行った群で痛みの強さ，気分，リラックスの VAS で有意な介入効果があった．睡眠の質についての VAS は有意な変化は認められなかった．台湾では免許を持ったマッサージセラピストがいないため，この研究では 3 年以上のがん看護の経験を持つ 4 人の看護師へ筆頭研究者が 3 ヵ月のトレーニングを行って介入した．この研究はサンプルサイズが小さく，マッサージによる治療期間が短く，トレーニングも最小限だったことが睡眠の質の改善につながらなかった可能性があるとしている[570]．

　Running らの文献レビュー[571] では，マッサージでよくみられる副作用は，あざ，腫れ，一時的な筋肉痛の増加などがあり，重篤な有害事象として骨折や脱臼なども指摘されている．しかし，マッサージは，疼痛や悪心・嘔吐，うつ，便秘などの症状管理に有益な効果をもたらすことも示唆されている．

　以上より，骨転移による痛みのある患者へマッサージを行うことは，疼痛の軽減や付随する不快症状の改善の可能性があるものの，質の高い臨床試験は行われていないため，推奨にいたらない．また，マッサージは提供する側の技術に効果が依存する可能性もある．そのため，マッサージの方法およびタイミング，施術者の教育（技術）背景の検証が望まれる．また，骨転移患者においてはマッサージの圧迫による病的骨折の危険性もあるため，マッサージを誰が行うか，誰の管理下で行うかなど，リスク管理に多くの課題があり，慎重にメリット/デメリットの知見を集積する必要がある．

用語集

AFF

　非定型大腿骨骨折（atypical femoral fracture：AFF）は大腿骨小転子遠位直下から顆上部の直上までに生じる骨折と定義される．AFF の特徴として Major features（5 項目）と Minor features（4 項目）が規定されており（表 1），Major features の 5 項目中 4 項目を満たせば AFF と診断される．なお，Minor features については診断の必須条件ではないが，ときに AFF はこういった特徴を呈することもある．

BED

　1 回あたりの線量が異なる場合，たとえば総線量 60 Gy と 50 Gy の生物学的効果を直接比較することはできない．生物学的等価線量（biologically effective dose：BED）を用いることで，Linear-quadratic モデルに基づき，異なる線量分割間の比較が可能となる．ここで，α/β はがん種ごとに固有の値を取り，α/β の小さい腫瘍ほど，1 回線量の違いが BED に大きく影響する．

　　BED＝総線量×［1＋1 回線量/（α/β）］

BMA

　骨修飾薬（bone modifying agents：BMA）とは，破骨細胞の働きを抑制するなど骨に対する修飾作用を有する薬剤を示す．これらには，ビスホスホネート製剤（日本において悪性腫瘍の骨病変に適用のある製剤として，パミドロン酸，ゾレドロン酸）および抗 RANKL（receptor activator of nuclear factor kappa-B ligand）抗体（デノスマブ）がある．腫瘍細胞が骨に転移すると破骨細胞の活性化因子を放出し，破骨細胞の活性化が生じる．これに対

して，ビスホスホネートは生理的に存在するピロリン酸のアナログで，破骨細胞に取り込まれ，そのアポトーシスを誘導する．一方，デノスマブは，破骨細胞の前駆細胞から破骨細胞への分化を誘導しているリガンド（RANKL）を阻害することにより，同様に破骨細胞の活性を抑制する．これら BMA では，骨関連事象（skeletal related event：SRE）の抑制が期待できるが，顎骨壊死（osteonecrosis of the jaw：ONJ）や低カルシウム血症，腎機能障害，初回投与時などに発熱などの副作用が知られる．

de-escalation

　がん治療はこれまで主に生存率・生存期間の改善を目標としてより強力な治療法が開発されてきた（escalation）が，副作用，QOL 悪化，コストも考慮して個々の患者に最適な治療（手術，放射線治療，薬物療法）を選択する方向に変化しつつあり，手術や放射線照射範囲の限局化・薬物療法用量の低減など，治療の軽減（de-escalation）も検討される場合が多くなってきている．BMA は骨転移患者の SRE を減少させ，QOL や生存も改善させることが期待されるが，顎骨壊死，非定型骨折などの副作用も問題になり，乳がん骨転移患者を中心に BMA の de-escalation（主にゾレドロン酸の 12 週間隔投与）が検討されている（CQ 22-2，CQ 28 参照）．

mHSPC，mCRPC

　前立腺がんは従来の内分泌療法に感受性を示す hormone-sensitive prostate cancer（HSPC）と，内分泌療法を施行中で血清テストステロン値が低下した去勢状態であるにもかかわらず増悪する去勢抵抗性前立腺がん（cas-

表 1　非定型大腿骨骨折（AFF）の症例定義（ASBMR task force より抜粋）

本骨折は，大腿骨小転子遠位直下から顆上部の直上までに生じる骨折と定義される．
さらに，Major features のうち，少なくとも 4 項目を満たすことが必須である．Minor features は認められなくてもよいが，ときにこれらの骨折と関連を認める．

Major features *
○外傷なしか，立った高さからの転倒のような軽微な外傷に関連する．
○骨折線は外側皮質骨に発生し，多くは横走するが，大腿骨内側へ骨折線が及ぶにつれて斜めになる場合もある．
○完全骨折では両側の皮質骨を貫通し，内側スパイクを認めることがある．不全骨折の場合は，外側皮質骨のみに生じる．
○骨折は粉砕を認めないか，わずかな粉砕のみである．
○骨折部外側皮質骨の外骨膜または内骨膜に，限局性の肥厚 [beaking（くちばし様）もしくは flaring（炎様）] を生じる．

Minor features
○大腿骨骨幹部における皮質骨厚の全体的な増加．
○片側性もしくは両側性の，鼠径部または大腿骨部の鈍痛，もしくはうずく痛みといった前駆症状．
○両側性に発生する，不全または完全大腿骨骨幹部骨折．
○骨折治癒遷延．

ASBMR：American Society for Bone and Mineral Research（アメリカ骨代謝学会）
＊：除外されるのは，大腿骨頸部骨折，転子下螺旋骨折に連続する転子間骨折，原発性あるいは続発性の骨腫瘍に関連する病的骨折，インプラント周辺骨折などである．
（土江博幸ほか．関節外科 2019: 38: 80-87 より引用）

tration-resistant prostate cancer：CRPC）に分類される．mHSPC は metastatic hormone-sensitive prostate cancer の略称で，診断時に転移を認める前立腺がんに対する呼称である．mHSPC に対して内分泌療法は開始後平均 1.5～2 年で効果がなくなり，mCRPC（metastatic castration-resistant prostate cancer）へと移行することが多い．mCRPC は mHSPC から移行する以外に，転移のない CRPC（M0CRPC あるいは nmCRPC と称される状態）から移行する場合もある．

ONJ

顎骨壊死（osteonecrosis of the jaw：ONJ）は，上顎や下顎もしくは両方の歯槽部に持続的な骨露出を認める病態を典型的な症状とする．その他の症状としては，痛み，顎の違和感やしびれ感，歯肉の腫脹や排膿，歯の動揺などがあるが，痛みを伴わず無症状のこともある．がん治療に関連する ONJ は，頭頸部領域の悪性腫瘍に対する放射線治療後の顎骨骨髄炎・骨壊死と BMA 投与に関連する ONJ の 2 つがよく知られている．BMA 関連の ONJ は，骨転移の治療に骨吸収抑制作用を持つビスホスホネート製剤を使用してから発症数が増加したため，BRONJ（bis-phosphonate-related ONJ：ビスホスホネート関連顎骨壊死）と呼ばれていた．しかし，ビスホスホネート製剤とは異なる作用機序で骨吸収抑制作用を持つ抗 RANKL 抗体薬（デノスマブ）が新たに使用されるようになっても同頻度の発症を認め，また血管新生阻害薬においても ONJ を認めたため，2014 年改訂の米国口腔外科学会の提言では薬剤使用に関連する顎骨壊死を総称して，MRONJ（med-ication-related ONJ：薬物関連顎骨壊死）としている．

PRO-SELF Pain Control Program

PRO-SELF Pain Control Program は，がん性疼痛を緩和するための患者と家族に対する教育プログラムのひとつである．プログラムは，疼痛緩和のために必要な知識の提供，技術の習得，看護サポートで構成されている．具体的には，がん性疼痛について教育を受けた看護師が第 1 週に患者を訪問し，冊子による鎮痛薬の説明，薬箱の薬剤の整理，日記を利用した痛みの評価法，痛みが緩和しないときの医師への連絡について直接指導する．第 2，4，5 週目には電話で，第 3，6 週目は訪問して痛みの状態を確認する．

このプログラムは，現在数か国語に翻訳され，骨転移患者のみならず，広くがん性疼痛のある患者を対象として効果の検証が行われている．また，介入期間（6 週間から 10 週間），介入強度（訪問あるいは電話でのフォローアップの回数）などを修正した改訂版も報告されている．

表2　ECOG-PS（JCOG による日本語訳）

0	まったく問題なく活動できる．発病前と同じ日常生活が制限なく行える．
1	肉体的に激しい活動は制限されるが，歩行可能で，軽作業や座っての作業は行うことができる． 　　例：軽い家事，事務作業
2	歩行可能で，自分の身の回りのことはすべて可能だが，作業はできない．日中 50％以上はベッド外で過ごす．
3	限られた自分の身の回りのことしかできない．日中の 50％以上をベッドか椅子で過ごす．
4	まったく動けない．自分の身の回りのことはまったくできない．完全にベッドか椅子で過ごす．

(Common Toxicity Criteria, Version2.0 Publish Date April 30, 1999 [http://ctep.cancer.gov/protocolDevelopment/electronic_applications/docs/ctcv20_4-30-992.pdf] の日本語訳(JCOG ホームページ[http://www.jcog.jp/]）より引用)

performance status (PS)

臨床研究における患者の全身状態の評価法のひとつとして開発され，患者の日常生活の制限の程度を示す．ECOG（Eastern Cooperative Oncology Group)-PS [572] や，Karnofsky PS [573] などがあるが，区別して言及されていない場合には，前者を指すことが多い．

ECOG-PS（表2）は，化学療法や手術の適応を決める指標のひとつとして一般臨床でも広く使用されており，PS 2 以上の場合には，全身治療や手術による合併症リスクが高くなることが知られている．

ただし，運動器の障害による PS 悪化は可逆的であることが多く，全身状態の悪化による不可逆的な PS 低下とは厳密に区別しなければならない．骨転移が原因で骨折や麻痺を生じたため，あるいは医療者が安静度を規定したために PS が悪化していると判断される場合も同様であり，全身治療や局所治療により PS が改善することが多いため，骨転移キャンサーボードなどで診療科横断的な討議を行い，PS 回復の見込みがどの程度あるのかを予測し，どの治療を優先して行うべきかを決定することが望ましい．

QALY

QALY（quality-adjusted life year：質調節生存年）とは，生活の質（quality of life：QOL）に生存年をかけた数値で表される．QOL は 0（死亡）～1（完全な健康状態）の値を取るので，たとえば QOL＝0.7 の値で生存期間が半年の場合 0.35 になる．質調節生存年は費用対効果評価の効果の指標のひとつとして用いられている．

RANKL

骨転移による骨吸収は，骨芽細胞と破骨細胞の間の RANKL-RANK シグナル系による破骨細胞の活性化に

よって生じる.

RANKL（receptor activator of nuclear factor kappa-B ligand）は，破骨細胞の分化と機能を調整する因子であり，がん細胞から分泌される骨吸収促進因子［parathyroid hormone-related protein（PTHrP）や interleukin（IL）-11 など］の刺激により，骨芽細胞の細胞膜表面に発現する．一方で，破骨細胞前駆細胞には RANKL の受容体である RANK が発現している．RANKL が RANK と結合することで破骨細胞前駆細胞は分化・成熟し，破骨細胞の骨吸収活性が誘導される．デノスマブは，RANKL を標的としたヒト型モノクローナル抗体であり，RANKL とデノスマブが結合することで，受容体 RANK のシグナル伝達を遮断し，破骨細胞の活性化（分化・成熟・機能・生存）を抑制することで，骨吸収を阻害する効果を持つ.

RFA

RFA は radiofrequency ablation の略称であり，ラジオ波焼灼療法やラジオ波凝固療法と称される腫瘍病変への熱凝固療法（heat ablation）のひとつである.

ラジオ波とは電磁波の一種で，電気工学的には無線通信用に利用される電波（10 kHz～100 GHz）を指すが，医療用には 300 kHz～6 MHz の高周波電流として電気メスなどにも利用されている.

RFA では，腫瘍病変部に専用の電極針を穿刺し，これに接続した高周波電流発生装置から 450～480 kHz の高周波電流を通電することによる誘電加熱で電極針先端の電極部周囲の組織に熱凝固（壊死）を生じさせる.

日本では，肝悪性腫瘍への治療のみに“手術”として 2004 年から保険承認されており，経皮的，開腹下または腹腔鏡下に行われる．経皮的 RFA は，超音波や computed tomography（CT）といった画像装置を用いて，その画像の誘導下に，皮膚を通して電極針を標的病変に穿刺して行うインターベンショナルラジオロジー（interventional radiology：IVR）治療である.

肺，腎，副腎などの肝以外の悪性腫瘍においても高い抗腫瘍効果が報告されており，有痛性骨転移に対しても痛み緩和効果が期待されている.

2022 年 9 月に骨転移に対して保険適用となった.

SINS (Spine Instability Neoplastic Score)[※]

脊椎転移に対する治療方針を検討する際，その手術適応につき脊椎外科医にコンサルトする必要があるかどうかの判断を求められる場合がある．SINS は，腫瘍による脊椎不安定性を簡便に評価できるスコアリング法として提案され（表3）[220]，臨床・研究の場で広く用いられている．脊椎不安定性は，脊椎が腫瘍によりその支持性を失い，体動時痛，脊柱変形，物理的な負荷による神経症状の増悪を呈するような状態と定義され[220]，SINS で 7 点以

表3　SINS

		スコア
高位	• Junctional（O-C2，C7-T2，T11-L1，L5-S1）	3
	• Mobile Spine（C3-6，L2-4）	2
	• Semi-rigid（T3-10）	1
	• Rigid（S2-5）	0
体動・姿勢による痛み	下記①，②の片方または両方に該当する　①体動や脊椎への荷重で疼痛が増悪する　②安静により疼痛が軽減する	
	• はい	3
	• いいえ（痛みはあるが体動に関連しない）	1
	• 無痛性の病変	0
骨病変の性状	• 溶骨型	2
	• 混合型	1
	• 造骨型	0
単純X線上のアライメント	• 亜脱臼／転位	4
	• 後彎／側彎変形の新規発生[※※]	2
	• 正常	0
椎体変形	• ＞50％の圧潰	3
	• ＜50％の圧潰	2
	• 椎体の＞50％を占める病変だが圧潰はなし	1
	• いずれでもない	0
後方要素の破綻	椎間関節，椎弓根または肋椎関節の骨折，または腫瘍への置換	
	• 両側	3
	• 片側	1
	• いずれでもない	0
＜合計＞	安定	0～6
	不安定性が懸念される	7～12
	不安定性あり	13～18

※※：X線所見を経時的に比較するか，仰臥位・立位での所見を比較し，矢状断または冠状断での脊柱変形の有無を評価する
（Fisher CG, et al. Spine（Phila Pa 1976）2010; 35: E1221-E1229. [220] を和訳して記載）

上に該当する，脊椎不安定性のある，またはその懸念がある症例では，脊椎外科医に外科的治療の要否につきコンサルトすべきであるとされている.

[※] Spinal Instability Neoplastic Score と記載されることも多いが，本項は原著論文[220] に従い，Spine Instability Neoplastic Score とした.

SPECT

臨床核医学で使用する装置は，単一光子放射型コンピュータ断層撮影（single photon emission computed tomography）を略して SPECT と呼ぶ.

ガンマカメラを人体の周りに回転させて，投影像から画像を再構成して断層像を得ることができる．ガンマカメラは垂直に飛び込むガンマ（γ）線だけを測定することができる.

コリメータ（小さな孔が稠密にあいている厚板）を通過して入射したガンマ線が検出器へ届き，ガンマ線の光子

1個1個のカメラへの入射位置とエネルギーを測定することができる.

SRE

痛み,病的骨折,脊髄圧迫,高カルシウム血症は,骨転移に伴う症状として代表的なものである.このうち,痛みを除く病的骨折,脊髄圧迫,さらにこれらに関連した放射線治療,外科手術を合わせた4つの事象(高カルシウム血症も含めることがある)をまとめて骨関連事象(skeletal related event:SRE)と称し,臨床研究のエンドポイントとして用いられる.SRE自体は統計学的指標として用いられる概念ではあったが,これまでの多くの臨床的検討からSREが患者の日常活動度(activities of daily living:ADL)や生活の質(quality of life:QOL)の低下,予後の悪化に大きく影響することが知られている.これらの点からSREの発現を予防,治療することは臨床的に意義あるものであり,骨転移の治療目標のひとつであると考えられている.

α線

α線はヘリウム原子核,β線は電子である.その大きさを考えれば想像できると思われるが,α線は圧倒的に線エネルギー付与が大きい放射線である.β線では仮にDNAにヒットしたとしても一本鎖にダメージを与える程度(直接DNAにヒットするよりも,電離作用により周囲に生じたフリーラジカルがDNA障害を与える割合が多いとされる)で,細胞は修復により生き延びる確率が大きい.一方α線は,その大きいエネルギーゆえに,DNAにヒットすると二重鎖切断を惹起するため細胞致死率が高い.また低酸素状態でもその効果は大きく損なわれない.さらに,細胞致死率が高いため,短時間に多くの細胞が障害を受けることによって血中内に抗原などが大量に流入することになるため,宿主がん免疫が強く発動され(アブスコパル効果と呼ばれる),その結果として治療効果が大きいと考えられている.α線は組織内飛程が数十μmと短くそのものが体外に出ないことに加え,α線核種から放出されるγ線は量的に微量である.これらの理由で,外来投与が可能である利点を有する.

アブスコパル効果

アブスコパル効果とは,放射線治療において放射線照射野外の病変の縮小効果が認められるまれな現象である[405].このメカニズムには免疫学的な機序が想定されており,免疫チェックポイント阻害薬(immune checkpoint inhibitor:ICI)を併用することで,この効果が増強されることが,まず悪性黒色腫症例で報告され,アブスコパル効果に関する基礎,臨床研究が進んでいる.今後,骨転移に対する放射線治療が適応となる症例について,ICIとの併用による効果増強に関するエビデンスが期待される.

がん遺伝子パネル検査

がん遺伝子パネル検査とは,患者検体を用いて発がんに関連する数百の遺伝子の構造解析を次世代シークエンサーを用いて行い,治療薬に紐づく遺伝子変異や変異パターンを明らかにする検査である.2019年6月から,標準治療が終了あるいは終了が見込まれる固形がん患者を対象に保険適用が認められ,現在は手術標本や生検検体から腫瘍由来DNAを単離して解析するFoundationOne® CDxがんゲノムプロファイル,OncoGuide™ NCC オンコパネルシステムのほか,全血から分離した血漿から抽出した遊離DNA(cfDNA)に含まれる腫瘍由来DNAを解析するFoundationOne® Liquid CDxがんゲノムプロファイルの3種類が保険で使用できる.

がんロコモ(がんとロコモティブシンドローム)

がん患者におけるロコモティブシンドロームに着目した「がんロコモ」[574]は「がん自体あるいはがんの治療によって運動器の障害が起きて移動機能が低下した状態」を示し,骨転移などの「がんによる運動器の問題」,長期臥床による筋力低下などの「がんの治療による運動器の問題」,そしてがん患者にもともと存在する「がんと併存する運動器疾患の問題」の3つの状態に分けられる.

がん患者が社会参加をしながら生活し,がん治療を継続するためには,運動機能が極めて重要であり,適切な運動器管理は不可欠といえる.実際にがん患者の運動機能が低下しており,運動機能の改善ががんの治療適応を広げるだけでなく,生命予後を向上させることが明らかになりつつある.

がん患者が「歩ける」状態を維持するがんロコモ対策に取り組むことで,QOLは向上し,「最期まで自分の足で歩ける」生活が実現する.

近年,人生の最期をどこでどのように迎えるかというQOD(quality of death/dying)が注目されている.QODは患者本人のみならず看取る周囲の家族のものでもある.がんロコモはQODの維持,向上にも大きな役割を果たす.

運動器診療は,がん診療に大きく貢献できるだけでなく,がん患者の運命,そしてがん診療のあり方を一変させる可能性を秘めている.

経皮的椎体形成術(骨セメント充填術)

脊椎の骨転移や骨腫瘍,骨粗鬆症が原因で生じる病的骨折や圧迫骨折の疼痛緩和を目的に経皮的なアプローチで行われる疼痛緩和治療法である.経皮的に刺入した針から骨セメントを病巣に充填する治療法で低侵襲に施行でき即効性の高い痛み緩和効果が期待できる.骨転移で

は疼痛緩和に難渋する体動時痛の緩和効果が高い．放射線治療や RFA などとの併用でより良好な治療効果も示されている．一方，骨セメントの骨外漏出で重篤な合併症である肺塞栓症や脊髄麻痺が生じることが報告されており，手技に習熟した医師による治療が勧められる．

高カルシウム血症

高カルシウム血症とは，正常域（10.2 mg/dL 以下）を超えて血清カルシウム値の上昇を示す病態一般をいうが，診断にあたっては，血清アルブミンが 4 g/dL 未満の場合には補正カルシウム濃度が用いられる．

補正カルシウム濃度（mg/dL）＝カルシウム濃度（mg/dL）＋（4－血清アルブミン濃度（g/dL））

血清カルシウム値が 12 mg/dL 以上では有症状のことが多く，疲労，傾眠，食欲不振，多尿などがみられ，高度の場合には意識障害なども生じうる．

悪性腫瘍に伴う高カルシウム血症では，骨転移などに伴う骨破壊に由来するものより（多発性骨髄腫，乳がん骨転移など），腫瘍由来の液性因子［副甲状腺ホルモン関連蛋白-C 末端（parathyroid hormone-related protein-C：PTHrP）］に由来するものが多い（肺がん，腎がんなど）．高カルシウム血症を疑えば診断は容易であり，リスクの高い疾患では，まず，この病態を念頭に置くことが重要である．

悪性腫瘍に伴う高カルシウム血症では，当然ながら悪性腫瘍の治療を行うことが重要であるが，なかでも緊急性の高カルシウム血症（血清カルシウム値 15 mg/dL 以上）の際などは，十分な補液，ビスホスホネート製剤，骨転移を有する場合のデノスマブの使用，カルシトニン製剤などの投与が必要となる．

骨代謝マーカー

［1CTP］

I 型コラーゲン C 末端テロペプチド（carboxyterminal telopeptide of type I collagen：1CTP）は，骨基質の蛋白質である I 型コラーゲンが骨吸収時に分解されて生じる C 末端部分のペプチドである．血中 1CTP 濃度は，骨吸収の程度を反映する指標と考えられており，骨吸収マーカーとして使用されている．

［BSAP］

骨型アルカリホスファターゼ（bone specific alkaline phosphatase：BSAP）は，骨組織の細胞膜に特異的に存在するアルカリホスファターゼである．BSAP 濃度は，骨形成が活発な状態のときに上昇する．骨形成マーカーとして使用されている．

［NTx］

I 型コラーゲン架橋 N テロペプチド（type I collagen cross-linked N-telopeptide：NTx）は，骨基質の蛋白質である I 型コラーゲンが骨吸収時に分解されて生じる N 末端部分のペプチドであり，尿中に排泄される．血中・尿中 NTx 濃度は骨吸収の程度をよく反映しており，骨吸収マーカーとして最もよく使用されている．

骨転移キャンサーボード

骨転移を有するがん患者に適切な治療を提供するために医療機関で開催される骨転移に特化したキャンサーボード．骨転移患者は集学的治療を必要とすることが多く，手術，放射線治療，薬物療法，緩和ケア，リハビリテーション医療など，それぞれの治療に携わる専門性の高い医師や放射線診断医，病理医，薬剤師，看護師，理学療法士，作業療法士などの医療提供者が職種を越えて集まり，骨転移患者の状態や治療方針について討議する．患者の社会背景や社会生活の維持，在宅復帰を含めた検討を行う場合は，医療ソーシャルワーカー（MSW）が参加することもある．

骨転移予後予測スコアリングシステム

骨転移に対する治療方針を決定するうえで，生命予後の見通し，骨転移巣の病的骨折のリスクについて正確な評価を行うことは極めて重要である．そのための予後予測ツールとして，種々のスコアリング法が提唱されている（表 4〜6）[95,575]．生命予後予測のためのシステムとして，徳橋，富田，片桐らのスコアリング法がある．徳橋スコアは，performance status（PS），脊椎転移数，脊椎以外の骨転移数，原発巣の種類，内臓転移の有無，麻痺の状態を点数化し予後を予測するものであり，新片桐スコアは，PS，原発巣の種類，内臓転移の有無，多発骨転移の有無，化学療法歴，検査データに基づく予後予測法である．一方，病的骨折のリスク評価法としては Mirels スコア（表 7，表 8）[192]が代表的である．これは，長管骨骨転移を，骨転移の部位，骨破壊の性状，大きさ，痛みの有無によりスコアリングし，骨折のリスク評価，予防的手術の適応決定に役立てるものである．BMA など骨転移に対する保存的治療の進歩に伴い，これらスコアリングシステムの内容や精度についても随時見直していく必要はあるが，多様な骨転移の治療法を一定の基準に基づいて検討・計画するうえでこれらスコアリングシステムの活用は重要である．

四肢長管骨骨転移の術式

四肢長管骨骨転移は病的骨折（切迫骨折を含む）を惹起し，その痛みと骨の不安定性から患者の QOL を著しく低下させる．骨折による痛みは，薬物療法や放射線治療では制御することが難しいことが多く，それ故手術の役割は大きい．手術は骨折の治療を主目的とし局所の根治性を求めない姑息的手術と，骨折の治療に加え転移巣の

表4　スコアリング法の比較

	徳橋（長管骨）		徳橋（脊椎）		富田（脊椎）	
原発巣	肺，肝，膵 腎，乳腺，前立腺，子宮 不明 甲状腺	0 1 1 2	肺，食道，胃，膀胱，膵，骨肉腫 肝，胆嚢，不明 その他 腎，子宮 直腸 乳腺，前立腺，甲状腺	0 1 2 3 4 5	slow moderate rapid	1 2 4
内臓転移	あり治療不可 あり治療可 なし	0 1 2	切除不能 切除可能 転移なし	0 1 2	なし treatable untreatable	0 2 4
骨転移個数	他の転移＞3 他の転移2まで 他の転移なし	0 1 2	脊椎3以上：0 2：1 1：2	0 1 2	solitary multiple	1 2
	PS 3～4 PS 2 PS 0～1	0 1 2	PS 3～4 PS 2 PS 0～1	0 1 2		
	病的骨折あり 切迫骨折	0 2	麻痺 Frankel AB* 麻痺 Frankel CD* 麻痺 Frankel E*	0 1 2		
			脊椎外骨転移数＞3 脊椎外骨転移数1～2 脊椎外骨転移数0	0 1 2		
	6～10：局所根治 3～5： 0～2：姑息緩和		12～15：切除 9～11：姑息 0～8：保存治療		2～3：wide, marginal 4～5：margical, intra 6～7：palliative 8～10：supportive	

*：表5参照

表5　Frankel 分類（1969）

A	Complete	完全麻痺（運動・知覚）
B	Sensory only	完全運動麻痺，知覚残存
C	Motor Useless	不完全運動麻痺（実用性なし）
D	Motor Useful	不完全運動麻痺（実用性あり，歩行可能）
E	Recovery	麻痺・膀胱直腸障害なし（反射異常のみ）

(Frankel HL. Paraplegia 1969; 7: 179-192.[575] より引用)

切除を行う根治的手術に大別される．姑息的手術では，骨折部の安定化を目的に骨セメントやプレート・髄内釘などが用いられる．一方で根治的手術は主に長期予後が見込める場合に適応となり，腫瘍切除後の患肢再建に腫瘍用人工関節を用いることが一般的だが，他にも様々な方法がある．

新規ホルモン薬

従来の内分泌療法としては性腺刺激ホルモン放出ホルモン（lutenizing hormone releasing hormone：LH-RH）アナログと非ステロイド性抗アンドロゲン薬が主に用いられていたが，2014年にエンザルタミド，アビラテロンという2種類の新規ホルモン薬が日本でも保険適用となり使用できるようになった．エンザルタミドはアンドロゲンの働きを従来の内分泌療法薬よりも強力に抑える作用を持ち，アビラテロンは CYP17 阻害によりアンドロゲン生成を阻害して前立腺がんの進行を抑えることができる．現在ではアパルタミド，ダロルタミドといった新規ホルモン薬も登場し，実臨床で使用可能である．

脊髄圧迫

脊椎転移において，病的骨折や腫瘍の骨外進展によって脊髄が圧迫されると，痛み，麻痺（運動，感覚），膀胱直腸障害などの症状を呈する．これを転移性脊髄圧迫（metastatic spinal cord compression：MSCC）と呼び，全担がん患者の10%前後に生じるとされている．MSCCは著明な QOL の低下を招く．脊髄麻痺の判定基準としては Frankel 分類が代表的である（表5）．脊髄圧迫により完全麻痺（Frankel 分類 A）を生じた場合，回復の golden time は一般に48時間以内とされるため，治療方針の決定には早急の判断を要する．

表6　新片桐スコア

	予後因子	スコア
	原発巣	
増殖の遅いもの	ホルモン依存性乳がん ホルモン依存性前立腺がん 甲状腺がん 多発性骨髄腫 悪性リンパ腫	0
中間のもの	分子標的治療薬で治療可能な肺がん ホルモン不応性乳がん ホルモン不応性前立腺がん 腎細胞がん 子宮内膜がん 卵巣がん 肉腫 その他	2
増殖の早いもの	分子標的治療薬で治療できない肺がん 結腸直腸がん 胃がん 膵がん 頭頸部がん 食道がん その他の泌尿器がん メラノーマ 肝細胞がん 胆嚢がん 子宮頸がん 原発不明がん	3
内臓転移	結節性の内臓転移や脳転移	1
	播種性転移（胸膜，腹膜，脳軟膜）	2
検査データ	異常（CRP ≧ 0.4 mg/dL，LDH ≧ 250 IU/L，血清 Alb ≦ 3.7 g/dL）	1
	重大な異常（Plt < 10^5/μL，血清 Ca ≧ 10.3 mg/dL，総 Bil ≧ 1.4 mg/dL）	2
ECOG PS	3 または 4	1
化学療法歴	あり	1
多発骨転移	あり	1
合計		10

スコア生存率は BQ 1 の表 1 参照
(Katagiri H, et al. Cancer Med 2014; 3: 1359-1367. [95]より引用)

表7　Scoring System for Predicting Pathological Fractures（Mirels 1989）

スコア	1	2	3
部位	上肢	下肢（大腿骨転子部以外）	大腿骨転子部周囲
痛み	Mild	Moderate	Functional
骨転移型	造骨型	混合型	溶骨型
病変の大きさ（横径に対する割合）	< 1/3	1/3 ～ 2/3	> 2/3

(Mirels H. Clin Orthop Relat Res 1989; 249: 256-264. [192]より引用)

表8　Recommended Treatment due to Total Scoring Points（Mirels 1989）

スコア合計	≦ 7	8	9 ≦
病的骨折危険度	≦ 5%	15%	33% ≦
推奨する治療法	保存的	予防的手術（内固定）を考慮する	予防的手術（内固定）

(Mirels H. Clin Orthop Relat Res 1989; 249: 256-264. [192]より引用)

脊椎体幹部定位放射線治療

脊椎転移に対する体幹部定位放射線治療は、定位放射線治療技術と強度変調放射線治療技術を組み合わせ、脊髄の線量を低減しつつ、脊椎転移に対し脊髄の耐容線量を超える高線量を照射する技術である。実施には治療計画用 MRI の撮像や固定具の作製が必須となる。2020 年 4 月から保険収載された。

切迫骨折

骨強度の著しい低下によって病的骨折を今にも起こしそうな状態は、切迫骨折（impending fracture）と呼ばれる。長管骨における病的骨折のリスク因子としては、痛みや皮質の 50% 以上の骨破壊などがあげられる。代表的な病的骨折の予測診断基準として Mirels スコアがある（表7、表8）。脊椎については、椎体圧潰のリスク因子として、種市らは肋椎関節と椎弓根の破壊（胸腰椎）、椎体腫瘍占拠率の上昇（胸椎 50〜60%、腰椎 35〜40%）を、高橋らは胸椎の側屈変形（angulation sign）と椎弓根破壊（pedicle sign）をあげている。近年、CT を用いた定量的な病的骨折予測が勧められており、施設によっては先進医療での検査が可能である。

鎮痛補助薬

がん疼痛の薬物療法に関するガイドライン[62]では、鎮痛補助薬を、主たる薬理作用には鎮痛作用を有しないが、鎮痛薬と併用することにより鎮痛効果を高め、特定の状況下で鎮痛効果を示す薬剤であると定義している。主要な薬剤として抗うつ薬、抗けいれん薬、抗不整脈薬、NMDA（N-メチル-D-アスパラギン酸）受容体拮抗薬、コルチコステロイドなどが含まれる。

デノスマブ

デノスマブは RANKL に対するヒト型 IgG2 モノクローナル抗体である。ヒト RANKL に高い親和性をもって特異的に結合し、RANK の活性化を阻害する。その結果、破骨細胞による骨吸収が低下し骨転移に伴う骨破壊を抑制すると考えられている。基礎研究においては乳がん、前立腺がん、肺がんの細胞株を用いたマウス骨転移モデルを用いた実験で RANKL の阻害により溶骨型病変面積の進展は有意に抑制された。市販されている製剤は多発性骨髄腫による骨病変および固形がん骨転移による骨病変に対して適応を有し、通常、成人には 120 mg を 4 週に 1 回皮下投与する（日本では、高カルシウム血症への適用はない）。一部のがんでは、ビスホスホネートに効果が勝る可能性がある。主な副作用として低カルシウム血症と顎骨壊死があり、500 mg のカルシウムおよび 400 IU の天然型ビタミン D 製剤投与と口腔衛生管理が必要である。ビスホスホネートに比べ、腎機能障害に対する減量などの対応は不要であるが、クレアチニンクリアランス値が 30 mL/min 未満の重度腎疾患患者および透析の必要な末期腎不全患者の安全性は不明である。

転移性脊椎腫瘍の術式

転移性脊椎腫瘍の術式は麻痺や痛みの改善を目的とした姑息的手術と長期予後が見込める症例に対する局所根治術に大別される。前者としては後方除圧（固定）術が主に行われる。後方より脊髄を圧迫している腫瘍を可能な限り摘出し、除圧を図り、不安定性を認める場合は instrument による固定を追加する術式である。後者としては腫瘍脊椎骨全摘術（total *en bloc* spondylectomy：TES）が行われる。これは骨転移を有する脊椎骨を周囲の健常組織と一塊に切除する術式である。TES の適応症例は限られるが、術式としての専門性が非常に高く、日本での施行可能施設は限定されている。

内固定

骨折を整復し金属で固定する手術のこと。プレートと髄内釘が代表的な内固定具としてあげられる。切迫骨折に対しては予防的に行う。病的骨折が完全骨折で骨癒合が得られない場合は、インプラントの折損など固定破綻が起こりうる。

内照射療法

治療用放射線（α 線、β 線など）放出核種の体内投与で病巣に放射線を照射することによって効果を得る治療法のことである。病巣集積選択性を有しているので、広義に分子標的治療薬の性質を有する。1 回静注により全身の病巣部位を対処可能であることが大きな利点である。γ 線を放出しないか、あるいは少量しか放出しない核種を用いた場合には、公衆被ばくが軽微であるため外来での加療が可能である。本ガイドラインに記載したストロンチウム-89 は β 線核種、ラジウム-223 は α 線核種であり、いずれも外来投与が可能である。内照射療法の主たる毒性は、骨髄に対するものである。いずれもカルシウムと同族体であり、骨シンチグラフィーに用いられる放射性医薬品と同様に、骨転移巣における骨改変部に高い集積性を示す。ストロンチウム-89 による痛み緩和は、集積部位周囲の腫瘍細胞、破骨細胞、骨芽細胞、炎症細胞などが脱落することによる複数の機序により得られると考えられている。

廃用症候群

概して、廃用症候群（disuse syndrome）は長期・安静・臥床の結果として発生するとイメージされている。安静による不動や不活発による症候や、継続的臥床によ

り重力刺激減少による症候が発生するが，発生までの時間的長さは，褥瘡の場合は2時間程度で発生し，骨粗鬆症や深部静脈血栓症は一晩（8時間程度）で発生する．関節拘縮は3日程度で小さな関節から発生し，筋力低下は1日1%，1週間で10%程度低下するとされている．このように発生時間からみると，必ずしも長期とはいえず，実際には1〜2日程度と考えるべきである．廃用性精神症状である失見当は4週間程度で発生するとの説がある．なお，英語論文では disuse syndrome よりも 身体機能の全体的低下を示す deconditioning の使用が多い．

ビスホスホネート

ビスホスホネートは，基本骨格にP-C-P構造を持つ．側鎖に窒素を含まないもの（エチドロン酸）と，窒素を含むもの（パミドロン酸，アレンドロン酸，リセドロン酸，ミノドロン酸，ゾレドロン酸）に分類され，骨吸収阻害作用は後者のほうが強い．

ビスホスホネートは骨吸収を抑制する薬剤で，骨粗鬆症，Paget病，高カルシウム血症に加えて，悪性腫瘍の骨転移の治療に使用される．

経口投与されたビスホスホネートのバイオアベイラビリティは極めて低く，その1〜5%しか吸収されない．経口もしくは経静脈投与され血中に入ったビスホスホネートの約70%は腎臓から排泄され，血中半減期は約1時間と短い．一方，残りの約30%はハイドロキシアパタイトと結合して骨表面に沈着し，長時間体内にとどまる．破骨細胞が骨を吸収する際に付着したビスホスホネートが取り込まれると，破骨細胞が骨に接着するのに必要な波状縁（ruffled border）の形成や骨吸収に必要なプロトンの産生が阻害される．また，破骨細胞のアポトーシスが誘導される．その結果，破骨細胞による骨吸収が抑制される．

副作用として，一過性の発熱，骨痛などの感冒様症状が出現することがある．初回投与後に多く，2〜3日で自然に軽快する．ビスホスホネートにより tumor necrosis factor α（TNF-α）の産生が亢進するためと推測されている．腎機能障害時は排泄が遅延するため，減量および投与速度を遅くする必要がある（ただし，高カルシウム血症への適用の場合，一般に減量せず投与する）．最も問題となる副作用は，急性期反応（投与3日以内の発熱，倦怠感，骨痛），急性腎障害，低カルシウム血症，ONJ，大腿骨転子下などの非定型骨折である．そのなかでもONJは，ビスホスホネートの投与期間が長い場合，経口薬より静注薬を投与されている場合に多く発症する．歯周疾患など顎骨の炎症が主な原因と考えられ，抜歯など侵襲的な歯科処置のあとに出現することが多い．有効な予防法および治療法は確立していないが，ビスホスホネート治療前から治療中，治療後まで継続的な口腔ケアが重要である．

放射性医薬品による治療に関する用語について

放射性医薬品（放射性アイソトープ標識化合物）を体内に投与し，その特異的病巣集積による放射線照射に基づく治療を示す用語には，内用療法，内照射療法，核医学治療と種々あり，現状では統一されていない．英語表記でも，internal radiotherapy，radionuclide therapy，targeted radionuclide therapy など複数の用語が存在する．内用療法あるいは内照射療法という用語が長く用いられてきたが，厚生労働省から近年発出された種々の文書では，核医学治療という用語で記載されることが多くなっている．将来的には，いずれかの用語に収斂されることと考えられるも．各論的には，用いる分子によって，抗体では放射免疫療法（radioimmunotherapy），ソマトスタチン受容体を標的とした神経内分泌腫瘍の治療はペプチド受容体放射性核種療法（peptide receptor radionuclide therapy：PRRT），α線を用いるものは標的α線治療（targeted alpha therapy：TAT）と呼称される．

昨今，同一分子を診断用核種と治療用核種で入れ替えて標識することにより，いわゆる分子標的診断と分子標的治療を組み合わせて診断から治療へシームレスに実施する概念として theranostics（あるいは theragnostics）という用語が国際的に用いられるようになっている．これは therapeutics と diagnostics を掛け合わせた造語である．日本でも，セラノースティクスとして，核医学・放射線領域では広く認知されるようになっている．

リハビリテーション医療

これまで国家資格を有するリハビリテーション専門職（理学療法士・作業療法士法；1965年）によらない簡易な身体活動的介入としての運動や作業は「リハ」もしくは「リハビリ」と通称されてきた．しかしながら21世紀の今日，臨床場面ではリハビリテーション専門職による計画的介入が拡大していることを踏まえ「リハビリテーション医療」に統一することとした．これには，旧来からの医学的リハビリテーションとしての理学療法（運動療法・エクササイズ・トレーニング）や作業療法（身体活動・作業活動）を含むが，受動的アプローチとしてのマッサージや鍼灸は含まれない．

文 献

1) Minds 診療ガイドライン作成マニュアル編集委員会（編）. Minds 診療ガイドライン作成マニュアル 2020 ver3.0. 日本医療機能評価機構. 東京, 2021.

2) Huang JF, Shen J, Li XHuang F-F, et al. Incidence of patients with bone metastases at diagnosis of solid tumors in adults: a large population-based study. Ann Transl Med 2020; 8: 482-496.

3) Svensson E, Christiansen CF, Ulrichsen SP, et al. Survival after bone metastasis by primary cancer type: a Danish population-based cohort study. BMJ Open 2017; 7: e016022.

4) 森脇昭介ほか. 癌の骨（髄）転移の病理形態と問題点. 病理と臨床 1999; 17: 28-34.

5) 日本整形外科学会骨軟部腫瘍委員会（編）. 全国骨腫瘍登録一覧表 平成 30 年度.

6) 日本整形外科学会骨軟部腫瘍委員会（編）. 全国骨腫瘍登録一覧表 令和元年度.

7) Hong S, Youk T, Lee SJ, et al. Bone metastasis and skeletal-related events in patients with solid cancer: A Korean nationwide health insurance database study. PLoS One 2020; 15: e0234927.

8) 森脇昭介. 骨転移の病理—基礎と臨床のはざまで. 杏林書院. 東京, 2009.

9) Batson OV. The function of the vertebral veins and their role in the spread of metastases. Ann Surg 1940; 112: 138-149.

10) Yamaguchi T. Intertrabecular vertebral metastases: metastases only detectable on MR imaging. Semin Musculoskelet Radiol 2001; 5: 171-175.

11) 山口岳彦. 脊椎転移の臨床病理学的特徴—画像診断の信頼性を中心に. 整形外科 2010; 61: 893-897.

12) Yamaguchi T, Tamai K, Yamato M, et al. Intertrabecular pattern of tumors metastatic to bone. Cancer 1996; 78: 1388-1394.

13) 山口岳彦. 造骨性と溶骨性骨転移—組織像から見た骨折リスク. がん患者の運動器疾患の診かた. 森岡秀夫, 河野博隆（編）, 中外医学社. 東京, 2019: p.76-82.

14) 吉田朗彦. 原発不明癌の診断. 免疫組織化学—実践的な診断・治療方針決定のために. 病理と臨床 2020; 38（臨増）: 397-404.

15) Jarcho S. Diffusely infiltrative carcinoma: a hitherto undesrcribed correlation of several varieties of tumor metastasis. Arch Pathol 1936; 22: 674-696.

16) 林 英夫, 春山春枝, 江村芳文ほか. 播種性骨髄癌症—転移癌の一病型としての考察ならびに microangiopathic hemolytic anemia または disseminated intravascular coagulation との関連について. 癌の臨床 1979; 25: 329-343.

17) Mundy GR. Metastasis to bone: causes, consequences and therapeutic opportunities. Nat Rev Cancer 2002; 2: 584-593.

18) Braun S, Vogl FD, Naume B, et al. A pooled analysis of bone marrow micrometastasis in breast cancer. N Engl J Med 2005; 353: 793-802.

19) Satcher RL, Zhang XHF. Evolving cancer-niche interactions and therapeutic targets during bone metastasis. Nat Rev Cancer 2022; 22: 85-101.

20) Yoneda T, Hiraga T. Crosstalk between cancer cells and bone microenvironment in bone metastasis. Biochem Biophys Res Commun 2005; 328: 679-687.

21) Tian E, Zhan F, Walker R, et al. The role of the Wnt-signaling antagonist DKK1 in the development of osteolytic lesions in multiple myeloma. N Engl J Med 2003; 349: 2483-2494.

22) Yonou H, Aoyagi Y, Kanomata N, et al. Prostate-specific antigen induces osteoplastic changes by an autonomous mechanism. Biochem Biophys Res Commun 2001; 289: 1082-1087.

23) Coleman RE. Bisphosphonates: clinical experience. Oncologist 2004; 9: 14-27.

24) Coleman RE. Clinical features of metastatic bone disease and risk of skeletal morbidity. Clin Cancer Res 2006; 12: 6243s-6249s.

25) 山下英樹, 尾崎まり, 遠藤宏治ほか. 剖検例における固形がんの骨転移頻度の検討. 整形外科と災害外科 2003; 52: 742-745.

26) Ursavas A, Karadag M, Uzaslan E, et al. Can clinical factors be determinants of bone metastases in non-small cell lung cancer? Ann Thorac Med 2007; 2 (1): 9-13.

27) Hopkins GB, Kristensen AB, Campbell CG. Skeletal scintigraphy: the use of technetium 99M-labeled complexes in the detection of early osseous involvement by metastatic tumors. West J Med 1974; 120: 448-451.

28) Stewart AF. Clinical practice. Hypercalcemia associated with cancer. N Engl J Med 2005; 352: 373-379.

29) Goldner W. Cancer-related hypercalcemia. J Oncol Pract 2016; 12: 426-432.

30) Demers LM, Costa L, Lipton A. Biochemical markers and skeletal metastases. Cancer 2000; 88 (12 Suppl): 2919-2926.

31) Rybak LD, Rosenthal DI. Radiological imaging for the diagnosis of bone metastases. Q J Nucl Med 2001; 45: 53-64.

32) Even-Sapir E, Metser U, Mihsani E, et al. The detection of bone metastases in patients with high-risk prostate cancer: ^{99m}Tc-MDP planar bone scintigraphy, single- and multi-field-of-view SPECT, ^{18}F-fluoride PET, and ^{18}F-fluoride PET/CT. J Nucl Med 2006; 47: 287-297.

33) Tateishi U, Morita S, Taguri M, et al. A meta-analysis of ^{18}F-Fluoride positron emission tomography for assessment of metastatic bone tumor. Ann Nucl Med 2010; 24: 523-531.

34) Tateishi U. Prostate-specific membrane antigen (PSMA)-ligand positron emission tomography and radioligand therapy (RLT) of prostate cancer. Jpn J Clin Oncol 2020; 50: 349-356.

35) Ratasvuori M, Wedin R, Keller J, et al. Insight opinion to surgically treated metastatic bone disease：Scandinavian Sarcoma Group Skeletal Metastasis Registry report of 1195 operated skeletal metastasis. Surg Oncol 2013; 22: 132-138.

36) Ripamonti CI, Santini D, Maranzano E, et al; ESMO Guidelines Working Group. Management of cancer pain: ESMO Clinical Practice Guidelines. Ann Oncol 2012; 23 (Suppl 7): vii139-vii154.

37) Chow E, van der Linden YM, Roos D, et al. Single versus multiple fractions of repeat radiation for painful bone metastases: a randomised, controlled, non-inferiority trial. Lancet Oncol 2014; 15: 164-171.

38) Loblaw DA, Mitera G, Ford M, Laperriere NJ. A 2011 updated systematic review and clinical practice guideline for the man-

agement of malignant extradural spinal cord compression. Int J Radiat Oncol Biol Phys 2012; **84**: 312-317.

39) Patchell RA, Tibbs PA, Regine WF, et al. Direct decompressive surgical resection in the treatment of spinal cord compression caused by metastatic cancer: a randomised trial. Lancet 2005; **366**: 643-648.

40) The treatment of metastatic carcinoma and myeloma of the femur: clinical practice guideline.
＜mbd-cpg-amended (msts.org)＞

41) Oh E, Seo SW, Yoon YC, et al. Prediction of pathologic femoral fractures in patients with lung cancer using machine learning algorithms: Comparison of computed tomography-based radiological features with clinical features versus without clinical features. J Orthop Surg (Hong Kong) 2017; **25**: 2309499017716243.

42) van der Linden YM, Kroon HM, Dijkstra SP, et al; Dutch Bone Metastasis Study Group. Simple radiographic parameter predicts fracturing in metastatic femoral bone lesions: results from a randomised trial. Radiother Oncol 2003; **69**: 21-31.

43) Townsend PW. Role of postoperative radiation therapy after stabilization of fractures caused by metastatic disease. Int J Radiat Oncol Biol Phys 1995; **31**: 43-49.

44) Scheid V, Buzdar AU, Smith TL, et al. Clinical course of breast cancer patients with osseous metastasis treated with combination chemotherapy. Cancer 1986; **58**: 2589-2593.

45) Abrams JS, Vena DA, Baltz J, et al. Paclitaxel activity in heavily pretreated breast cancer: A National Cancer Institute Treatment Referral Center trial. J Clin Oncol 1995; **13**: 2056-2065.

46) Ciray I, Lindman H, Aström KG, et al. Early response of breast cancer bone metastases to chemotherapy evaluated with MR imaging. Acta Radiol 2001; **42**: 198-206.

47) Tokito T, Shukuya T, Akamatsu H, et al. Efficacy of bevacizumab-containing chemotherapy for non-squamous non-small cell lung cancer with bone metastases. Cancer Chemother Pharmacol 2013; **71**: 1493-1498.

48) Loibl S, Poortmans P, Morrow M, et al. Breast cancer. Lancet 2021; **397**: 1750-1769.

49) Fizazi K, Tran N, Fein L, et al. Abiraterone plus Prednisone in Metastatic, Castration-Sensitive Prostate Cancer. N Engl J Med 2017; **377**: 352-360.

50) Davis ID, Martin AJ, Stockler MR, et al. Enzalutamide with Standard First-Line Therapy in Metastatic Prostate Cancer. N Engl J Med 2019; **381**: 121-131.

51) Chi KN, Agarwal N, Bjartell A, et al. Apalutamide for Metastatic, Castration-Sensitive Prostate Cancer. N Engl J Med 2019; **381**: 13-24.

52) Fleisch H. Bisphosphonates: mechanisms of action. Endocrine Rev 1998; **19**: 80-100.

53) Van Acker HH, Anguille S, Willemen Y, et al. Bisphosphonates for cancer treatment: mechanisms of action and lessons from clinical trials. Pharmacol Ther 2016; **158**: 24-40.

54) Cadieux B, Coleman R, Jafarinasabian P, et al. Experience with denosumab (XGEVA®) for prevention of skeletal-related events in the 10 years after approval. J Bone Oncol 2022; **33**: 100416.

55) Domchek SM, Younger J, Finkelstein DM, Seiden MV. Predictors of skeletal complications in patients with metastatic breast carcinoma. Cancer 2000; **89**: 363-368.

56) Himelstein AL, Foster JC, Khatcheressian JL, et al. Effect of Longer-Interval vs Standard Dosing of Zoledronic Acid on Skeletal Events in Patients with Bone Metastases: A Randomized Clinical Trial. JAMA 2017; **317**: 48-58.

57) Yarom N, Shapiro CL, Peterson DE, et al. Medication-Related Osteonecrosis of the Jaw: MASCC/ISOO/ASCO Clinical Practice Guideline. J Clin Oncol 2019; **37**: 2270.

58) Body JJ, von Moos R, Niepel D, Tombal B. Hypocalcaemia in patients with prostate cancer treated with a bisphosphonate or denosumab: prevention supports treatment completion. BMC Urol 2018; **18**: 81.

59) Bamias A, Kastritis E, Bamia C, et al. Osteonecrosis of the jaw in cancer after treatment with bisphosphonates: incidence and risk factors. J Clin Oncol 2005; **23**: 8580-8587.

60) Ruggiero SL, Dodson TB, Assael LA, et al; American Association of Oral and Maxillofacial Surgeons. American Association of Oral and Maxillofacial Surgeons position paper on bisphosphonate-related osteonecrosis of the jaws--2009 update. J Oral Maxillofac Surg 2009; **67** (5 Suppl): 2-12.

61) Alzahrani M, Stober C, Liu M, et al. Symptomatic skeletal-related events in patients receiving longer term bone-modifying agents for bone metastases from breast and castration resistant prostate cancers. Support Care Cancer 2022; **30**: 3977-3984.

62) 日本緩和医療学会（編）．がん疼痛の薬物療法に関するガイドライン 2020 年版．金原出版，東京，2020.

63) Fallon M, Giusti R, Aielli F, et al. Management of cancer pain in adult patients: ESMO Clinical Practice Guidelines. Ann Oncol 2018; **29** (Suppl 4): iv166-iv191.

64) Davies AN, Dickman A, Reid CR, et al. The management of cancer-related breakthrough pain: recommendations of a task group of the Science Committee of the Association for Palliative Medicine of Great Britain and Ireland. Eur J Pain 2009; **13**: 331-338.

65) 安部能成．がん緩和ケア領域における医学的リハビリテーションの臨床課題と対応策．日本臨床麻酔学会誌 2008; **28**; 907-916.

66) 岩瀬 哲．緩和ケアからみたロコモティブシンドローム．Loco Cure 2019; **5**; 34-37.

67) Abe K, Okamura H. Development of a method for transferring paraplegic patients with advanced cancer from the bed to the wheelchair. J Palliat Med 2016; **19**: 656-660.

68) 三浦恵美子．骨転移患者の看護．運動器マネジメントが患者の生活を変える！がんの骨転移ナビ，有賀悦子ほか（監修），医学書院，東京，2016: p.199-203.

69) 木村智樹ほか．緩和—III．緊急照射．放射線治療計画ガイドライン 2020 年版，日本放射線腫瘍学会（編），金原出版，東京，2020: p.396-401.

70) 黒澤亮子．特集 進行・再発がん患者へのケア—骨転移のある患者のケア〜ADL 制限と活動のバランスを取りながら〜．がん看護 2021; **26**: 214-218.

71) European Working Group on Sarcopenia in Older People. Sarcopenia. European consensus on definition and diagnosis: report of the European Working Group on Sarcopenia in Older People. Age Aging 2010; **39**: 412-423.

72) 荒井秀典．フレイル・サルコペニア．日本内科学会雑誌 2018; **107**: 2444-2450.

73) Milgrom DP, Lad NL, Koniaris LG, Zimmers TA. Bone pain and muscle weakness in cancer patients. Curr Osteoporos Rep

2017; **15**: 76-87.

74) Chambard L, Girard N, Ollier E, et al. Bone, muscle, and metabolic parameters predict survival in patients with synchronous bone metastases from lung cancer. Bone 2018; **108**: 202-209.

75) Dohzono S, Sasaoka R, Takamatsu K, et al. Low paravertebral muscle mass in patients with bone metastases from lung cancer is associated with poor prognosis. Support Care Cancer 2020; **28**: 389-394.

76) Bijlsma AY, Meskers MCG, Molendijk M, et al. Diagnostic measures for sarcopenia and bone mineral density. Osteoporos Int 2013; **24**: 2681-2691.

77) Ning H-T, Du Y, Zhao L-J, et al. Racial and gender differences in the relationship between sarcopenia and bone mineral density among older adults. Osteoporos Int 2021; **32**: 841-851.

78) Waning DL, Guise TA. Molecular mechanism of bone metastasis and associated muscle weakness. Clin Cancer Res 2014; **20**: 3071-3077.

79) Mathis KM, Sturgeon KM, Winkels RM, et al. Bone resorption and bone metastasis risk. Med Hypotheses 2018; **118**: 36-41.

80) Nørgaard M, Jensen AØ, Jacobsen JB, et al. Skeletal related events, bone metastasis and survival of prostate cancer: a population based cohort study in Denmark (1999 to 2007). J Urol 2010; **184**: 162-167.

81) Yong M, Jensen AÖ, Jacobsen JB, et al. Survival in breast cancer patients with bone metastases and skeletal-related events: a population-based cohort study in Denmark (1999-2007). Breast Cancer Res Treat 2011; **129**: 495-503.

82) Sathiakumar N, Delzell E, Morrisey MA, et al. Mortality following bone metastasis and skeletal-related events among men with prostate cancer: a population-based analysis of US Medicare beneficiaries, 1999-2006. Prostate Cancer Prostatic Dis 2011; **14**: 177-183.

83) Harries M, Taylor A, Holmberg L, et al. Incidence of bone metastases and survival after a diagnosis of bone metastases in breast cancer patients. Cancer Epidemiol 2014; **38**: 427-434.

84) Jacobson AF, Shapiro CL, Van den Abbeele AD, et al. Prognostic significance of the number of bone scan abnormalities at the time of initial bone metastatic recurrence in breast carcinoma. Cancer 2001; **91**: 17-24.

85) James JJ, Evans AJ, Pinder SE, et al. Bone metastases from breast carcinoma: histopathological - radiological correlations and prognostic features. Br J Cancer 2003; **89**: 660-665.

86) Kanthan R, Loewy J, Kanthan SC. Skeletal metastases in colorectal carcinomas. Dis Colon Rectum 1999; **42**: 1592-1597.

87) Turkoz FP, Solak M, Kilickap S, et al. Bone metastasis from gastric cancer: the incidence, clinicopathological features, and influence on survival. J Gastric Cancer 2014; **14**: 164-172.

88) Fujimoto D, Ueda H, Shimizu R, et al. Features and prognostic impact of distant metastasis in patients with stage IV lung adenocarcinoma harboring EGFR mutations: importance of bone metastasis. Clin Exp Metastasis 2014; **31**: 543-551.

89) McKay RR, Lin X, Perkins JJ, et al. Prognostic significance of bone metastases and bisphosphonate therapy in patients with renal cell carcinoma. Eur Urol 2014; **66**: 502-509.

90) Kodaira M, Takahashi S, Yamada S, et al. Bone metastasis and poor performance status are prognostic factors for survival of carcinoma of unknown primary site in patients treated with systematic chemotherapy. Ann Oncol 2010; **21**: 1163-1167.

91) Cao X, Han Y, He L, et al. Risk subset of the survival for nasopharyngeal carcinoma patients with bone metastases: who will benefit from combined treatment? Oral Oncol 2010; **47**: 747-752.

92) Sehouli J, Olschewski J, Schotters V, et al. Prognostic role of early versus late onset of bone metastasis in patients with carcinoma of the ovary, peritoneum and fallopian tube. Ann Oncol 2013; **24**: 3024-3028.

93) Lei W, Yi-Ze L, Jing Z, et al. Clinical analysis of bone metastasis of gastric cancer: incidence, clinicopathological features and survival. Future Oncol 2019; **15**: 2241-2249.

94) Scharf M, Petry V, Daniel H, et al. Bone Metastases in Patients with Neuroendocrine Neoplasm: Frequency and Clinical, Therapeutic, and Prognostic Relevance. Neuroendocrinology 2018; **106**: 30-37.

95) Katagiri H, Okada R, Takagi T, et al. New prognostic factors and scoring system for patients with skeletal metastasis. Cancer Med 2014; **3**: 1359-1367.

96) Rades D, Bartscht T, Janssen S, et al. Forecasting Survival Probabilities After Radiotherapy of Metastatic Epidural Spinal Cord Compression from Colorectal Cancer in the Elderly. Anticancer Res 2016; **36**: 1829-1833.

97) Yang X-G, Han Y, Wang F, et al. Is Ambulatory Status a Prognostic Factor of Survival in Patients with Spinal Metastases? An Exploratory Meta-analysis. Orthop Surg 2018; **10**: 173-180.

98) Rades D, Conde-Moreno AJ, Cacicedo J, et al. Metastatic Spinal Cord Compression: A Survival Score Particularly Developed for Elderly Prostate Cancer Patients. Anticancer Res 2015; **35**: 6189-6192.

99) Kawamura H, Yamaguchi T, Yano Y, et al. Characteristics and Prognostic Factors of Bone Metastasis in Patients With Colorectal Cancer. Dis Colon Rectum 2018; **61**: 673-678.

100) da Silva GT, Bergmann A, Thuler LCS, et al. Impact of Symptomatic Metastatic Spinal Cord Compression on Survival of Patients with Non-Small-Cell Lung Cancer. World Neurosu 2017; **108**: 698-704.

101) Fizazi K, Massard C, Smith M, et al. Bone-related Parameters are the Main Prognostic Factors for Overall Survival in Men with Bone Metastases from Castration-resistant Prostate Cancer. Eur Urol 2015; **68**: 42-50.

102) Parker C, Nilsson S, Heinrich D, et al. Alpha Emitter Radium-223 and Survival in Metastatic Prostate Cancer. N Engl J Med 2013; **369**: 213-223.

103) Pan Y, Jin H, Chen W, et al. Docetaxel with or without zoledronic acid for castration-resistant prostate cancer. Int Urol Nephrol 2014; **46**: 2319-2326.

104) Fizazi K, Scher HI, Miller K, et al. Effect of enzalutamide on time to first skeletal-related event, pain, and quality of life in men with castration-resistant prostate cancer. Lancet Oncol 2014; **15**: 1147-1156.

105) Udagawa H, Niho S, Kirita K, et al. Impact of denosumab use on the survival of untreated non-squamous non-small cell lung cancer patients with bone metastases. J Cancer Res Clin Oncol 2017; **143**: 1075-1082.

106) Wu D, Lima CJG, Moreau SL, et al. Improved Survival After Multimodal Approach with 131 I Treatment in Patients with Bone Metastases Secondary to Differentiated Thyroid Cancer. Thyroid 2019; **29**: 971-978.

107) Shibata H, Kato S, Sekine I, et al. Diagnosis and treatment of bone metastasis: comprehensive guideline of the Japanese Society

of Medical Oncology, Japanese Orthopedic Association, Japanese Urological Association, and Japanese Society for Radiation Oncology. ESMO Open 2016; **1**: e000037.

108） Lipton A, Theriault RL, Hortobagyi GN, et al. Pamidronate prevents skeletal complications and is effective palliative treatment in women with breast carcinoma and osteolytic bone metastases: long term follow-up of two randomized, placebo-controlled trials. Cancer 2000; **88**: 1082-1090.

109） Saad F, Gleason DM, Murray R, et al. Long-term efficacy of zoledronic acid for the prevention of skeletal complications in patients with metastatic hormone-refractory prostate cancer. J Natl Cancer Inst 2004; **96**: 879-882.

110） Rosen LS, Gordon D, Tchekmedyian NS, et al. Long-term efficacy and safety of zoledronic acid in the treatment of skeletal metastases in patients with nonsmall cell lung carcinoma and other solid tumors: a randomized, Phase III, double-blind, placebo-controlled trial. Cancer 2004; **100**: 2613-2621.

111） Metastatic spinal cord compression in adults: risk assessment, diagnosis and management (nice.org.uk)

112） National Institute for Health and Care Excellence. Metastatic spinal cord compression: diagnosis and management of patients at risk of or with metastatic spinal cord compression. Full guideline. 2008. www.nice.org.uk/guidance/cg75/evidence/full-guideline-242052589.

113） Suarez-Almazor ME, Belseck E, Russell AS, et al. Use of lumbar radiographs for the early diagnosis of low back pain. Proposed guidelines would increase utilization. JAMA 1997; **277**: 1782-1786.

114） Vecht CJ, Haaxma-Reiche H, van Putten WL, et al. Initial bolus of conventional versus high-dose dexamethasone in metastatic spinal cord compression. Neurology 1989; **39**: 1255-1257.

115） Guise TA, Wysolmerski JJ. Cancer-associated hypercalcemia. N Engl J Med 2022; **386**: 1443-1451.

116） Boikos SA, Hammers H-J. Denosumab for the treatment of bisphosphonate-refractory hypercalcemia. J Clin Oncol 2012; **30**: e299.

117） Hu MI, Glezerman I, Leboulleux S, et al. Denosumab for patients with persistent or relapsed hypercalcemia of malignancy despite recent bisphosphonate treatment. J Natl Cancer Inst 2013; **105**: 1417-1420.

118） Yang HL, Liu T, Wang XM, et al. Diagnosis of bone metastases: a meta-analysis comparing ¹⁸FDG PET, CT, MRI and bone scintigraphy. Eur Radiol 2011; **21**: 2604-2617.

119） Colleen MC, Hubert HC, Beth AC, et al. Bone Windows for Distinguishing Malignant from Benign Primary Bone Tumors on FDG PET/CT. J Cancer 2013; **4**: 524-530.

120） Daniel FT, Michael T, Marius EM, et al. Rapid Detection of Bone Metastasis at Thoracoabdominal CT: Accuracy and Efficiency of a New Visualization Algorithm. Radiology 2014; **270**: 825-833.

121） Yamaguchi T. Intertrabecular vertebral metastases: metastases only detectable on MR imaging. Semin Musculoskelet Radiol 2001; **5**: 171-175.

122） Yamaguchi T, Tamai K, Yamato M, et al. Intertrabecular pattern of tumors metastatic to bone. Cancer 1996; **78**: 1388-1394.

123） Wu LM, Gu HY, Zheng J, et al. Diagnostic value of whole-body magnetic resonance imaging for bone metastases: a systematic review and meta-analysis [published correction appears in J Magn Reson Imaging 2012; **36**: 756]. J Magn Reson Imaging 2011; **34**: 128-135.

124） Duo J, Han X, Zhang L, et al. Comparison of FDG PET/CT and gadolinium-enhanced MRI for the detection of bone metastases in patients with cancer: a meta-analysis. Clin Nucl Med 2013; **38**: 343-348.

125） Papageorgiou I, Dvorak J, Cosma I, et al. Whole-body MRI: a powerful alternative to bone scan for bone marrow staging without radiation and gadolinium enhancer. Clin Transl Oncol 2020; **22**: 1321-1328.

126） Palmedo H, Marx C, Ebert A, et al. Whole-body SPECT/CT for bone scintigraphy: diagnostic value and effect on patient management in oncological patients. Eur J Nucl Med Mol Imaging **2014;** 41: 59-67.

127） Connie YC, Corey MG, F Joseph FS, et al. Comparison of the diagnostic accuracy of 99 m-Tc-MDP bone scintigraphy and 18 F-FDG PET/CT for the detection of skeletal metastases. Acta Radiol 2016; **57**: 58-65.

128） Flavian T, Mario J, Niklaus S. Quantitative bone SPECT/CT: high specificity for identification of prostate cancer bone metastases. BMC Musculoskelet Disord 2019; **20**: 619.

129） Ota N, Kato K, S Iwano, et al. Comparison of ¹⁸F-fluoride PET/CT, ¹⁸F-FDG PET/CT and bone scintigraphy (planar and SPECT) in detection of bone metastases of differentiated thyroid cancer: a pilot study. Br J Radiol 2014; **87**: 20130444.

130） Zhongyi Y, Yongping Z, Wei S, et al. Is 18F-FDG PET/CT more reliable than 99mTc-MDP planar bone scintigraphy in detecting bone metastasis in nasopharyngeal carcinoma? Ann Nucl Med 2014; **28**: 411-416.

131） Ling SW, Jong AC, Schoots IG, et al. Comparison of 68 Ga-labeled Prostate-specific Membrane Antigen Ligand Positron Emission Tomography/Magnetic Resonance Imaging and Positron Emission Tomography/Computed Tomography for Primary Staging of Prostate Cancer: A Systematic Review and Meta-analysis. Eur Urol Open Sci 2021; **33**: 61-71.

132） 德橋泰明，松崎浩巳．脊椎疾患―転移性脊椎腫瘍．MB Orthop 2002; **15**: 138-146.

133） Rajeswaran G, Malik Q, Saifuddin A. Image-guided percutaneous spinal biopsy. Skeletal Radiol 2013; **42**: 3-18.

134） Tehranzadeh J, Tao C, Browning CA. Percutaneous needle biopsy of the spine. Acta Radiol 2007; **48**: 860-868.

135） 筑紫　聡，中島浩敦，鈴木周五ほか．転移性骨腫瘍における CT ガイド下針生検の意義．整形外科 2005; **56**: 525-528.

136） 杉原進介，土井英之，尾崎敏文．転移性骨腫瘍を見逃さないために．MB Orthop 2008; **21**: 75-82.

137） 高木辰哉．初発時原発不明癌骨転移の診断．関節外科 2007; **26**: 375-380.

138） 山口岳彦，吉岡克人，村上英樹ほか．癌脊椎転移の病理診断―組織所見からわかること．脊椎脊髄 2008; **21**: 755-761.

139） Dupuy DE, Rosenberg AE, Punyaratabandhu T, et al. Accuracy of CT-guided needle biopsy of musculoskeletal neoplasms. Am J Radiol 1998; **171**: 759-762.

140） Hau MA, Kim JI, Kattapuram S, et al. Accuracy of CT-guided biopsies in 359 patients with musculoskeletal lesions. Skeletal Radiol 2002; **31**: 349-353.

141） Omura MC, Motamedi K, UyBico S, et al. Revising CT-guided percutaneous core needle biopsy of musculoskeletal lesions: contributors to biopsy success. AJR Am J Roentgenol 2011; **197**: 457-461.

142） Rimondi E, Rossi G, Bartalena T, et al. Percutaneous CT-guided biopsy of the musculoskeletal system: results of 2027 cases. Eur J Radiol 2011; **77**: 34-42.

143) 堀田哲夫, 江村 巌, 生越章ほか. 骨・軟部腫瘍に対する穿刺細胞診の有用性とその限界. 別冊整形外科 2003; **43**: 65-69.

144) Layfield LJ, Schmidt RL, Sangle N, et al. Diagnostic accuracy and clinical utility of biopsy in musculoskeletal lesions: a comparison of fine-needle aspiration, core, and open biopsy techniques. Diagn Cytopathol 2014; **42**: 476-486.

145) Naresh-Babu J, Neelima G, Reshma-Begum SK. Increasing the specimen adequacy of transpedicular vertebral body biopsies. Role of intraoperative scrape cytology. Spine J 2014; **14**: 2320-2325.

146) Kubik MJ, Mohammadi A, Rosa M. Diagnostic benefits and cost-effectiveness of on-site imprint cytology adequacy evaluation of core needle biopsies of bone lesions. Diagn Cytopathol 2014; **42**: 506-513.

147) Li J, Weissberg Z, Bevilacqua TA, et al. Concordance between fine-needle aspiration and core biopsies for osseous lesions by lesion imaging appearance and CT attenuation. Radiol Med 2018; **123**: 254-259.

148) 土田 秀, 布瀬川卓也, 神山晴美ほか. 骨病変に対する CT ガイド下針生検時の迅速細胞診検査併用の有用性. 群臨技会誌 2017; **56**: 25-29.

149) Tothill RW, Li Jason, Mileshkin L, et al. Massively-parallel sequencing assists the diagnosis and guided treatment of cancers of unknown primary. J Pathol 2013; **231**: 413-423.

150) Gatalica Z, Millis SZ, Vranic S, et al. Comprehensive tumor profiling identifies numerous biomarkers of drug response in cancers of unknown primary site: analysis of 1806 cases. Oncotarget 2014; **5**: 12440-12447.

151) Ross JS, Wang K, Gay L, et al. Comprehensive Genomic Profiling of Carcinoma of Unknown Primary Site: New Routes to Targeted Therapies. JAMA Oncol 2015; **1**: 40-49.

152) Löffler H, Pfarr N, Kriegsmann M, et al. Molecular driver alterations and their clinical relevance in cancer of unknown primary site. Oncotarget 2016; **7**: 44322-44329.

153) Varghese AM, Arora A., Capanu M, et al. Clinical and molecular characterization of patients with cancer of unknown primary in the modern era. Ann Oncol 2017; **28**: 3015-3021.

154) Subbiah IM, Tsimberidou A, Subbiah V, et al. Next generation sequencing of carcinoma of unknown primary reveals novel combinatorial strategies in a heterogeneous mutational landscape. Oncoscience 2017; **4** (5-6): 47-56.

155) Bochtler T, Löffler H, Krämer A, et al. Diagnosis and management of metastatic neoplasms with unknown primary. Semin Diagn Pathol 2018; **35**: 199-206.

156) Bochtler T, Endris V, Leichsenring J, et al. Comparative genetic profiling aids diagnosis and clinical decision making in challenging cases of CUP syndrome. Int J Cancer 2019: **145**: 2963-2973.

157) Zheng G, Tsai H, Tseng L-H, et al. Test Feasibility of Next-Generation Sequencing Assays in Clinical Mutation Detection of Small Biopsy and Fine Needle Aspiration Specimens. Am J Clin Pathol 2016; **145**: 696-702.

158) Singh VM, Salunga RC, Huang VJ, et al. Analysis of the effect of various decalcification agents on the quantity and quality of nucleic acid (DNA and RNA) recovered from bone biopsies. Ann Diagn Pathol 2013; **17**: 322-326.

159) Ye Y, Zhihang L, Shi D. Use of cell free DNA as a prognostic biomarker in non-small cell lung cancer patients with bone metastasis. Int J Biol Markers 2019; **34**: 381-388.

160) 篠田裕介, 澤田良子, 津田祐輔ほか. 診療科横断的なキャンサーボード (CB) 診療体制による運動器マネージメントは骨転移患者の QOL 維持に有用である. 日本整形外科学会雑誌 2015; **89**: 763-767.

161) 城戸 顕, 小泉宗久, 岩田栄一朗ほか. 骨転移キャンサーボード・フォローアップシステムによる骨関連事象 (SRE) リスク管理の可能性. 日本整形外科学会雑誌 2015; **89**: 768-774.

162) 角谷賢一郎, 酒井良忠, 由留部 崇ほか. 転移性脊椎腫瘍の診断と治療戦略. 臨床整形外科 2016; 51: 601-605.

163) Vieillard M, Thureau S. Multidisciplinary meetings dedicated to bone metastases: a historical perspective and rationale. Bull Cancer 2013; **100**: 1135-1139.

164) Ibrahim T, Flamini E, Fabbri L, et al. Multidisciplinaru approach to the treatment of bone metastases: osteo-oncology center, a new organizational model. Tumori 2009; **95**: 291-297.

165) 杉原進介, 魚谷弘二, 中田英二ほか. 骨転移登録システム稼働後に発生した最近の対麻痺症例の検討. 中部日本整形外科災害外科学会雑誌 2018; **61**: 1105-1106.

166) 大野一幸, 杉田 淳, 河野譲二ほか. 転移性骨腫瘍登録制度開始による四肢転移性骨腫瘍の治療成績の推移. 中部日本整形外科災害外科学会雑誌 2018; **61**: 1103-1104.

167) Nakata E, Sugihara S, Sugawara Y, et al. Multidisciplinary treatment system for bone metastases for early diagnosis, treatment and prevention of malignant spinal cord compression. Oncol Let 2020; **19**: 3137-3144.

168) Morioka H, Kawano H, Takagi T, et al. Involvement of orthopaedic surgeons for cancer patients in orthopaedic training facilities certified by the Japanese Orthopaedic Association: A nationwide survey. J Orthop Sci 2021 Dec 11;S0949-2658(21)00368-7.doi: 10.1016/j.jos.2021.11.003. Online ahead of print.

169) 公益社団法人日本放射線腫瘍学会, 一般社団法人がん医療の今を共有する会. がん診療における「緩和的放射線治療」の積極的な活用に向けて, 2022 年 1 月.

170) Toma CD, Dominkus M, Nedelcu T, et al. Metastatic bone disease: a 36-year single centre trend-analysis of patients admitted to a tertiary orthopaedic surgical department. J Surg Oncol 2007; **96**: 404-410.

171) Ortiz Gomez JA. The incidence of vertebral body metastases. Int Orthop 1995; **19**: 309-311.

172) Rao PJ, Thayaparan GK, Fairhall JM, Mobbs RJ. Minimally invasive percutaneous fixation techniques for metastatic spinal disease. Orthop Surg 2014; **6**: 187-195.

173) Tomita K, Kawahara N, Baba H, et al. Total en bloc spondylectomy for solitary spinal metastases. Int Orthop 1994; **18**: 291-298.

174) Chi JH, Gokaslan Z, McCormick P, et al. Selecting treatment for patients with malignant epidural spinal cord compression-does age matter?: results from a randomized clinical trial. Spine (Phila Pa 1976) 2009; **34**: 431-435.

175) Rades D, Abrahm JL. The role of radiotherapy for metastatic epidural spinal cord compression. Nat Rev Clin Oncol 2010; **7**: 590-598.

176) Itshayek E, Candanedo C, Fraifeld S, et al. Ambulation and survival following surgery in elderly patients with metastatic epidural spinal cord compression. Spine J 2018; **18**: 1211-1221.

177) Beaufort Q, Terrier LM, Dubory A, et al. Spine Metastasis in Elderly: Encouraging Results for Better Survival. Spine (Phila Pa 1976) 2021; **46**: 751-759.

文献

178) Fehlings MG, Nater A, Tetreault L, et al. Survival and Clinical Outcomes in Surgically Treated Patients With Metastatic Epidural Spinal Cord Compression: Results of the Prospective Multicenter AOSpine Study. J Clin Oncol 2016; **34**: 268-276.

179) Talbot M, Turcotte RE, Isler M, et al. Function and health status in surgically treated bone metastases. Clin Orthop Relat Res 2005; **438**: 215-220.

180) Wedin R, Hansen BH, Laitinen M, et al. Complications and survival after surgical treatment of 214 metastatic lesions of the humerus. J Shoulder Elbow Surg 2012; **21**: 1049-1055.

181) Nooh A, Goulding K, Isler MH, et al. Early Improvement in Pain and Functional Outcome but Not Quality of Life After Surgery for Metastatic Long Bone Disease. Clin Orthop Relat Res 2018; **476**: 535-545.

182) Rodrigues L, Cornelis FH, Reina N, Chevret S. Prevention of Pathological Fracture of the Proximal Femur: A Systematic Review of Surgical and Percutaneous Image-Guided Techniques Used in Interventional Oncology. Medicina (Kaunas) 2019; **55**: 755.

183) Kirkinis MN, Lyne CJ, Wilson MD, Choong PF. Metastatic bone disease: A review of survival, prognostic factors and outcomes following surgical treatment of the appendicular skeleton. Eur J Surg Oncol 2016; **42**: 1787-1797.

184) Kirkinis MN, Spelman T, May D, Choong PFM. Metastatic bone disease of the pelvis and extremities: rationalizing orthopaedic treatment. ANZ J Surg 2017; **87**: 940-944.

185) Bayram S, Özmen E, Birişik F, et al. Prognostic factors affecting survival of patients with pathologic humerus shaft fractures treated with intramedullary nailing without tumor removal. J Orthop Sci 2019; **24**: 1068-1073.

186) Perisano C, Scaramuzzo L, De Santis V, et al. Quality of life following surgical treatment of lower limb metastases in long bone. J Biol Regul Homeost Agents 2015; **29**: 501-507.

187) Mioc ML, Prejbeanu R, Vermesan D, et al. Deep vein thrombosis following the treatment of lower limb pathologic bone fractures: a comparative study. BMC Musculoskelet Disord 2018; **19**: 213.

188) Arvinius C, Parra JL, Mateo LS, et al. Benefits of early intramedullary nailing in femoral metastases. Int Orthop 2014; **38**: 129-132.

189) McLynn RP, Ondeck NT, Grauer JN, Lindskog DM. What Is the Adverse Event Profile After Prophylactic Treatment of Femoral Shaft or Distal Femur Metastases? Clin Orthop Relat Res 2018; **476**: 2381-2388.

190) Philipp TC, Mikula JD, Doung YC, Gundle KR. Is There an Association Between Prophylactic Femur Stabilization and Survival in Patients with Metastatic Bone Disease? Clin Orthop Relat Res 2020; **478**: 540-546.

191) Blank AT, Lerman DM, Patel NM, Rapp TB. Is Prophylactic Intervention More Cost-effective Than the Treatment of Pathologic Fractures in Metastatic Bone Disease? Clin Orthop Relat Res 2016; **474**: 1563-1570.

192) Mirels H. Metastatic disease in long bones: a proposed scoring system for diagnosing impending pathologic fractures. Clin Orthop Relat Res 1989; **249**: 256-264.

193) Van der Linden YM, Dijkstra PD, et al. Comparative analysis of risk factors for pathological fracture with femoral metastases. J Bone Joint Surg Br 2004; **86**: 566-573.

194) Nguyễn MV, Carlier C, Nich C, et al. Fracture Risk of Long Bone Metastases: A Review of Current and New Decision-Making Tools for Prophylactic Surgery. Cancers (Basel) 2021; **13**: 3662.

195) Seider MJ, Pugh SL, Langer C, et al. Randomized phase III trial to evaluate radiopharmaceuticals and zoledronic acid in the palliation of osteoblastic metastases from lung, breast, and prostate cancer: report of the NRG Oncology RTOG 0517 trial. Ann Nucl Med 2018; **32**: 553-560.

196) Saad F, Gleason DM, Murray R, et al. A randomized, placebo-controlled trial of zoledronic acid in patients with hormone-refractory metastatic prostate carcinoma. J Natl Cancer Inst 2002; **94**: 1458-1468.

197) Fizazi K, Carducci M, Smith M, et al. Denosumab versus zoledronic acid for treatment of bone metastases in men with castration-resistant prostate cancer: a randomised, double-blind study. Lancet 2011; **377**: 813-822.

198) Sartor O, de Bono J, Chi KN, et al. Lutetium-177-PSMA-617 for Metastatic Castration-Resistant Prostate Cancer. N Engl J Med 2021; **385**: 1091-1103.

199) PRAC, Assessment Report, 17 July 2018.
https://www.ema.europa.eu/documents/referral/xofigo-article-20-procedure-prac-assessment-report_en.pdf

200) Gillessen, et al. ASCO 2021, abstract No. 5002.
https://meetinglibrary.asco.org/record/196744/abstract

201) Smith MR, Halabi S, Ryan CJ, et al. Randomized controlled trial of early zoledronic acid in men with castration-sensitive prostate cancer and bone metastases: results of CALGB 90202 (alliance). J Clin Oncol 2014; **32**: 1143-1150.

202) Takahashi M, Ozaki Y, Kizawa R, et al. Atypical femoral fracture in patients with bone metastasis receiving denosumab therapy: a retrospective study and systematic review. BMC Cancer 2019; **19**: 980.

203) Rief H, Förster R, Rieken S, et al. The influence of orthopedic corsets on the incidence of pathological fractures in patients with spinal bone metastases after radiotherapy. BMC Cancer 2015; **15**: 1-6.

204) Wolf RJ, Foerster R, Bruckner T, et al. Survival and prognostic factors in patients with stable and unstable spinal bone metastases from solid tumors: a retrospective analysis of 915 cases. BMC Cancer 2016; **16**: 1-7.

205) 中田英二，杉原進介，尾崎敏文．脊椎 SRE（skeletal related events）の保存的治療の治療成績．中国・四国整形外科学会雑誌 2014; **26**: 279-283.

206) Sarmiento A, Zagorski JB, Zych GA, et al. Functional bracing for the treatment of fractures of the humeral diaphysis. J Bone Joint Surg Am 2000; **82**: 478-486.

207) Tumia N, Wardlaw D, Hallet J, et al. Aberdeen Colles' fracture brace as a treatment fo Colles' fracture: a multicentre, prospective, randomized controlled trial. J Bone Joint Surg Br 2003; **85**: 78-82.

208) den Outer AJ, Meeuwis JD, Hermans J, et al. Conservative versus operative treatment of displaced noncomminuted tibial shaft fractures: a retrospective comparative study. Clin Oprthop Relat Res 1990; **252**: 231-237.

209) Knight RQ, Storneli DP, Chan DP, et al. Comparison of operative versus nonoperative treatment of lumbar burst fractures. Clin Oprthop RElat Res 1993; **293**: 112-121.

210) Shen WJ, Liu TJ, Shen YS. Nonoperative treatment versus posterior fixation for thoracolumbar junction burst fractures without

neurologic deficit. Spine 2001; **26**: 1038-1045.

211） Stadhouder A, Buskens E, Vergroesen DA, et al. Nonoperative treatment of thoracic and lumbar spine fractures: a prospective randomized study of different treatment options. J Orthop Trauma 2009; **23**: 588-594.

212） Laitinen M, Parry M, Ratasvuori M, et al. Survival and complications of skeletal reconstructions after surgical treatment of bony metastatic renal cell carcinoma. Eur J Surg Oncol 2015; **41**: 886-892.

213） 岩田慎太郎，舘崎愼一郎，石井　猛ほか．腎細胞癌四肢骨転移に対する手術療法．日本整形外科学会雑誌 2007; **81**: 348-353.

214） 村田秀樹，片桐浩久，和佐潤志ほか．上腕骨転移性骨腫瘍の病的骨折に対する術式選択．中部整形災害外科学会雑誌 2016; **59**: 215-216.

215） Krishnan CK, Kim HS, Yun JY, et al. Factors associated with local recurrence after surgery for bone metastasis to the extremities. J Surg Oncol 2018; **117**: 797-804.

216） 藤田郁夫，藤本卓也，深瀬直政，副島俊典．四肢発生の転移性骨腫瘍に対する治療法の選択．日本整形外科学会雑誌 2015; **89**: 203-209.

217） Putnam DS, Philipp TC, Lam PW, Gundle KR. Treatment Modalities for Pathologic Fractures of the Proximal Femur Pertrochanteric Region: A Systematic Review and Meta-Analysis of Reoperation Rates. J Arthroplasty 2018; **33**: 3354-3361.

218） Koizumi M, Yoshimoto M, Kasumi F, Ogata E. Comparison between solitary and multiple skeletal metastatic lesions of breast cancer patients. Ann Oncol 2003; **14**: 1234-1240.

219） Zhang L, Gong Z. Clinical characteristics and prognostic factors in bone metastases from lung cancer. Med Sci Monit 2017; **23**: 4087-4094.

220） Fisher CG, DiPaola CP, Ryken TC, et al. A novel classification system for spinal instability in neoplastic disease: an evidence-based approach and expert consensus from the Spine Oncology Study Group. Spine (Phila Pa 1976) 2010; **35**: E1221-E1229.

221） Bilsky MH, Laufer I, Fourney DR, et al. Reliability analysis of the epidural spinal cord compression scale. J Neurosurg Spine 2010; **13**: 324-328.

222） Jacobs WB, Perrin RG. Evaluation and treatment of spinal metastases: an overview. Neurosurg Focus 2001; **11**: e10.

223） Bollen L, Dijkstra SPD, Bartels RHMA, et al. Clinical management of spinal metastases-The Dutch national guideline. Eur J Cancer 2018; **104**: 81-90.

224） Patel DA, Campian JL. Diagnostic and Therapeutic Strategies for Patients with Malignant Epidural Spinal Cord Compression. Curr Treat Options Oncol 2017; **18**: 53.

225） Venkitaraman R, Sohaib SA, Barbachano Y, et al. Frequency of screening magnetic resonance imaging to detect occult spinal cord compromise and to prevent neurological deficit in metastatic castration-resistant prostate cancer. Clin Oncol (R Coll Radiol) 2010; **22**: 147-152.

226） Hamamoto Y, Kataoka M, Senba T, et al. Vertebral metastases with high risk of symptomatic malignant spinal cord compression. Jpn J Clin Oncol 2009; **39**: 431-434.

227） Oshima K, Hashimoto N, Sotobori T, et al. New Magnetic Resonance Imaging Features Predictive for Post-Treatment Ambulatory Function: Imaging Analysis of Metastatic Spinal Cord Compression. Spine (Phila Pa 1976) 2016; **41**: E422-E429.

228） Switlyk MD, Hole KH, Skjeldal S, et al. MRI and neurological findings in patients with spinal metastases. Acta Radiol 2012; **53**: 1164-1172.

229） Kim YI, Kang HG, Kim JH, et al. Closed intramedullary nailing with percutaneous cement augmentation for long bone metastases. Bone Joint J 2016; **98-B**: 703-709.

230） Laitinen M, Nieminen J, Pakarinen TK. Treatment of pathological humerus shaft fractures with intramedullary nails with or without cement fixation. Arch Orthop Trauma Surg 2011; **131**: 503-508.

231） Bouma WH, Cech M. The surgical treatment of pathologic and impending pathologic fractures of the long bones. J Trauma 1980; **20**: 1043-1045.

232） Willeumier JJ, Kaynak M, van der Zwaal P, et al. What Factors Are Associated With Implant Breakage and Revision After Intramedullary Nailing for Femoral Metastases? Clin Orthop Relat Res 2018; **476**: 1823-1833.

233） Chafey DH, Lewis VO, Satcher RL, et al. Is a Cephalomedullary Nail Durable Treatment for Patients With Metastatic Peritrochanteric Disease? Clin Orthop Relat Res 2018; **476**: 2392-2401.

234） Tomita K, Kawahara N, Kobayashi T, et al. Surgical strategy for spinal metastases. Spine 2001; **26**: 298-306.

235） Tokuhashi Y, Matsuzaki H, Oda H, et al. A revised scoring system for preoperative evaluation of metastatic spine tumor prognosis. Spine 2005; **30**: 2186-2191.

236） Rades D, Hueppe M, Schild SE. A score to identify patients with metastatic spinal cord compression who may be candidates for best supportive care. Cancer 2013; **119**: 897-903.

237） Anderson AB, Wedin R, Fabbri N, et al. External Validation of PATHFx Version 3.0 in Patients Treated Surgically and Nonsurgically for Symptomatic Skeletal Metastases. Clin Orthop Relat Res 2020; **478**: 808-818.

238） Ahmed AK, Goodwin CR, Heravi A, et al. Predicting survival for metastatic spine disease: a comparison of nine scoring systems. Spine J 2018; **18**: 1804-1814.

239） Morgen SS, Fruergaard S, Gehrchen M, et al. A revision of the Tokuhashi revised score improves the prognostic ability in patients with metastatic spinal cord compression. J Cancer Res Clin Oncol 2018; **144**: 33-38.

240） Bollen L, Wibmer C, Van der Linden YM, et al. Predictive Value of Six Prognostic Scoring Systems for Spinal Bone Metastases: An Analysis Based on 1379 Patients. Spine 2016; **41**: E155-E162.

241） Ogura K, Gokita T, Shinoda Y, et al. Can A Multivariate Model for Survival Estimation in Skeletal Metastases (PATHFx) Be Externally Validated Using Japanese Patients? Clin Orthop Relat Res 2017; **475**: 2263-2270.

242） Goodwin CR, Schoenfeld AJ, Abu-Bonsrah NA, et al. Reliability of a spinal metastasis prognostic score to model 1-year survival. Spine J 2016; **16**: 1102-1108.

243） Schoenfeld AJ, Le HV, Marjoua Y, et al. Assessing the utility of a clinical prediction score regarding 30-day morbidity and mortality following metastatic spinal surgery: the New England Spinal Metastasis Score (NESMS). Spine J 2016; **16**: 482-490.

244） Tan JH, Tan KA, Zaw AS, et al. Evaluation of Scoring Systems and Prognostic Factors in Patients With Spinal Metastases From Lung Cancer. Spine 2016; **41**: 638-644.

245） Tan KA, Tan JH, Zaw AS, et al. Evaluation of Prognostic Factors and Proposed Changes to the Modified Tokuhashi Score in Patients With Spinal Metastases From Breast Cancer. Spine 2018; **43**: 512-519.

246） Lee CH, Chung CK, Jahng TA, et al. Which one is a valuable surrogate for predicting survival between Tomita and Tokuhashi scores in patients with spinal metastases? A meta-analysis for diagnostic test accuracy and individual participant data analysis. J Neurooncol 2015; **123**: 267-275.

247） Kwan KYH, Lam TC, Choi HCW, et al. Prediction of survival in patients with symptomatic spinal metastases: Comparison between the Tokuhashi score and expert oncologists. Surg Oncol 2018; **27**: 7-10.

248） Nakamura K. A "super-aged" society and the "locomotive syndrome". J Orthop Sci 2008; **13**: 1-2.

249） Sato M, Furuya T, Shiga Y, et al. Assessment of locomotive syndrome in patients with visceral cancer, the comparison with non-cancer patients using propensity score matching. J Orthop Sci 2021 Aug 19;S0949-2658(21)00237-2. doi: 10.1016/j.jos.2021.07.018. Online ahead of print.

250） Liang CK, Chu CL, Chou MY, et al. Interrelationship of postoperative delirium and cognitive impairment and their impact on the functional status in older patients undergoing orthopaedic surgery: a prospective cohort study. PLoS One 2014; **9**: e110339.

251） Marcantonio ER, Flacker JM, Wright RJ, et al. Reducing delirium after hip fracture: a randomized trial. J Am Geriatr Soc 2001; **49**: 516-522.

252） Murata K, Matsuoka Y, Nishimura H, et al. The factors related to the poor ADL in the patients with osteoporotic vertebral fracture after instrumentation surgery. Eur Spine J 2020; **29**: 1597-1605.

253） Rosas S, Marquez-Lara A, Bracey DN, et al. History of Breast Cancer Increases 90-Day Pulmonary Embolism Rates and Reimbursements After Total Hip Arthroplasty: A National Matched-Pair Analysis. J Arthroplasty 2018; **33**: 893-896.

254） Sloan M, Lee GC. Mortality and Complications in Patients with Metastatic Disease after Primary Total Hip and Total Knee Arthroplasty. J Arthroplasty 2020; **35**: 3512-3516.

255） Chen DQ, Montgomery SR Jr, Cancienne JM, et al. Postoperative Venous Thromboembolism and other Complications after Anatomic Total Shoulder Arthroplasty in Patients With a History of Prostate or Breast Cancer. J Am Acad Orthop Surg 2020; **28**: 75-80.

256） Kao FC, Hsu YC, Lai PY, et al. One-year mortality and Periprosthetic infection rates after Total knee Arthroplasty in Cancer patients: a population-based cohort study. BMC Cancer 2018; **18**: 628.

257） 池田俊也，白岩　健，五十嵐　中ほか．日本語版 EQ-5D-5L におけるスコアリング法の開発．保健医療科学 2015; **64**: 47-55.

258） Park SJ, Lee CS, Chung SS. Surgical results of metastatic spinal cord compression (MSCC) from non-small cell lung cancer (NSCLC): analysis of functional outcome, survival time, and complication. Spine J 2016; 16: 322-328.

259） Lehrmann-Lerche CS, Thomsen FB, Røder MA, et al. Prognostic implication of gait function following treatment for spinal cord compression in men diagnosed with prostate cancer. Scand J Urol 2019; **53**: 222-228.

260） Candido PBM, Peria FM, Pinheiro RP, et al. Outcomes and survival of spinal metastasis with epidural compression. J Craniovertebr Junction Spine 2021; 12: 287-293.

261） 穂積高弘，山川聖史，杉田守礼ほか．転移性脊椎腫瘍による歩行障害の遺残は生命予後を短縮する．東日本整形災害外科学会雑誌 2014; **26**: 289.

262） 穂積高弘，山川聖史，秋山宏一郎ほか．転移性脊椎腫瘍に対する予後判定スコアの検証と歩行能力が予後に与える影響の検討．Journal of Spine Research 2014; **5**: 488.

263） Kim Y, Krishnan CK, Kim HS, et al. Ambulation Recovery After Surgery for Metastases to the Femur. Oncologist 2020; **25**: e178-e185.

264） 西村貴裕，飯島裕生，齊藤寿大ほか．大腿骨病的骨折術後における歩行能力と生存率の検討．栃木県整形外科医会会誌 2015; **29**: 3-6.

265） Rich SE, Chow R, Raman S, et al. Update of the systematic review of palliative radiation therapy fractionation for bone metastases. Radiother Oncol 2018; **126**: 547-557.

266） Saito T, Yamaguchi K, Toya R, et al. Single- Versus Multiple-Fraction Radiation Therapy for Painful Bone Metastases: A Systematic Review and Meta-analysis of Nonrandomized Studies. Adv Radiat Oncol 2019; **4**: 706-715.

267） Chow E, Hoskin P, Mitera G, et al. Update of the international consensus on palliative radiotherapy endpoints for future clinical trials in bone metastases. Int J Radiat Oncol Biol Phys 2012; **82**: 1730-1737.

268） Saito T, Toya R, Oya N. Pain Response Rates After Conventional Radiation Therapy for Bone Metastases in Prospective Nonrandomized Studies: A Systematic Review. Pract Radiat Oncol 2019; **9**: 81-88.

269） Roos DE, Turner SL, O'Brien PC, et al. Randomized trial of 8 Gy in 1 versus 20 Gy in 5 fractions of radiotherapy for neuropathic pain due to bone metastases (Trans-Tasman Radiation Oncology Group, TROG 96.05). Radiother Oncol 2005; **75**: 54-63.

270） Steenland E, Leer JW, van Houwelingen H, et al. The effect of a single fraction compared to multiple fractions on painful bone metastases: a global analysis of the Dutch Bone Metastasis Study. Radiother Oncol 1999; **52**: 101-109

271） Truntzer P, Atlani D, Pop M, et al. Early evaluation predicts pain relief of irradiated bone metastases: a single-center prospective study. BMC Palliat Care 2013; **12**: 12.

272） Gardner K, Laird BJA, Fallon MT, et al. A systematic review examining clinical markers and biomarkers of analgesic response to radiotherapy for cancer-induced bone pain. Crit Rev Oncol Hematol 2019; **133**: 33-44.

273） Westhoff PG, de Graeff A, Monninkhof EM, et al. Quality of Life in Relation to Pain Response to Radiation Therapy for Painful Bone Metastases. Int J Radiat Oncol Biol Phys 2015; **93**: 694-701.

274） Wu JS, Wong R, Johnston M, et al. Meta-analysis of dose-fractionation radiotherapy trials for the palliation of painful bone metastases. Int J Radiat Oncol Biol Phys 2003; **55**: 594-605.

275） Chow E, Zeng L, Salvo N, et al. Update on the systematic review of palliative radiotherapy trials for bone metastases. Clin Oncol (R Coll Radiol) 2012; **24**: 112-124.

276） van der Linden YM, Lok JJ, Steenland E, et al. Single fraction radiotherapy is efficacious: a further analysis of the Dutch Bone Metastasis Study controlling for the influence of retreatment. Int J Radiat Oncol Biol Phys 2004; **59**: 528-537.

277） van der Linden YM, Steenland E, van Houwelingen HC, et al. Patients with a favourable prognosis are equally palliated with single and multiple fraction radiotherapy: results on survival in the Dutch Bone Metastasis Study. Radiother Oncol 2006; **78**:

245-253.

278) Cheon PM, Wong E, Thavarajah N, et al. A definition of "uncomplicated bone metastases" based on previous bone metastases radiation trials comparing single-fraction and multi-fraction radiation therapy. J Bone Oncol 2015; **4**: 13-17.

279) Oh E, Seo SW, Yoon YC, et al. Prediction of pathologic femoral fractures in patients with lung cancer using machine learning algorithms: Comparison of computed tomography-based radiological features with clinical features versus without clinical features. J Orthop Surg (Hong Kong) 2017; **25**: 2309499017716243.

280) Tong D, Gillick L, Hendrickson FR. The palliation of symptomatic osseous metastases: final results of the Study by the Radiation Therapy Oncology Group. Cancer 1982; **50**: 893-899.

281) Arias F, Arrarás JI, Asín G, et al. To What Extent Does Radiotherapy Improve the Quality of Life of Patients With Bone Metastasis?: A Prospective, Single-Institutional Study. Am J Clin Oncol 2018; **41**: 163-166.

282) McDonald R, Ding K, Brundage M, et al. Effect of Radiotherapy on Painful Bone Metastases: A Secondary Analysis of the NCIC Clinical Trials Group Symptom Control Trial SC.23. JAMA Oncol 2017; **3**: 953-959.

283) McDonald R, Chow E, Rowbottom L, et al. Quality of life after palliative radiotherapy in bone metastases: A literature review. J Bone Oncol 2014; **4**: 24-31.

284) Westhoff PG, Verdam MGE, Oort FJ, et al. Course of Quality of Life After Radiation Therapy for Painful Bone Metastases: A Detailed Analysis From the Dutch Bone Metastasis Study. Int J Radiat Oncol Biol Phys 2016; **95**: 1391-1398.

285) Chow E, Meyer RM, Ding K, et al. Dexamethasone in the prophylaxis of radiation-induced pain flare after palliative radiotherapy for bone metastases: a double-blind, randomised placebo-controlled, phase 3 trial. Lancet Oncol 2015; **16**: 1463-1472.

286) Ryu S, et al. Radiosurgery compared to external beam radiotherapy for localized spine metastasis: phase III results of NRG Oncology/RTOG 0631. Int J Radiat Oncol Biol Phys 2019; **105** (1s): S2-S3.

287) Sahgal A, Myrehaug SD, Siva S, et al. Stereotactic body radiotherapy versus conventional external beam radiotherapy in patients with painful spinal metastases: an open-label, multicentre, randomised, controlled, phase 2/3 trial. Lancet Oncol 2021; **22**: 1023-1033.

288) Sprave T, Verma V, Förster R, et al. Randomized phase II trial evaluating pain response in patients with spinal metastases following stereotactic body radiotherapy versus three-dimensional conformal radiotherapy. Radiother Oncol 2018; **128**: 274-282.

289) Pielkenrood BJ, van der Velden JM, van der Linden YM, et al. Pain Response After Stereotactic Body Radiation Therapy Versus Conventional Radiation Therapy in Patients With Bone Metastases: A Phase 2 Randomized Controlled Trial Within a Prospective Cohort. Int J Radiat Oncol Biol Phys 2021; **110**: 358-367.

290) Wong E, Hoskin P, Bedard G, et al. Re-irradiation for painful bone metastases: a systematic review. Radiother Oncol 2014; **110**: 61-70.

291) Pontoriero A, Lillo S, Caravatta L, et al. Cumulative dose, toxicity, and outcomes of spinal metastases re-irradiation: Systematic review on behalf of the Re-Irradiation Working Group of the Italian Association of Radiotherapy and Clinical Oncology (AIRO). Strahlenther Onkol 2021; **197**: 369-384.

292) Nieder C, Grosu AL, Andratschke NH, et al. Update of human spinal cord reirradiation tolerance based on additional data from 38 patients. Int J Radiat Oncol Biol Phys 2006; **66**: 1446-1449.

293) Myrehaug S, Sahgal A, Hayashi M, et al. Reirradiation spine stereotactic body radiation therapy for spinal metastases: systematic review. J Neurosurg Spine 2017; **27**: 428-435.

294) 日本 IVR 学会（編）．脊椎転移の経皮的椎体形成術（PVP）のガイドライン 2019　第 1.00 版
https://www.jsir.or.jp/docs/pvp/PVP191219.pdf

295) Kobayashi T, Arai Y, Takeuchi Y, et al; Japan Interventional Radiology in Oncology Study Group (JIVROSG). Phase I/II clinical study of percutaneous vertebroplasty (PVP) as palliation for painful malignant vertebral compression fractures (PMVCF): JIVROSG-0202. Ann Oncol 2009; **20**: 1943-1947.

296) Chew C, Craig L, Edwards R, et al. Safety and efficacy of percutaneous vertebroplasty in malignancy: a systematic review. J Clin Radiol 2011; **66**: 63-72.

297) Qi L, Li C, Wang N, et al. Efficacy of percutaneous vertebroplasty treatment of spinal tumors: A meta-analysis. Medicine (Baltimore) 2018; **97**: e9575.

298) Kaloostian PE, Yurter A, Zadnik PL, et al. Current paradigms for metastatic spinal disease: an evidence-based review. Ann Surg Oncol 2014; **21**: 248-262.

299) Alvarez L, Pérez-Higueras A, Quiñones D, et al. Vertebroplasty in the treatment of vertebral tumors: postprocedural outcome and quality of life. Eur Spine J 2003; **12**: 356-360.

300) Ploeg WT, Veldhuizen AG, The B, Sietsma MS. Percutaneous vertebroplasty as a treatment for osteoporotic vertebral compression fractures: a systematic review. Eur Spine J 2006; **15**: 1749-1758.

301) Lee MJ, Dumonski M, Cahill P, et al. Percutaneous treatment of vertebral compression fractures: a meta-analysis of complications. Spine (Phila Pa 1976) 2009; **34**: 1228-1232.

302) Fadili Hassani S, Cormier E, et al. Intracardiac cement embolism during percutaneous vertebroplasty: incidence, risk factors and clinical management. Eur Radiol 2019; **29**: 663-673.

303) Li Z, Ni C, Chen L, et al. Kyphoplasty versus vertebroplasty for the treatment of malignant vertebral compression fractures caused by metastases: a retrospective study. Chin Med J (Engl) 2014; **127**: 1493-1496.

304) Roedel B, Clarençon F, Touraine S, et al. Has the percutaneous vertebroplasty a role to prevent progression or local recurrence in spinal metastases of breast cancer? J Neuroradiol 2015; **42**: 222-228.

305) Sun Y, Zhang H, Xu HR, et al. Analgesia of percutaneous thermal ablation plus cementoplasty for cancer bone metastases. J Bone Oncol 2019; **19**: 100266.

306) Xie LL, Chen XD, Yang CY, et al. Efficacy and complications of 125-I seeds combined with percutaneous vertebroplasty for metastatic spinal tumors: A literature review. Asian J Surg 2020; **43**: 29-35.

307) Cazzato RL, Palussière J, Buy X, et al. Percutaneous long bone cementoplasty for palliation of malignant lesions of the limbs: a systematic review. Cardiovasc Intervent Radiol 2015; **38**: 1563-1572.

308) Garnon J, Meylheuc L, Cazzato RL, et al. Percutaneous extra-spinal cementoplasty in patients with cancer: A systematic review of procedural details and clinical outcomes. Diagn Interv Imaging 2019; **100**: 743-752.

309) Kang TW, Rhim H, Lee MW, et al. Terminology and reporting criteria for radiofrequency ablation of tumors in the scientific literature: systematic review of compliance with reporting standards. Korean J Radiol 2014; **15**: 95-107.

310) Guenette JP, Lopez MJ, Kim E, Dupuy DE. Solitary painful osseous metastases: correlation of imaging features with pain palliation after radiofrequency ablation: a multicenter american college of radiology imaging network study. Radiology 2013; **268**: 907-915.

311) Nakatsuka A, Yamakado K, Uraki J, et al. Safety and Clinical Outcomes of Percutaneous Radiofrequency Ablation for Intermediate and Large Bone Tumors Using a Multiple-Electrode Switching System: A Phase II Clinical Study. J Vasc Interv Radiol 2016; **27**: 388-394.

312) Cazzato RL, Garnon J, Caudrelier J, et al. Percutaneous radiofrequency ablation of painful spinal metastasis: a systematic literature assessment of analgesia and safety. Int J Hyperthermia 2018; **34**: 1272-1281.

313) Rosian K, Hawlik K, Piso B. Efficacy Assessment of Radiofrequency Ablation as a Palliative Pain Treatment in Patients with Painful Metastatic Spinal Lesions: A Systematic Review. Pain Physician 2018; **21**: E467-E476.

314) Tanigawa N, Arai Y, Yamakado K, et al. Phase I/II Study of Radiofrequency Ablation for Painful Bone Metastases: Japan Interventional Radiology in Oncology Study Group 0208. Cardiovasc Intervent Radiol 2018; **41**: 1043-1048.

315) Aubry S, Dubut J, Nueffer JP, et al. Prospective 1-year follow-up pilot study of CT-guided microwave ablation in the treatment of bone and soft-tissue malignant tumours. Eur Radiol 2017; **27**: 1477-1485.

316) Callstrom MR, Dupuy DE, et al. Percutaneous image-guided cryoablation of painful metastases involving bone: multicenter trial. Cancer 2013; **119**: 1033-1041.

317) Bagla S, Sayed D, Smirniotopoulos J, et al. Multicenter Prospective Clinical Series Evaluating Radiofrequency Ablation in the Treatment of Painful Spine Metastases. Cardiovasc Intervent Radiol 2016; **39**: 1289-1297.

318) Sayed D, Jacobs D, Sowder T, et al. Spinal Radiofrequency Ablation Combined with Cement Augmentation for Painful Spinal Vertebral Metastasis: A Single-Center Prospective Study. Pain Physician 2019; **22**: E441-E449.

319) Katakami N, Kunikane H, Takeda K, et al. Prospective study on the incidence of bone metastasis and skeletal-related events in patients with stage IIIB and IV lung cancer-CSP-HOR 13. J Thorac Oncol 2014; **9**: 231-238.

320) Conen K, Hagmann R, Hess V, et al. Incidence and predictors of bone metastases (BM) and skeletal-related events (SREs) in small cell lung cancer (SCLC): a Swiss patient cohort. J Cancer 2016; **7**: 2110-2116.

321) Tsuya A, Kurata T, Tamura K, et al. Skeletal metastases in non-small cell lung cancer: a retrospective study. Lung Cancer 2007; **57**: 229-232.

322) Oster G, Lamerato L, Glass AG, et al. Natural history of skeletal-related events in patients with breast, lung or prostate cancer and metastases to bone: a 15-year study in two large US health systems. Support Care Cancer 2013; **21**: 3279-3286.

323) Sekine I, Nokihara H, Yamamoto N, et al. Rsik factors for skeletal-related events in patients with non-small cell lung cancer treated by chemotherapy. Lung Cancer 2009; **65**: 219-222.

324) Rosen LS, Gordon D, Tchekmedyian S, et al. Zoledronic acid versus placebo in the treatment of skeletal metastases in patients with lung cancer and other solid tumors: a phase III, double-blind, randomized trial-the Zoledronic Acid Lung Cancer and Other Solid Tumors Study Group. J Clin Oncol 2003; **21**: 3150-3157.

325) Rosen LS, Gordon D, Kaminski M, et al. Long term efficacy and safety of zoledronic acid compared with pamidronate disodium in the treatment of skeletal complications in patients with advanced multiple myeloma or breast carcinomas: a randomized, double-blind, multicenter, comparative trial. Cancer 2003; **98**: 1735-1744.

326) Henry DH, Costa L, Goldwasser F, et al. Randomized, double-blind study of denosumab versus zoledronic acid in the treatment of bone metastases in patients with advanced cancer (excluding breast and prostate cancer) or multiple myeloma. J Clin Oncol 2011; **29**: 1125-1132.

327) Vadhan-Raj S, von Moos R, Fallowfield LJ, et al. Clinical benefit in patients with metastatic bone diseases: results of a phase 3 study of denosumab versus zoledronic acid. Ann Oncol 2012; **23**: 3045-3051.

328) Scagliotti GV, Hirsh V, Siena S, et al. Overall survival improvement in patients with lung cancer and bone metastases treated with denosumab versus zoledronic acid: subgroup analysis from a randomized phase 3 study. J Thorac Oncol 2012; **7**: 1823-1829.

329) Peters S, Danson S, Hasan B, et al. A Randomized open-label phase III trial evaluating the addition of denosumab to standard first-line treatment in advanced NSCLC: The European Thoracic Oncology Platform (ETOP) and European Organisation for Research and Treatment of Cancer (EORTC) SPLENDOUR Trial. J Thorac Oncol 2020; **15**: 1647-1656.

330) Hortobagyi GN, Theriault RL, Lipton A, et al. Long-term prevention of skeletal complications of metastatic breast cancer with pamidronate. Protocol 19 Aredia Breast Cancer Study Group. J Clin Oncol 1998; **16**: 2038-2044.

331) Rosen LS, Gordon DH, Dugan W Jr, et al. Zoledronic acid is superior to pamidronate for the treatment of bone metastases in breast carcinoma patients with at least one osteolytic lesion. Cancer 2004; **100**: 36-43.

332) Kohno N, Aogi K, Minami H, et al. Zoledronic acid significantly reduces skeletal complications compared with placebo in Japanese women with bone metastases from breast cancer: a randomized, placebo-controlled trial. J Clin Oncol 2005; **23**: 3314-3321.

333) Amadori D, Aglietta M, Alessi B, et al. Efficacy and safety of 12-weekly versus 4-weekly zoledronic acid for prolonged treatment of patients with bone metastases from breast cancer (ZOOM): a phase 3, open-label, randomised, non-inferiority trial. Lancet Oncol 2013; **14**: 663-670.

334) Hortobagyi GN, Van Poznak C, Harker WG, et al. Continued Treatment Effect of Zoledronic Acid Dosing Every 12 vs 4 Weeks in Women With Breast Cancer Metastatic to Bone: The OPTIMIZE-2 Randomized Clinical Trial. JAMA Oncol 2017; **3**: 906-912.

335) Awan AA, Hutton B, Hilton J, et al. De-escalation of bone-modifying agents in patients with bone metastases from breast cancer: a systematic review and meta-analysis. Breast Cancer Res Treat 2019; **176**: 507-517.

336) Stopeck AT, Lipton A, Body JJ, et al. Denosumab compared with zoledronic acid for the treatment of bone metastases in patients with advanced breast cancer: a randomized, double-blind study. J Clin Oncol 2010; **28**: 5132-5139.

337) Martin M, Bell R, Bourgeois H, et al. Bone-related complications and quality of life in advanced breast cancer: results from a randomized phase III trial of denosumab versus zoledronic acid. Clin Cancer Res 2012; **18**: 4841-4849.

338) Lipton A, Steger GG, Figueroa J, et al. Randomized active-controlled phase II study of denosumab efficacy and safety in patients with breast cancer-related bone metastases. J Clin Oncol 2007; **25**: 4431-4437.

339) Wong MH, Stockler MR, Pavlakis N. Bisphosphonates and other bone agents for breast cancer. Cochrane Database Syst Rev 2017; (10): CD003474.

340) Shapiro CL, Moriarty JP, Dusetzina S, et al. Cost-Effectiveness Analysis of Monthly Zoledronic Acid, Zoledronic Acid Every 3 Months, and Monthly Denosumab in Women With Breast Cancer and Skeletal Metastases: CALGB 70604 (Alliance). J Clin Oncol 2017; **35**: 3949-3955.

341) Van Poznak C, Somerfield MR, Barlow WE, et al. Role of Bone-Modifying Agents in Metastatic Breast Cancer: An American Society of Clinical Oncology-Cancer Care Ontario Focused Guideline Update. J Clin Oncol 2017; **35**: 3978-3986.

342) Coleman R, Hadji P, Body JJ, et al. Bone health in cancer: ESMO Clinical Practice Guidelines. Ann Oncol 2020; **31**: 1650-1663.

343) Early Breast Cancer Trialists' Collaborative Group (EBCTCG). Adjuvant bisphosphonate treatment in early breast cancer: meta-analyses of individual patient data from randomised trials. Lancet 2015; **386**: 1353-1361.

344) Gnant M, Pfeiler G, Steger GG, et al. Adjuvant denosumab in postmenopausal patients with hormone receptor-positive breast cancer (ABCSG-18): disease-free survival results from a randomised, double-blind, placebo-controlled, phase 3 trial. Lancet Oncol 2019; **20**: 339-351.

345) Coleman R, Finkelstein DM, Barrios C, et al. Adjuvant denosumab in early breast cancer (D-CARE): an international, multicentre, randomised, controlled, phase 3 trial. Lancet Oncol 2020; **21**: 60-72.

346) 日本泌尿器科学会（編）．前立腺癌診療ガイドライン 2016 年度版，メジカルレビュー社，大阪，2016.

347) Smith MR, Coleman RE, Klotz L, et al. Denosumab for the prevention of skeletal complications in metastatic castration-resistant prostate cancer: comparison of skeletal-related events and symptomatic skeletal events. Ann Oncol 2015; **26**: 368-374.

348) Owari T, Miyake M, Nakai Y, et al. Clinical benefit of early treatment with bone-modifying agents for preventing skeletal-related events in patients with genitourinary cancer with bone metastasis: A multi-institutional retrospective study. Int J Urol 2019; **26**: 630-637.

349) Smith MR, Saad F, Coleman R, et al. Denosumab and bone-metastasis-free survival in men with castration-resistant prostate cancer: results of a phase 3, randomized, placebo-controlled trial. Lancet 2012; **379**: 39-46.

350) Smith MR, Saad F, Oudard S, et al. Denosumab and bone metastasis-free survival in men with nonmetastatic castration-resistant prostate cancer: exploratory analyses by baseline prostate-specific antigen doubling time. J Clin Oncol 2013; **31**: 3800-3806.

351) Kamba T, Kamoto T, Maruo S, et al. A phase III multicenter, randomized, controlled study of combined androgen blockade with versus without zoledronic acid in prostate cancer patients with metastatic bone disease: results of the ZAPCA trial. Int J Clin Oncol 2017; **22**: 166-173.

352) Ueno S, Mizokami A, Fukagai T, et al. Efficacy of combined androgen blockade with zoledronic acid treatment in prostate cancer with bone metastasis: the ZABTON-PC (zoledronic acid/androgen blockade trial on prostate cancer) study. Anticancer Res 2013; **33**: 3837-3844.

353) Kamiya N, Suzuki H, Endo T, et al. Additive effect of zoledronic acid on serum prostate-specific antigen changes for hormone-sensitive prostate cancer patients with bone metastasis treated by combined androgen blockade. Int J Urol 2012; **19**: 169-173.

354) Okegawa T, Higaki M, Matsumoto T, et al. Zoledronic acid improves clinical outcomes in patients with bone metastatic hormone-naive prostate cancer in a multicenter clinical trial. Anticancer Res 2014; **34**: 4415-4420.

355) Nozawa M, Inagaki T, Nagao K, et al. Phase II trial of zoledronic acid combined with androgen-deprivation therapy for treatment-naive prostate cancer with bone metastasis. Int J Clin Oncol 2014; **19**: 693-701.

356) Bubendorf L, Schöpfer A, Wagner U, et al. Metastatic patterns of prostate cancer: an autopsy study of 1,589 patients. Hum Pathol 2000; **31**: 578-583.

357) Patel SH, Panian J, Bree K, et al. Systemic Treatment of Bone Disease in Metastatic Urinary Malignancies. Eur Urol Focus 2020; **15**: 17-25.

358) Narita S, Hatakeyama S, Takahashi M, et al. Clinical outcomes and prognostic factors in patients with newly diagnosed metastatic prostate cancer initially treated with androgen deprivation therapy: a retrospective multicenter study in Japan. Int J Clin Oncol 2020; **25**: 912-920.

359) de Bono JS, Logothetis CJ, Molina A, et al. Abiraterone and increased survival in metastatic prostate cancer. N Engl J Med 2011; **26**: 1995-2005.

360) Scher HI, Fizazi K, Saad F, et al. Increased survival with enzalutamide in prostate cancer after chemotherapy. N Engl J Med 2012; **27**: 1187-1197.

361) Loriot Y, Miller K, Sternberg CN, et al. Effect of enzalutamide on health-related quality of life, pain, and skeletal-related events in asymptomatic and minimally symptomatic, chemotherapy-naive patients with metastatic castration-resistant prostate cancer (PREVAIL): results from a randomised, phase 3 trial. Lancet Oncol 2015; **16**: 509-521.

362) Tannock IF, de Wit R, Berry WR, et al. Docetaxel plus prednisone or mitoxantrone plus prednisone for advanced prostate cancer. N Engl J Med 2004; **351**: 1502-1512.

363) de Bono JS, Oudard S, Ozguroglu M, et al. Prednisone plus cabazitaxel or mitoxantrone for metastatic castration-resistant prostate cancer progressing after docetaxel treatment: a randomised open-label trial. Lancet 2010; **376**: 1147-1154.

364) Fizazi K, Tran N, Fein L, et al. Abiraterone acetate plus prednisone in patients with newly diagnosed high-risk metastatic castration-sensitive prostate cancer (LATITUDE): final overall survival analysis of a randomised, double-blind, phase 3 trial. Lancet Oncol 2019; **20**: 686-700.

365) Chi KN, Chowdhury S, Bjartell A, et al. Apalutamide in Patients With Metastatic Castration-Sensitive Prostate Cancer: Final Survival Analysis of the Randomized, Double-Blind, Phase III TITAN Study. J Clin Oncol 2021; **39**: 2294-2303.

366) Sweeney CJ, Chen YH, Carducci M, et al. Chemohormonal Therapy in Metastatic Hormone-Sensitive Prostate Cancer. N Engl J Med 2015; **373**: 737-746.

367) Logothetis CJ, Basch E, Molina A, et al. Effect of abiraterone acetate and prednisone compared with placebo and prednisone on pain control and skeletal-related events in patients with metastatic castration-resistant prostate cancer: exploratory analysis of data from the COU-AA-301 randomised trial. Lancet Oncol 2012; **13**: 1210-1217.

368) Kimura G, Yonese J, Fukagai T, et al. Enzalutamide in Japanese patients with chemotherapy-naïve, metastatic castration-resistant prostate cancer: A post-hoc analysis of the placebo-controlled PREVAIL trial. Int J Urol 2016; **23**: 395-403.

369) Suzuki H, Shin T, Fukasawa S, et al. Efficacy and safety of abiraterone acetate plus prednisone in Japanese patients with newly diagnosed, metastatic hormone-naive prostate cancer: final subgroup analysis of LATITUDE, a randomized, double-blind, placebo-controlled, phase 3 study. Jpn J Clin Oncol 2020; **50**: 810-820.

370) Berenson JR, Lichtenstein A, Porter L, et al. Efficacy of pamidronate in reducing skeletal events in patients with advanced multiple myeloma. Myeloma Aredia Study Group. N Engl J Med 1996; **334**: 488-493.

371) Gimsing P, Carlson K, Turesson I, et al. Effect of pamidronate 30 mg versus 90 mg on physical function in patients with newly diagnosed multiple myeloma (Nordic Myeloma Study Group): a double-blind, randomised controlled trial. Lancet Oncol 2010; **11**: 973-982.

372) Brincker H, Westin J, Abildgaard N, et al. Failure of oral pamidronate to reduce skeletal morbidity in multiple myeloma: a double-blind placebo-controlled trial. Danish-Swedish co-operative study group. Br J Haematol 1998; **101**: 280-286.

373) Lahtinen R, Laakso M, Palva I, et al. Randomised, placebo-controlled multicentre trial of clodronate in multiple myeloma. Finnish Leukaemia Group. Lancet 1992; **340**: 1049-1052.

374) Rosen LS, Gordon D, Kaminski M, et al. Zoledronic acid versus pamidronate in the treatment of skeletal metastases in patients with breast cancer or osteolytic lesions of multiple myeloma: a phase III, double-blind, comparative trial. Cancer J 2001; **7**: 377-387.

375) Morgan GJ, Davies FE, Gregory WM, et al. First-line treatment with zoledronic acid as compared with clodronic acid in multiple myeloma (MRC Myeloma IX): a randomised controlled trial. Lancet 2010; **376**: 1989-1999.

376) Morgan GJ, Child JA, Gregory WM, et al. Effects of zoledronic acid versus clodronic acid on skeletal morbidity in patients with newly diagnosed multiple myeloma (MRC Myeloma IX): secondary outcomes from a randomised controlled trial. Lancet Oncol 2011; **12**: 743-752.

377) Mhaskar R, Kumar A, Miladinovic B, et al. Bisphosphonates in multiple myeloma: an updated network meta-analysis. Cochrane Database Syst Rev 2017; (12): CD003188.

378) Raje N, Terpos E, Willenbacher W, et al. Denosumab versus zoledronic acid in bone disease treatment of newly diagnosed multiple myeloma: an international, double-blind, double-dummy, randomised, controlled, phase 3 study. Lancet Oncol 2018; **19**: 370-381.

379) San Miguel JF, Schlag R, Khuageva NK, et al. Bortezomib plus melphalan and prednisone for initial treatment of multiple myeloma. N Engl J Med 2008; **359**: 906-917.

380) Delforge M, Terpos E, Richardson PG, et al. Fewer bone disease events, improvement in bone remodeling, and evidence of bone healing with bortezomib plus melphalan-prednisone vs. melphalan-prednisone in the phase III VISTA trial in multiple myeloma. Eur J Haematol 2011; **86**: 372-384.

381) Omae K, Tsujimoto Y, Honda M, et al. Comparative efficacy and safety of bone-modifying agents for the treatment of bone metastases in patients with advanced renal cell carcinoma: a systematic review and meta-analysis. Oncotarget 2017; **8**: 68890-68898.

382) Santini D, Tampellini M, Vincenzi B, et al. Natural history of bone metastasis in colorectal cancer: final results of a large Italian bone metastases study. Ann Oncol 2012; **23**: 2072-2077.

383) Silvestris N, Pantano F, Ibrahim T, et al. Natural history of malignant bone disease in gastric cancer: final results of a multicenter bone metastasis survey. PLoS One 2013; **8**: e74402.

384) Imura Y, Tateiwa D, Sugimoto N, et al. Prognostic factors and skeletal-related events in patients with bone metastasis from gastric cancer. Mol Clin Oncol 2020; **13**: 31.

385) Uei H, Tokuhashi Y. Prognostic scoring system for metastatic spine tumors derived from hepatocellular carcinoma. J Orthop Surg (Hong Kong) 2020; **28**: 2309499019899167.

386) Orita Y, Sugitani I, Toda K, et al. Zoledronic acid in the treatment of bone metastases from differentiated thyroid carcinoma. Thyroid 2011; **21**: 31-35.

387) Matuoka JY, Kahn JG, Secoli SR. Denosumab versus bisphosphonates for the treatment of bone metastases from solid tumors: a systematic review. Eur J Health Econ 2019; **20**: 487-499.

388) Andronis L, Goranitis I, Bayliss S, Duarte R. Cost-Effectiveness of Treatments for the Management of Bone Metastases: A Systematic Literature Review. Pharmacoeconomics 2018; **36**: 301-322.

389) Stopeck A, Brufsky A, Kennedy L, et al. Cost-effectiveness of denosumab for the prevention of skeletal-related events in patients with solid tumors and bone metastases in the United States. J Med Econ 2020; **23**: 37-47.

390) Hellmann MD, Paz-Ares L, Bernabe Caro R, et al. Nivolumab plus Ipilimumab in Advanced Non-Small-Cell Lung Cancer. N Engl J Med 2019; **381**: 2020-2031.

391) Schmid P, Adams S, Rugo HS, et al. Atezolizumab and Nab-Paclitaxel in Advanced Triple-Negative Breast Cancer. N Engl J Med 2018; **379**: 2108-2121.

392) Beer TM, Kwon ED, Drake CG, et al. Randomized, Double-Blind, Phase III Trial of Ipilimumab Versus Placebo in Asymptomatic or Minimally Symptomatic Patients With Metastatic Chemotherapy-Naive Castration-Resistant Prostate Cancer. J Clin Oncol 2017; **35**: 40-47.

393) Motzer RJ, Escudier B, McDermott DF, et al. Nivolumab versus Everolimus in Advanced Renal-Cell Carcinoma. N Engl J Med 2015; **373**: 1803-1813.

394) Horn L, Mansfield AS, Szczesna A, et al. First-Line Atezolizumab plus Chemotherapy in Extensive-Stage Small-Cell Lung Cancer. N Engl J Med 2018; **379**: 2220-2229.

395) Sharma P, Retz M, Siefker-Radtke A, et al. Nivolumab in metastatic urothelial carcinoma after platinum therapy (CheckMate 275): a multicentre, single-arm, phase 2 trial. Lancet Oncol 2017; **18**: 312-322.

396) Kang YK, Boku N, Satoh T, et al. Nivolumab in patients with advanced gastric or gastro-oesophageal junction cancer refractory to, or intolerant of, at least two previous chemotherapy regimens (ONO-4538-12, ATTRACTION-2): a randomised, double-blind, placebo-controlled, phase 3 trial. Lancet 2017; **390**: 2461-2471.

397) Andre T, Shiu KK, Kim TW, et al. Pembrolizumab in Microsatellite-Instability-High Advanced Colorectal Cancer. N Engl J Med 2020; **383**: 2207-2218.

398) Kato K, Cho BC, Takahashi M, et al. Nivolumab versus chemotherapy in patients with advanced oesophageal squamous cell carcinoma refractory or intolerant to previous chemotherapy (ATTRACTION-3): a multicentre, randomised, open-label, phase 3 trial. Lancet Oncol 2019; **20**: 1506-1517.

399) Wolchok JD, Kluger H, Callahan MK, et al. Nivolumab plus ipilimumab in advanced melanoma. N Engl J Med 2013; **369**: 122-133.

400) Ansell SM, Lesokhin AM, Borrello I, et al. PD-1 blockade with nivolumab in relapsed or refractory Hodgkin's lymphoma. N Engl J Med 2015; **372**: 311-319.

401) Finn RS, Qin S, Ikeda M, et al. Atezolizumab plus Bevacizumab in Unresectable Hepatocellular Carcinoma. N Engl J Med 2020; **382**: 1894-1905.

402) Ferris RL, Blumenschein G, Jr, Fayette J, et al. Nivolumab for Recurrent Squamous-Cell Carcinoma of the Head and Neck. N Engl J Med 2016; **375**: 1856-1867.

403) Baas P, Scherpereel A, Nowak AK, et al. First-line nivolumab plus ipilimumab in unresectable malignant pleural mesothelioma (CheckMate 743): a multicentre, randomised, open-label, phase 3 trial. Lancet 2021; **397**: 375-386.

404) Nakata E, Sugihara S, Sugawara Y, et al. Early response of bone metastases can predict tumor response in patients with non-small-cell lung cancer with bone metastases in the treatment with nivolumab. Oncol Lett 2020; **20**: 2977-2986.

405) Angela Y, Haferkamp S, Weishaupt C, et al. Combination of denosumab and immune checkpoint inhibition: experience in 29 patients with metastatic melanoma and bone metastases. Cancer Immunol Immunother 2019; **68**: 1187-1194.

406) Negishi T, Furubayashi N, Nakagawa T, et al. Site-specific Response to Nivolumab in Renal Cell Carcinoma. Anticancer Res 2021; **41**: 1539-1545.

407) Postow MA, Callahan MK, Barker CA, et al. Immunologic correlates of the abscopal effect in a patient with melanoma. N Engl J Med 2012; **366**: 925-931.

408) Jacobs C, Kuchuk I, Bouganim N, et al. A randomized, double-blind, phase II, exploratory trial evaluating the palliative benefit of either continuing pamidronate or switching to zoledronic acid in patients with high-risk bone metastases from breast cancer. Breast Cancer Res Treat 2016; **155**: 77-84.

409) Hilton JF, Clemons M, Pond G, et al. Effects on bone resorption markers of continuing pamidronate or switching to zoledronic acid in patients with high risk bone metastases from breast cancer. J Bone Oncol 2017; **10**: 6-13.

410) Ikesue H, Doi K, Morimoto M, et al. Switching from zoledronic acid to denosumab increases the risk for developing medication-related osteonecrosis of the jaw in patients with bone metastases. Cancer Chemother Pharmacol 2021; **87**: 871-877.

411) Khosla S, Burr D, Cauley J, et al. Bisphosphonate-associated osteonecrosis of the jaw. J Bone Miner Res 2007; **22**: 1479-1491.

412) Ruggiero SL, Dodson TB, Fantasia J, et al. American Association of Oral and Maxillofacial Surgeons Position Paper on Medication-Related Osteonecrosis of the Jaw. J Oral Maxillofac Surg 2014; **72**: 1938-1956.

413) Lipton A, Fizazi K, Stopeck AT, et al. Superiority of denosumab to zoledronic acid for prevention of skeletal-related events: A combined analysis of 3 pivotal, randomized, phase 3 trials. Eur J Cancer 2012; **48**: 3082-3092.

414) Stopeck AT, Fizazi K, Body JJ, et al. Safety of long-term denosumab therapy: results from the open label extension phase of two phase 3 studies in patients with metastatic breast and prostate cancer. Support Care Cancer 2016; **24**: 447-455.

415) Guarneri V, Donati S, Nicolini M, et al. Renal safety and efficacy of i.v. Bisphosphonates in patients with skeletal metastases treated for up to 10 years. Oncologist 2005; **10**: 842-848.

416) Carteni G, Bordonaro R, Giotta F, et al. Efficacy and safety of zoledronic acid in patients with breast cancer metastatic to bonel. Oncologist 2006; **11**: 841-848.

417) Bujanda DA, Sarmiento UB, Cabrera Suarez MA, et al. Assessment of renal toxicity and osteonecrosis of the jaws in patients receiving zoledronic acid for bone metastasis. Ann Oncol 2007; **18**: 556-560.

418) Menshawy A, Mattar O, Abdulkarim A, et al. Denosumab versus bisphosphonates in patients with advanced cancer-related bone metastasis. Support Care Cancer 2018; **26**: 1029-1038.

419) Macherey S, Monsef I, Jahn F, et al. Bisphosphonates for advanced prostate cancer. Cochrane Database Syst Rev 2017; (12): CD006250.

420) Zuradelli M, Masci G, Biancofiore G, et al. High incidence of hypocalcemia and serum creatinine increase in patients with bone metastases treated with zoledronic acidl. Oncologist 2009; **14**: 548-556.

421) Haslbauer F, Petzer A, Safanda M, et al. Prospective observational study to evaluate the persistence of treatment with denosumab in patients with bone metastases from solid tumors in routine clinical practice: final analysis. Support Care Cancer 2020; **28**: 1855-1865.

422) Block GA, Bone HG, Fang L, et al. A single-dose study of denosumab in patients with various degrees of renal impairment. J Bone Miner Res 2012; **7**: 1471-1479.

423) Hanamura M, Iwamoto T, Soga N, et al. Risk factors contributing to the development of hypocalcemia after zoledronic acid administration in patients with bone metastases of solid tumor. Biol Pharm Bull 2010; **33**: 721-724.

424) Black DM, Kelly MP, Genant HK, et al. Bisphosphonates and fractures of the subtrochanteric or diaphyseal femur. N Engl J Med 2010; **362**: 1761-1771.

425) Shane E, Burr D, Abrahamsen B, et al. Atypical Subtrochanteric and diaphyseal femoral fractures: second report of a task force The American Society for Bone and Mineral Research. J Bone Miner Res 2014; **29**: 1-23.

426) Polizzotto MN, Cousins V, Schwarer AP, et al. Bisphosphonates-associated osteonecrosis of the auditory canal. Br J Haematol 2005; **132**: 114-117.

427) Clemons M, Ong M, Stober C, et al. A randomised trial of 4- versus 12-weekly administration of bone-targeted agents in patients with bone metastases from breast or castration-resistant prostate cancer. Eur J Cancer 2021; **142**: 132-140.

428) Santini D, Galvano A, Pantano F, et al. How do skeletal morbidity rate and special toxicities affect 12-week versus 4-week schedule zoledronic acid efficacy? A systematic review and a meta-analysis of randomized trials. Crit Rev Oncol Hematol 2019; **142**: 68-75.

429) Kyrgidis A, Vahtsevanos K, Koloutsos G, et al. Bisphosphonate-related osteonecrosis of the jaws: a case control study of risk factors in breast cancer patients. J Clin Oncol 2008; **26**: 4634-4638.

430) Vahsevanos K, Kyrgidis A, Verrou E, et al. Longitudinal cohort study of risk factors in cancer patients of bisphosphonate-related osteonecrosis of the jaw. J Clin Oncol 2009; **27**: 5356-5362.

431) Kos M. Association of dental and periodontal status with bisphosphonate-related osteonecrosis of the jaws. Arch Med Sci 2014: **10**: 117-123.

432) Vida-Real C, Perez-Sayans M, Suarez-Peneranda JM, et al. Osteonecrosis of the jaws in 194 patients who have undergone intravenous bisphosphonate therapy in Spain. Med Oral Patol Oral Cir Bucal 2015; **20**: e267-e272.

433) Manfredi M, Mergoni G, Goldoni M, et al. A 5-year retrospective longitudinal study on the incidence and the risk factors of osteonecrosis of the jaws in patients treated with zoledronic acid for bone metastases from solid tumors. Med Oral Patol Oral Cir Bucal 2017; **22**: e342-e348.

434) Ripamonti CI, Maniezzon M, Campa T, et al. Decreased occurrence of osteonecrosis of the jaw after implementation of dental preventive measures in solid tumour patients with bone metastases treated with bisphosphonates. The experience of the National Cancer Institute of Milan. Ann Oncol 2009; **20**: 137-145.

435) Ohnishi Y, Ito K, Kitamura R, et al. Importance of professional oral hygiene in preventing medication-related osteonecrosis of the jaw. Int J Oral-Med Sci 2017; **15** (3-4): 85-92.

436) Mucke T, Deppe H, Hein J, et al. Prevention of bisphosphonate-related osteonecrosis of the jaws in patients with prostate cancer treated with zoledronic acid: a prospective study over 6 years. J Craniomaxillofac Surg 2016; **44**: 1689-1693.

437) Odvina CV, Zerwekh JE, Rao DS, et al. Severely suppressed bone turnover: a potential complication of alendronate therapy. J Clin Endocrinol Metab 2005; **90**: 1294-1301.

438) Coleman RE, McCloskey EV. Bisphosphonate in oncology. Bone 2011; **49**: 71-76.

439) Chang ST, Tendorde AS, Grimsrud CD, et al. Atypical femur fractures among breast cancer and multiple myeloma patients receiving intravenous bisphosphonate therapy. Bone 2012; **51**: 524-527.

440) Yang SP, Kim TWB, Boland PJ, et al. Retrospective review of atypical femoral fracture in metastatic bone disease patients receiving denosumab therapy. Oncologist 2017; **22**: 438-444.

441) Ota S, Inoue R, Shiozaki T, et al. Atypical femoral fracture after receiving anti-resorptive drugs in breast cancer patients with bone metastasis. Breast Cancer 2017; **24**: 601-607.

442) Nakata E, Sugihara S, Yamashita N, Osumi S. The incidence of atypical femoral fractures in breast cancer patients with bone metastases who received bisphosphonate treatment. J Orthop Science 2017; **22**: 946-950.

443) Puhaidran ME, Farooki A, Steensma MR, et al. Atypical subtrochanteric femoral fractures in patients with skeletal malignant involvement treated with intravenous bisphosphonates. J Bone Joint Surg Am 2011; **93**: 1235-1242.

444) Edwards BJ, Sun M, West DP, et al. Incidense of atypical femur fractures in cancer patients: The MD Anderson Cancer Center experience. J Bone Miner Res 2016; **31**: 1569-1576.

445) Austin DC, Torchia MT, Klare CM, Cantu RV. Atypical femoral fractures mimicking metastatic lesions in 2 patients taking denosumab. Acta Orthop 2017; **88**: 351-353.

446) Sugihara T, Koizumi M, Hayakawa K, et al. Impending atypical femoral fracture in a patient of breast cancer with bone metastases receiving long-term denosumab. Clin Nucl Med 2018; **43**: 365-366.

447) Schilcher J, Koeppen V, Aspenberg P, Michaëlsson K. Bisphosphonate use and atypical fractures of the femoral shaft. N Eng J Med 2011; **364**: 1728-1737.

448) Dell RM, Adams AL, Greene DF, et al. Incidense of atypical nontraumatic diaphyseal fractures of the femur. J Bone Miner Res 2012; **27**: 2544-2550.

449) Lockwood M, Banderudrappagari R, Suva LJ, Makhoul I. Atypical femoral fractures from bisphosphonate in cancer patients-Review. J Bone Oncol 2019; **18**: 100259. doi: 10.1016/j.jbo.2019.100259. eCollection 2019 Oct.

450) Himelstein AI, Loprinzi CL, Shapiro CL. Zoledronic acid dosing interval for metastatic cancer-reply. JAMA 2017; **317**: 1478.

451) Groenen KHJ, Pouw MH, Hannink G, et al. The effect of radiotherapy, and radiotherapy combined with bisphosphonates or RANK ligand inhibitors on bone quality in bone metastases: a systematic review. Radiother Oncol 2016; **119**: 194-201.

452) Choi J, Lee EJ, Tang SH, et al. A prospective Phase II study for the efficacy of radiotherapy in combination with zoledronic acid in treating painful bone metastases from gastrointestinal cancers. J Radiat Res 2019; **60**: 242-248.

453) Pichon B, Campion L, Delpon G, et al. High-Dose Hypofractionated Radiation Therapy for Noncompressive Vertebral Metastases in Combination With Zoledronate: A Phase 1 Study. Int J Radiat Oncol Biol Phys 2016; **96**: 840-847.

454) Hosaka H, Shikama N, Wada H, et al. Phase II study of palliative radiotherapy combined with Zoledronic Acid Hydrate for metastatic bone tumor from renal cell carcinoma. Jpn J Clin Oncol 2021; **51**: 100-105.

455) Wang Q, Sun B, Meng X, et al. Density of bone metastatic lesions increases after radiotherapy in patients with breast cancer. J Radiat Res 2019; **60**: 394-400.

456) Nakata E, Sugihara S, Kataoka M, et al. Early response assessment of re-ossification after palliative conventional radiotherapy for vertebral bone metastases. J Orthop Sci 2019; **24**: 332-336.

457) Tanaka H, Makita C, Manabe Y, et al. Radiation therapy combined with bone-modifying agents ameliorated local control of osteolytic bone metastases in breast cancer. J Radiat Res 2020; **61**: 494-498.

458) Hosaka S, Katagirim H, Niwakawa M, et al. Radiotherapy combined with zoledronate can reduce skeletal-related events in renal cell carcinoma patients with bone metastasis. Int J Clin Oncol 2018; **23**: 1127-1133.

459) Lipton A, Cook RJ, Major P, et al. Zoledronic acid and survival in breast cancer patients with bone metastases and elevated markers of osteoclast activity. Oncologist 2007; **12**: 1035-1043.

460) Lipton A, Cook R, Saad F, et al. Normalization of bone markers is associated with improved survival in patients with bone metastases from solid tumors and elevated bone resorption receiving zoledronic acid. Cancer 2008; **113**: 193-201.

461) Lipton A, Cook R, Brown J, et al. Skeletal-related events and clinical outcomes in patients with bone metastases and normal levels of osteolysis: exploratory analyses. Clin Oncol (R Coll Radiol) 2013; **25**: 217-226.

462) Barnadas A, Manso L, de la Piedra C, et al. Bone turnover markers as predictive indicators of outcome in patients with breast

cancer and bone metastases treated with bisphosphonates: results from a 2-year multicentre observational study (ZOMAR study). Bone 2014; **68**: 32-40.

463) Lipton A, Smith MR, Fizazi K, et al. Changes in Bone Turnover Marker Levels and Clinical Outcomes in Patients with Advanced Cancer and Bone Metastases Treated with Bone Antiresorptive Agents. Clin Cancer Res 2016; **22**: 5713-5721.

464) Urakawa H, Ando Y, Hase T, et al. Clinical value of serum bone resorption markers for predicting clinical outcomes after use of bone modifying agents in metastatic bone tumors: A prospective cohort study. Int J Cancer 2020; **146**: 3504-3515.

465) Murphy GP, Slack NH. Response criteria for the prostate of the USA National Prostatic Cancer Project. Prostate 1980; **1**: 375-382.

466) Hayward JL, Carbone PP, Heuson JC, et al. Assessment of response to therapy in advanced breast cancer: a project of the Programme on Clinical Oncology of the International Union Against Cancer, Geneva, Switzerland. Cancer 1977; **39**: 1289-1294.

467) Miller AB, Hoogstraten B, Staquet M, et al. Reporting results of cancer treatment. Cancer 1981; **47**: 207-214.

468) Eisenhauer EA, Therasse P, Bogaerts J, et al. New response evaluation criteria in solid tumours: revised RECIST guideline (version 1.1). Eur J Cancer 2009; **45**: 228-247.

469) Hamaoka T, Madewell JE, Podoloff DA, et al. Bone imaging in metastatic breast cancer. J Clin Oncol 2004; **22**: 2942-2953.

470) Costelloe CM, Chuang HH, Madewell JE, Ueno NT. Cancer Response Criteria and Bone Metastases: RECIST 1.1, MDA and PERCIST. J Cancer. 2010; **1**: 80-92.

471) McDonald R, Probyn L, Poon I, et al. Tumor response after stereotactic body radiation therapy to nonspine bone metastases: an evaluation of response criteria. Int J Radiat Oncol Biol Phys 2015; **93**: 879-881.

472) Yu T, Choi CW, Kim KS. Treatment outcomes of stereotactic ablative radiation therapy for non-spinal bone metastases: focus on response assessment and treatment indication. Br J Radiol 2019; **92**: 20181048.

473) Scher HI, Halabi S, Tannock I, et al. Design and end points of clinical trials for patients with progressive prostate cancer and castrate levels of testosterone: recommendations of the Prostate Cancer Clinical Trials Working Group. J Clin Oncol 2008; **26**: 1148-1159.

474) 日本泌尿器科学会，日本病理学会，日本医学放射線学会．前立腺癌取扱い規約，第 4 版，金原出版，東京，2010.

475) Dennis ER, Jia X, Mezheritskiy IS, et al. Bone scan index: a quantitative treatment response biomarker for castration-resistant metastatic prostate cancer. J Clin Oncol 2012; **30**: 519-524.

476) Nakajima K, Mizokami A, Matsuyama H, et al; PROSTAT-BSI Investigators. Prognosis of patients with prostate cancer and bone metastasis from the Japanese Prostatic Cancer Registry of Standard Hormonal and Chemotherapy Using Bone Scan Index cohort study. Int J Urol 2021; **28**: 955-963.

477) Finkelstein S, Raman S, Van Der Velden J, et al. Changes in Volume and Density Parameters Measured on Computed Tomography Images Following Stereotactic Body Radiation Therapy of Nonspine Bone Metastases. Technol Cancer Res Treat 2019; **18**: 1533033819853532.

478) Lecouvet FE, Larbi A, Pasoglou V, et al. MRI for response assessment in metastatic bone disease. Eur Radiol 2013; **23**: 1986-1997.

479) Brown AL, Middleton G, MacVicar AD, Husband JE. T1-weighted magnetic resonance imaging in breast cancer vertebral metastases: changes on treatment and correlation with response to therapy. Clin Radiol 1998; **53**: 493-501.

480) Woolf DK, Padhani AR, Makris A. Assessing response to treatment of bone metastases from breast cancer: what should be the standard of care? Ann Oncol 2015; **26**: 1048-1057.

481) Kosmin M, Padhani AR, Gogbashian A, et al. Comparison of Whole-Body MRI, CT, and Bone Scintigraphy for Response Evaluation of Cancer Therapeutics in Metastatic Breast Cancer to Bone. Radiology 2020; **297**: 622-629.

482) Messiou C, Collins DJ, Giles S, et al. Assessing response in bone metastases in prostate cancer with diffusion weighted MRI. Euro Radiol 2011; **21**: 2169-2177.

483) Padhani AR, Lecouvet FE, Tunariu N, et al. METastasis Reporting and Data System for Prostate Cancer: Practical Guidelines for Acquisition, Interpretation, and Reporting of Whole-body Magnetic Resonance Imaging-based Evaluations of Multiorgan Involvement in Advanced Prostate Cancer. Eur Urol 2017; **71**: 81-92.

484) Pricolo P, Ancona E, Summers P, et al. Whole-body magnetic resonance imaging (WB-MRI) reporting with the METastasis Reporting and Data System for Prostate Cancer (MET-RADS-P): inter-observer agreement between readers of different expertise levels. Cancer Imaging 2020; **20**: 77.

485) Messiou C, Hillengass J, Delorme S, et al. Guidelines for Acquisition, Interpretation, and Reporting of Whole-Body MRI in Myeloma: Myeloma Response Assessment and Diagnosis System (MY-RADS). Radiology 2019; **291**: 5-13.

486) Zhang R, Wang ZY, Li YH, et al. Usefulness of dynamic contrast-enhanced magnetic resonance imaging for predicting treatment response to vinorelbine-cisplatin with or without recombinant human endostatin in bone metastasis of non-small cell lung cancer. Am J Cancer Res 2016; **6**: 2890-2900. eCollection 2016.

487) Chu S, Karimi S, Peck KK, et al. Measurement of blood perfusion in spinal metastases with dynamic contrast-enhanced magnetic resonance imaging: evaluation of tumor response to radiation therapy. Spine 2013; **38**: E1418-E1424.

488) Wahl RL, Jacene H, Kasamon Y, et al. From RECIST to PERCIST: Evolving Considerations for PET response criteria in solid tumors. J Nucl Med 2009; **50** (Suppl 1): 122S-150S.

489) 日本核医学会．FDG PET，PET/CT 診療ガイドライン 2020，2020 年 8 月．

490) Kim HD, Kim BJ, Kim HS, Kim JH. Comparison of the morphologic criteria (RECIST) and metabolic criteria (EORTC and PERCIST) in tumor response assessments: a pooled analysis. Korean J Intern Med 2019; **34**: 608-617.

491) Al-Muqbel KM, Yaghan RJ. Effectiveness of 18F-FDG-PET/CT vs Bone Scintigraphy in Treatment Response Assessment of Bone Metastases in Breast Cancer. Medicine 2016; **95**: e3753.

492) Choi J, Kim JW, Jeon TJ, Lee IJ. The 18F-FDG PET/CT response to radiotherapy for patients with spinal metastasis correlated with the clinical outcomes. PLoS One 2018; **13**: e0204918.

493) WHO Guidelines for the pharmacological and radiotherapeutic management of cancer pain in adults and adolescents
https://www.who.int/publications/i/item/9789241550390

494) Zunyong Liu, Yan Xu, Zhong-Liang Liu, et al. Combined application of diclofenac and celecoxib with an opioid yields superior

efficacy in metastatic bone cancer pain: a randomized controlled trial. Int J Clin Oncol 2017; **22**: 980-985.

495) Yousef AA, Alzeftawy AE. The efficacy of oral piroxicam fast-dissolving tablets versus sublingual fentanyl in incident breakthrough pain due to bone metastases: a double-blinded randomized study. Support Care Cancer 2019; **27**: 2171-2177.

496) Pace V. Use of nonsteroidal anti-inflammatory drugs in cancer. Palliat Med 1995; **9**: 273-286.

497) McNicol E, Strassels S, Goudas L, et al. Nonsteroidal anti-inflammatory drugs, alone or combined with opioids, for cancer pain: a systematic review. J Clin Oncol 2004; **22**: 1975-1992.

498) Nabal M, Librada S, Redondo MJ, et al. The role of paracetamol and nonsteroidal anti-inflammatory drugs in addition to WHO StepIII opioids in the control of pain in advanced cancer: a systematic review of the literature. Palliat Med 2012; **26**: 305-312.

499) Slatkin N. Cancer-related pain and its pharmacologic management in the patient with bone metastasis. J Support Oncol 2006; **4** (2 Suppl 1): 5-21.

500) Thonsontia J, Waikakul W, Wongwikrom W, et al. Gabapentin as an Adjuvant Analgesic with Opioids for the Management of Metastatic Bone Pain: Randomized, Double - Blind, Placebo - Controlled Crossover Trial. Thai Journal of Anesthesiology 2014; **40**: 237-252.

501) Sjölund K, Yang R, Lee K, et al. Randomized study of pregabalin in patients with cancer-induced bone pain. Pain Ther 2013; **2**: 37-48.

502) Nishihara M, Arai YP, Yamamoto Y, et al. Combinations of low-dose antidepressants and low-dose pregabalin as useful adjuvants to opioids for intractable, painful bone metastases. Pain Physician 2013; **16**: E547-E552.

503) Chow E, Loblaw A, Harris K, et al. Dexamethasone for the prophylaxis of radiation-induced pain flare after palliative radiotherapy for bone metastases: a pilot study. Support Care Cancer 2007; **15**: 643-647.

504) Hird A, Zhang L, Holt T, et al. Dexamenthasone for the prophylaxis of radiation-induced pain flare after palliative radiotherapy for symptomatic bone metastases: a phase II study. Clin Oncol (R Coll Ratiol) 2009; **21**: 329-335.

505) Mystakidou K, Katsouda E, Kouloulias V, et al. Comparison of transdermal fentanyl with codeine/paracetamol, in combination with: radiotlrerapy, for the management of metastatic bone pain. J Opioid Manag 2005; **1**: 204-210.

506) Sima L, Fang W X, Wu XM, et al. Efficacy of oxycodone/paracetamol for patients with bone-cancer pain: amulticenter, randomized, double-blinded, placebo-controlled trial. Clin Pharm Therapeutics 2012; **37**: 27-31.

507) Ventafridda V, Tamburini M, Caraceni A, et al. A validation study of the WHO method for cancer pain relief. Cancer 1987; **59**: 850-856.

508) Mercadante S. Pain treatment and outcomes for patients with advanced cancer who receive follow-up care at home. Cancer 1999; **85**: 1849-1858.

509) Mercadante S, Villari P, Ferrera P, et al. Optimization of opioid therapy for preventing incident pain associated with bone metastases. J Pain Sympt Manag 2004; **28**: 505-510.

510) Zeppetella G, Davies AN. Opioids for the management of breakthrough pain in cancer patients. Cochrane Database Syst Rev 2013; (10): CD004311.

511) Roque I, Figuls M, Martinez-Zapata MJ, et al. Radioisotopes for metastatic bone pain. Cochrane Database Syst Rev 2011; (7): CD003347.

512) Bauman G, Charette M, Reid R, Sathya J. Radiopharmaceuticals for the palliation of painful bone metastasis-a systemic review. Radiother Oncol 2005; **75**: 258-270.

513) D'angelo G, Sciuto R, Salvatori M, et al. Targeted "bone-seeking" radiopharmaceuticals for palliative treatment of bone metastases: a systematic review and meta-analysis. Q J Nucl Med Mol Imaging 2012; **56**: 538-543.

514) van Dodewaard-de Jong DM, Oprea-Lager DE, Hooft L, et al. Radiopharmaceuticals for Palliation of Bone Pain in Patients with Castration-resistant Prostate Cancer Metastatic to Bone: A Systematic Review. Eur Urol 2016; **70**: 416-426.

515) Kurosaka S, Satoh T, Chow E, et al. EROTC QLQ-BM22 and QLQ-CQ30 quality of life scores in patients with painful bone metastases of prostate cancer treated with strontium-89 radionuclide therapy. Ann Nucl Med 2012; **26**: 485-491.

516) Christensen MH, Petersen LJ. Radionuclide treatment of painful bone metastases in patients with breast cancer: a systematic review. Cancer Treat Rev 2012; **38**: 164-171.

517) Zenda S, Nakagami Y, Toshima M, et al. Strontium-89 (Sr-89) chloride in the treatment of various cancer patients with multiple bone metastases. Int J Clin Oncol 2014; **19**: 739-743.

518) Dafermou A, Colamussi P, Giganti M, et al. A multicentre observational study of radionuclide therapy in patients with painful bone metastases of prostate cancer. Eur J Nucl Med 2001; **28**: 788-798.

519) van Poel HG, Antonini N, Hoefnagel CA, et al. Serum hemoglobin levels predict response of strontium-89 and rhenium-186-HEDP radionuclide treatment for painful osseous metastases in prostate cancer. Urol Int 2006; **77**: 50-56.

520) Kraeber-Bodéré F, Campion L, Rousseau C, et al. Treatment of bone metastases of prostate cancer with strontium-89 chloride: efficacy in relation to the degree of bone involvement. Eur J Nucl Med 2000; **27**: 1487-1493.

521) McEwan AJ, Amyotte GA, McGowan DG, et al. A retrospective analysis of the cost effectiveness of treatment with Metastron in patients with prostate cancer metastatic to bone. Eur Urol 1994; **26** (Suppl 1): 26-31.

522) Kuroda I. Strontium-89 for prostate cancer with bone metastases: the potential of cancer control and improvement of overall survival. Ann Nucl Med 2014; **28**: 11-16.

523) Storto G, Klain M, Paone G, et al. Combined therapy of Sr-89 and zoledronic acid in patients with painful bone metastases. Bone 2006; **39**: 35-41.

524) Wang Y, Tao H, Yu X, et al. Clinical significance of zoledronic acid and strontium-89 in patients with asymptomatic bone metastases from non-small-cell lung cancer. Clin Lung Cancer 2013; **14**: 254-260.

525) Tu SM, Millikan RE, Mengistu B, et al. Bone-targeted therapy for advanced androgen-independent carcinoma of the prostate: a randomised phase II trial. Lancet 2001; **357**: 336-341.

526) Sciuto R, Festa A, Rea S, et al. Effects of low-dose cisplatin on ^{89}Sr therapy for painful bone metastases from prostate cancer: a randomized clinical trial. J Nucl Med 2002; **43**: 79-86.

527) James N, Pirrie S, Pope A, et al. TRAPEZE: a randomised controlled trial of the clinical effectiveness and cost-effectiveness of chemotherapy with zoledronic acid, strontium-89, or both, in men with bony metastatic castration-refractory prostate cancer.

Health Technol Assess 2016; **20**: 1-288.

528） Malmberg I, Persson U, Ask A, et al. Painful bone metastases in hormone-refractory prostate cancer: economic costs of strontium-89 and/or external radiotherapy. Urology 1997; **50**: 747-753.

529） Lam MG, Hoekstra A, de Klerk JM, et al. Radiation safety considerations for the bone seeking radiopharmaceuticals. [89]SrCl2, [186]Re-HEDP and [153]Sm-EDTMP. Nuklearmedizin 2009; **48**: 37-43.

530） Matsubara N, Nagamori S, Wakumoto Y, et al. Phase II study of radium-223 dichloride in Japanese patients with symptomatic castration-resistant prostate cancer. Int J Clin Oncol 2018; **23**: 173-180.

531） Sartor O, Coleman R, Nilsson S, et al. Effect of radium-223 dichloride on symptomatic skeletal events in patients with castration-resistant prostate cancer and bone metastases: results from a phase 3, double-blind, randomised trial. Lancet Oncol 2014; **15**: 738-746.

532） Nilsson S, Cislo P, Sartor O, et al. Patient-reported quality-of-life analysis of radium-223 dichloride from the phase III ALSYMPCA study. Ann Oncol 2016; **27**: 868-874.

533） 髙橋俊二，植村天受，舛森直哉ほか．使用実態下における骨転移を有する去勢抵抗性前立腺癌患者を対象とした塩化ラジウム-223 の安全性と有効性—使用成績調査結果．泌尿器外科 2020; **33**: 435-449.

534） 舛森直哉，筧　善行，細野　眞ほか．骨転移を有する去勢抵抗性前立腺癌患者を対象とした塩化ラジウム-223 の安全性と有効性—6 回投与の治療完遂/中止に関する探索的解析．診療と新薬 2020; **57**: 705-717.

535） Parker CC, Coleman RE, Sartor O, et al. Three-year Safety of Radium-223 Dichloride in Patients with Castration-resistant Prostate Cancer and Symptomatic Bone Metastases from Phase 3 Randomized Alpharadin in Symptomatic Prostate Cancer Trial. Eur Urol 2018; **73**: 427-435.

536） Heidenreich A, GilleSREn S, Heinrich D, et al. Radium-223 in asymptomatic patients with castration-resistant prostate cancer and bone metastases treated in an international early access program. BMC Cancer 2019; **19**: 12.

537） Saad F, GilleSREn S, Heinrich D, et al. Disease characteristics and completion of treatment in patients with metastatic castration-resistant prostate cancer treated with radium-223 in an international early access program. Clin Genitourin Cancer 2019; **17**: 348-355.e345.

538） Parker C, Finkelstein SE, Michalski JM, et al. Efficacy and safety of radium-223 dichloride in symptomatic castration-resistant prostate cancer patients with or without baseline opioid usefrom the phase 3 ALSYMPCA Trial. Eur Urol 2016; **70**: 875-883.

539） Smith M, Parker C, Saad F, et al. Addition of radium-223 to abiraterone acetate and prednisone or prednisolone in patients with castration-resistant prostate cancer and bone metastases (ERA 223): a randomised, double-blind, placebo-controlled, phase 3 trial. Lancet Oncol 2019; **20**: 408-419.

540） Matsubara N, Kimura G, Uemura H, et al. A randomized, double-blind, comparison of radium-223 and placebo, in combination with abiraterone acetate and prednisolone, in castration-resistant metastatic prostate cancer: subgroup analysis of Japanese patients in the ERA 223 study. Int J Clin Oncol 2020; **25**: 720-731.

541） Shore N, Higano CS, George DJ, et al. Concurrent or layered treatment with radium-223 and enzalutamide or abiraterone/prednisone: real-world clinical outcomes in patients with metastatic castration-resistant prostate cancer. Prostate Cancer Prostatic Dis 2020; **23**: 680-688.

542） Hoskin P, Sartor O, O'Sullivan JM, et al. Efficacy and safety of radium-223 dichloride in patients with castration-resistant prostate cancer and symptomatic bone metastases, with or without previous docetaxel use: a prespecified subgroup analysis from the randomised, double-blind, phase 3 ALSYMPCA trial. Lancet Oncol 2014; **15**: 1397-1406.

543） Sartor O, Hoskin P, Coleman RE, et al. Chemotherapy following radium-223 dichloride treatment in ALSYMPCA. Prostate 2016; **76**: 905-916.

544） Vogelzang NJ, Coleman RE, Michalski JM, et al. Hematologic safety of radium-223 dichloride: bseline prognostic factors associated with myelosuppression in the ALSYMPCA trial. Clin Genitourin Cancer 2017; **15**: 42-52.e48.

545） Dizdarevic S, Petersen PM, Essler M, et al. Interim analysis of the REASSURE (Radium-223 alpha Emitter Agent in non-intervention Safety Study in mCRPC popUlation for long-teRm Evaluation) study: patient characteristics and safety according to prior use of chemotherapy in routine clinical practice. Eur J Nucl Med Mol Imaging 2019; **46**: 1102-1110.

546） Morris MJ, Loriot Y, Sweeney CJ, et al. Radium-223 in combination with docetaxel in patients with castration-resistant prostate cancer and bone metastases: a phase 1 dose escalation/randomised phase 2a trial. Eur J Cancer 2019; **114**: 107-116.

547） Weller S, Hart NH, Bolam KA, et al. Exercise for individuals with bone metastases: A systematic review. Crit Rev Oncol Hematol 2021; **166**: 103433.

548） Sheill G, Guinan E, Brady L, et al. Exercise interventions for patients with advanced cancer: A systematic review of recruitment, attrition, and exercise adherence rates. Palliat Support Care 2019; **17**: 686-696.

549） New PW, Marshall R, Stubblefield MD, Scivoletto G. Rehabilitation of people with spinal cord damage due to tumor: literature review, international survey and practical recommendations for optimizing their rehabilitation. J Spinal Cord Med 2017; **40**: 213-221.

550） Galvão DA, Taaffe DR, Spry N, et al. Exercise Preserves Physical Function in Prostate Cancer Patients with Bone Metastases. Med Sci Sports Exerc 2018; **50**: 393-399.

551） Rief H, Bruckner T, Schlampp I, et al. Resistance training concomitant to radiotherapy of spinal bone metastases - survival and prognostic factors of a randomized trial. Radiat Oncol 2016; **11**: 97.

552） Rief H, Omlor G, Akbar M, et al. Biochemical markers of bone turnover in patients with spinal metastases after resistance training under radiotherapy: a randomized trial. BMC Cancer 2016; **16**; 231.

553） Rief H, Welzel T, Omlor G, et al. Pain response of resistance training of the paravertebral musculature under radiotherapy in patients with spinal bone metastases: a randomized trial. BMC Cancer 2014; **14**: 485.

554） Rief H, Peterson LC, Omlor G, et al. The effect of resistance training during radiotherapy on spinal bone metastases in cancer patients: a randomized trial. Radiother Oncol 2014; **112**: 133-139.

555） Rief H, Omlor G, Akbar M, et al. Feasibility of isometric spinal muscle training in patients with bone metastases under radiotherapy: first results of a randomized pilot trial. BMC Cancer 2014; **14**: 67.

556） Rief H, Akbar M, Keller M, et al. Quality of life and fatigue of patients with spinal bone metastases under combined treatment with resistance training and radiation therapy: a randomized pilot trial. Radiat Oncol 2014; **9**: 151.

557) 津田祐輔，康永秀生，澤田良子ほか．骨転移治療戦略とがんのリハビリテーション―骨転移による大腿骨病的骨折患者の在院死亡率―DPC データベースによる検討/骨転移患者 1765 例．日本整形外科学会雑誌 2015; **89**: 775-778.

558) 村田秀樹，高橋　満，片桐浩久ほか．骨転移治療戦略とがんのリハビリテーション―切迫麻痺・切迫骨折を有する骨転移患者の活動性に関する予後―放射線治療とリハビリテーション後の治療効果の評価法について．日本整形外科学会雑誌 2015; **89**: 779-785.

559) Hayashi Y, et al. Effectiveness of Interdisciplinary Team Conference to Manage Skeletal Related Events in Rehabilitation for Patients with Cancer. 順天堂醫事雑誌 2015; **61**: 426-436.

560) Hayashi K, Tahara T, Muramoto R, et al. Factors Associated with Discharge Destination in Advanced Cancer Patients with Bone Metastasis in a Japanese Hospital. Ann Rehabil Med 2018; **42**: 477-482.

561) Akezaki Y, Nakata E, Kikuuchi M, Sugihara S. Factors Affecting the Discharge Destination of Patients with Spinal Bone Metastases. Ann Rehabil Med 2020; **44**: 69-76.

562) Hara H, Sakai Y, Kuwamoto T, et al. Surgical outcomes of metastatic bone tumors in the extremities (Surgical outcomes of bone metastases). J Bone Oncol 2021; **27**: 100352.

563) Kim JE, Dodd M, West C, et al. The PRO-SELF© Pain Control Program improves patients' knowledge of cancer pain management. Oncol Nurs Forum 2004; **31**: 1137-1143.

564) Miaskowski C, Dodd M, West C, et al. Randomized clinical trial of the effectiveness of a self-care intervention to improve cancer pain management. J Clin Oncol 2004; **22**: 1713-1720.

565) Rustøen T, Valeberg BT, Kolstad E, et al. The PRO-SELF© Pain Control Program improves patients' knowledge of cancer pain management. J Pain Symptom Manage 2012; **44**: 321-330.

566) Rustøen T, Valeberg BT, Kolstad E, et al. A randomized clinical trial of the efficacy of a self-care intervention to improve cancer pain management. Cancer Nurs 2014; **37**: 34-43.

567) Ekstedt M, Rustoen T. Factors that hinder and facilitate cancer patients' knowledge about pain management: a qualitative study. J Pain Symptom Manage 2019; **57**: 753-760.

568) Geerling J, Van Der Linden Y, Mul V, et al. Pain education of patients with painful bone metastases reduces pain; a multicentre randomised trial. Radiother Oncol 2018; **127**: 199.

569) Serçe S, Ovayolu Ö, Pirbudak L, Ovayolu N. The effect of acupressure on pain in cancer patients with bone metastasis: a nonrandomized controlled trial. Integr Cancer Ther 2018; **17**: 728-736.

570) Jane SW, Chen SL, Wilkie DJ, et al. Effects of massage on pain, mood status, relaxation, and sleep in Taiwanese patients with metastatic bone pain: a randomized clinical trial. Pain 2011; **152**: 2432-2442.

571) Running A, Turnbeaugh E. Oncology pain and complementary therapy: a review of the literature. Clin J Oncol Nurs 2011; **15**: 374-379.

572) Oken M, Creech R, Tormey D, et al. Toxicity and response criteria of the Eastern Cooperative Oncology Group. Am J Clin Oncol 1982; 5: 649-655.

573) Karnofsky D, Burchenal J. The clinical evaluation of chemotherapeutic agents in cancer. Evaluation of Chemotherapeutic Agents, MacLeod C (ed), Columbia University Press, New York, 1949: p.191-205.

574) 森岡秀夫，河野博隆（編）．がん患者の運動器疾患の診かた，中外医学社，東京，2019: p.11.

575) Frankel HL. The value of postural reduction in the initial management of closed injuries of the spine with paraplegia and tetraplegia. Paraplegia 1969; 7: 179-192.

索 引

「骨転移診療ガイドライン改訂第2版」の利益相反事項の開示

<利益相反事項開示項目> 該当する場合具体的な企業名（団体名）を記載，該当しない場合は"該当なし"と記載する．

■COI自己申告項目
1．本務以外に団体の職員，顧問職等の報酬として，年間100万円以上受領している報告対象企業名
2．株の保有と，その株式から得られた利益として，年間100万円以上受領している報告対象企業名
3．特許権使用料の報酬として，年間100万円以上受領している報告対象企業名
4．会議の出席（発表，助言など）に対する講演料や日当として，年間50万円以上受領している報告対象企業名
5．パンフレット，座談会記事等に対する原稿料として，年間50万円以上受領している報告対象企業名
6．年間100万円以上の研究費（産学共同研究，受諾研究，治験など）を受領している報告対象企業名
7．年間100万円以上の奨学（奨励）寄附金を受領している，または，寄付講座に属している場合の報告対象企業名
8．訴訟等に際して顧問料及び謝礼として年間100万円以上受領している報告対象企業名
9．年間5万円以上の旅行，贈答品などの報告対象企業名

下記に本ガイドラインの作成にあたった委員の利益相反状態を開示します．

<診療ガイドライン作成委員会参加者のCOI開示>

氏名（所属機関）	利益相反開示項目				
	開示項目1	開示項目2	開示項目3	開示項目4	開示項目5
	開示項目6	開示項目7	開示項目8	開示項目9	
安部 能成（埼玉医科大学）	該当なし	該当なし	該当なし	該当なし	該当なし
	該当なし	該当なし	該当なし	該当なし	
井口 東郎（佐世保共済病院）	該当なし	該当なし	該当なし	メルクバイオファーマ	該当なし
	該当なし	該当なし	該当なし	該当なし	
稲葉 吉隆（愛知県がんセンター）	該当なし	該当なし	該当なし	該当なし	該当なし
	アストラゼネカ，MSD，中外製薬	該当なし	該当なし	該当なし	
岩田 慎太郎（国立がん研究センター中央病院）	該当なし	該当なし	該当なし	該当なし	該当なし
	該当なし	該当なし	該当なし	該当なし	
加藤 俊介（順天堂大学）	該当なし	該当なし	該当なし	該当なし	該当なし
	該当なし	該当なし	該当なし	該当なし	
河野 博隆（帝京大学）	該当なし	該当なし	該当なし	久光製薬，第一三共	該当なし
	該当なし	該当なし	該当なし	該当なし	
絹谷 清剛（金沢大学）	該当なし	該当なし	該当なし	エーザイ，富士フイルム富山化学	該当なし
	富士フイルム富山化学	富士フイルム富山化学，日本メジフィジックス	該当なし	該当なし	
公平 誠（公平病院）	該当なし	該当なし	該当なし	該当なし	該当なし
	該当なし	該当なし	該当なし	該当なし	
小林 英介（国立がん研究センター中央病院）	該当なし	該当なし	該当なし	該当なし	該当なし
	該当なし	該当なし	該当なし	該当なし	
齋藤 哲雄（荒尾市民病院）	該当なし	該当なし	該当なし	該当なし	該当なし
	該当なし	該当なし	該当なし	該当なし	
佐藤 淳也（国際医療福祉大学）	該当なし	該当なし	該当なし	該当なし	該当なし
	該当なし	該当なし	該当なし	該当なし	
篠田 裕介（埼玉医科大学）	該当なし	該当なし	該当なし	該当なし	該当なし
	該当なし	該当なし	該当なし	該当なし	
篠原 信雄（北海道大学）	該当なし	該当なし	該当なし	武田薬品工業，アステラス製薬，MSD，小野薬品工業，ブリストル・マイヤーズスクイブ，メルクバイオファーマ	該当なし
	アステラス製薬，ファイザー	小野薬品工業，北海道厚生農業協同連合会，アミノアップ	該当なし	該当なし	
柴田 浩行（秋田大学）	該当なし	該当なし	該当なし	中外製薬	該当なし
	エスビー食品	該当なし	該当なし	該当なし	
杉田 守礼（東京都立駒込病院）	該当なし	該当なし	該当なし	該当なし	該当なし
	該当なし	該当なし	該当なし	該当なし	
関根 郁夫（筑波大学）	該当なし	該当なし	該当なし	中外製薬	該当なし
	該当なし	該当なし	該当なし	該当なし	
祖父江 由紀子（東邦大学医療センター大森病院）	該当なし	該当なし	該当なし	該当なし	該当なし
	該当なし	該当なし	該当なし	該当なし	
髙木 辰哉（順天堂大学）	該当なし	該当なし	該当なし	該当なし	該当なし
	該当なし	該当なし	該当なし	該当なし	
髙橋 俊二（がん研究会有明病院）	該当なし	該当なし	該当なし	MSD，中外製薬	該当なし
	該当なし	該当なし	該当なし	該当なし	
高山 京子（順天堂大学）	該当なし	該当なし	該当なし	該当なし	該当なし
	該当なし	該当なし	該当なし	該当なし	

作成委員

	氏名 (所属機関)	利益相反開示項目				
		開示項目1	開示項目2	開示項目3	開示項目4	開示項目5
		開示項目6	開示項目7	開示項目8	開示項目9	
作成委員	髙山 浩一 (京都府立医科大学)	該当なし	該当なし	該当なし	中外製薬，MSD，アストラゼネカ，日本ベーリンガーインゲルハイム，小野薬品工業，日本イーライリリー，ノバルティスファーマ，杏林製薬	該当なし
		該当なし	大鵬薬品工業，日本イーライリリー，帝人ファーマ，小野薬品工業	該当なし	該当なし	
	立石 宇貴秀 (東京医科歯科大学)	マイクロン	該当なし	該当なし	該当なし	該当なし
		該当なし	日本メジフィジックス，Eisai. Inc，第一三共	該当なし	該当なし	
	中西 京子 (元 埼玉県立がんセンター)	該当なし	該当なし	該当なし	該当なし	該当なし
		該当なし	該当なし	該当なし	該当なし	
	中村 直樹 (聖マリアンナ医科大学)	該当なし	該当なし	該当なし	該当なし	該当なし
		該当なし	該当なし	該当なし	該当なし	
	西森 久和 (岡山大学)	該当なし	該当なし	該当なし	該当なし	該当なし
		該当なし	該当なし	該当なし	該当なし	
	野田 知之 (川崎医科大学)	該当なし	該当なし	該当なし	該当なし	該当なし
		該当なし	岡山西大寺病院	該当なし	該当なし	
	原 仁美 (神戸大学)	該当なし	該当なし	該当なし	該当なし	該当なし
		該当なし	該当なし	該当なし	該当なし	
	原田 浩之 (東京医科歯科大学)	該当なし	該当なし	該当なし	該当なし	該当なし
		該当なし	該当なし	該当なし	該当なし	
	松本 嘉寛 (九州大学)	該当なし	該当なし	該当なし	該当なし	該当なし
		該当なし	該当なし	該当なし	該当なし	
	森岡 秀夫 (国立病院機構東京医療センター)	該当なし	該当なし	該当なし	該当なし	該当なし
		該当なし	該当なし	該当なし	該当なし	
	山口 岳彦 (獨協医科大学日光医療センター)	該当なし	該当なし	該当なし	該当なし	該当なし
		該当なし	該当なし	該当なし	該当なし	
	湯浅 健 (がん研究会有明病院)	該当なし	該当なし	該当なし	ヤンセンファーマ，ブリストル・マイヤーズスクイブ	該当なし
		該当なし	該当なし	該当なし	該当なし	
	吉田 泰一 (秋田大学)	該当なし	該当なし	該当なし	該当なし	該当なし
		該当なし	該当なし	該当なし	該当なし	
協力委員	足立 拓也 (東京医科歯科大学)	該当なし	該当なし	該当なし	該当なし	該当なし
		該当なし	該当なし	該当なし	該当なし	
	阿部 信 (栃木県立がんセンター)	該当なし	該当なし	該当なし	該当なし	該当なし
		該当なし	該当なし	該当なし	該当なし	
	飯田 圭一郎 (九州大学)	該当なし	該当なし	該当なし	該当なし	該当なし
		該当なし	該当なし	該当なし	該当なし	
	伊藤 慶 (東京都立駒込病院)	該当なし	該当なし	該当なし	該当なし	該当なし
		該当なし	該当なし	該当なし	該当なし	
	今田 浩生 (埼玉医科大学総合医療センター)	該当なし	該当なし	該当なし	該当なし	該当なし
		該当なし	該当なし	該当なし	該当なし	
	今西 淳悟 (帝京大学)	該当なし	該当なし	該当なし	該当なし	該当なし
		該当なし	該当なし	該当なし	該当なし	
	今野 伸樹 (広島大学)	該当なし	該当なし	該当なし	該当なし	該当なし
		該当なし	該当なし	該当なし	該当なし	
	浦崎 哲也 (がん研究会有明病院)	該当なし	該当なし	該当なし	該当なし	該当なし
		該当なし	該当なし	該当なし	該当なし	
	大木 遼佑 (がん研究会有明病院)	該当なし	該当なし	該当なし	該当なし	該当なし
		該当なし	該当なし	該当なし	該当なし	
	加島 義久 (東京医科歯科大学)	該当なし	該当なし	該当なし	該当なし	該当なし
		該当なし	該当なし	該当なし	該当なし	
	河本 旭哉 (神戸大学)	該当なし	該当なし	該当なし	該当なし	該当なし
		該当なし	シスメックス	該当なし	該当なし	
	城戸 秀倫 (順天堂大学)	該当なし	該当なし	該当なし	該当なし	該当なし
		該当なし	該当なし	該当なし	該当なし	
	窪田 大介 (順天堂大学)	該当なし	該当なし	該当なし	該当なし	該当なし
		該当なし	該当なし	該当なし	該当なし	
	澤田 良子 (神戸大学)	該当なし	該当なし	該当なし	該当なし	該当なし
		該当なし	該当なし	該当なし	該当なし	
	篠崎 英恵 (秋田大学)	該当なし	該当なし	該当なし	該当なし	該当なし
		該当なし	該当なし	該当なし	該当なし	
	菅谷 潤 (国立がん研究センター東病院)	該当なし	該当なし	該当なし	該当なし	該当なし
		該当なし	該当なし	該当なし	該当なし	
	武井 大輔 (埼玉県立がんセンター)	該当なし	該当なし	該当なし	該当なし	該当なし
		該当なし	該当なし	該当なし	該当なし	
	竹森 俊幸 (神戸大学)	該当なし	該当なし	該当なし	該当なし	該当なし
		該当なし	該当なし	該当なし	該当なし	
	中田 英二 (岡山大学)	該当なし	該当なし	該当なし	該当なし	該当なし
		該当なし	岡山西大寺病院	該当なし	該当なし	
	西村 瑠美 (国立がん研究センター中央病院)	該当なし	該当なし	該当なし	該当なし	該当なし
		該当なし	該当なし	該当なし	該当なし	
	長谷川 貴章 (愛知県がんセンター)	該当なし	該当なし	該当なし	該当なし	該当なし
		該当なし	該当なし	該当なし	該当なし	
	平畑 昌宏 (帝京大学)	該当なし	該当なし	該当なし	該当なし	該当なし
		該当なし	該当なし	該当なし	該当なし	

区分	氏名 （所属機関）	利益相反開示項目				
		開示項目1	開示項目2	開示項目3	開示項目4	開示項目5
		開示項目6	開示項目7	開示項目8	開示項目9	
協力委員	深澤 義輝 （埼玉県立がんセンター）	該当なし	該当なし	該当なし	該当なし	該当なし
		該当なし	該当なし	該当なし	該当なし	
	藤吉 健史 （静岡済生会総合病院）	該当なし	該当なし	該当なし	該当なし	該当なし
		該当なし	該当なし	該当なし	該当なし	
	藤原 正識 （東京都立駒込病院）	該当なし	該当なし	該当なし	該当なし	該当なし
		該当なし	該当なし	該当なし	該当なし	
	松本 隆児 （北海道大学）	該当なし	該当なし	該当なし	該当なし	該当なし
		該当なし	該当なし	該当なし	該当なし	
	山口 さやか （慶應義塾大学）	該当なし	該当なし	該当なし	該当なし	該当なし
		該当なし	ニューベイシブジャパン，セルソース，メダクタジャパン，ビー・ブラウンエースクラップ	該当なし	該当なし	
	横山 幸太 （東京医科歯科大学）	該当なし	該当なし	該当なし	該当なし	該当なし
		該当なし	該当なし	該当なし	該当なし	
	吉山 晶 （国立病院機構東京医療センター）	該当なし	該当なし	該当なし	該当なし	該当なし
		該当なし	該当なし	該当なし	該当なし	
作成指導	吉田 雅博 （国際医療福祉大学化学療法研究所付属病院）	該当なし	該当なし	該当なし	該当なし	該当なし
		該当なし	該当なし	該当なし	該当なし	
評価委員	東 光久 （奈良県総合医療センター）	該当なし	該当なし	該当なし	該当なし	該当なし
		該当なし	福島厚生農業協同組合連合会	該当なし	該当なし	
	大江 裕一郎 （国立がん研究センター中央病院）	該当なし	該当なし	該当なし	アストラゼネカ，中外製薬	該当なし
		該当なし	アストラゼネカ，小野薬品工業，キッセイ薬品工業，中外製薬，ブリストル・マイヤーズスクイブ，EPS インターナショナル，MSD，ヤンセンファーマ，武田薬品工業，IQVIA，シミック，日本イーライリリー，メドペイス・ジャパン	該当なし	該当なし	
	岡本 浩明 （横浜市立市民病院）	該当なし	該当なし	該当なし	該当なし	該当なし
		該当なし	大鵬薬品工業，中外製薬，ブリストル・マイヤーズスクイブ，MSD	該当なし	該当なし	
	奥坂 拓志 （国立がん研究センター中央病院）	該当なし	該当なし	該当なし	該当なし	該当なし
		該当なし	エーザイ株式会社，アストラゼネカ株式会社，ブリストル・マイヤーズスクイブ株式会社，MSD 株式会社	該当なし	該当なし	
	木原 康太 （特定非営利活動法人キャンサーネットジャパン）	特定非営利活動法人JORTC	該当なし	該当なし	該当なし	該当なし
		該当なし	該当なし	該当なし	該当なし	
	釼持 広知 （静岡県立静岡がんセンター）	該当なし	該当なし	該当なし	該当なし	該当なし
		該当なし	アストラゼネカ，EPS インターナショナル，ノバルティスファーマ，EP クルーズ，小野薬品工業，日本イーライリリー	該当なし	該当なし	
	清水 千佳子 （国立国際医療研究センター病院）	該当なし	該当なし	該当なし	該当なし	該当なし
		日本イーライリリー	該当なし	該当なし	該当なし	
	田上 恵太 （東北大学）	該当なし	該当なし	該当なし	該当なし	該当なし
		該当なし	該当なし	該当なし	該当なし	
	永倉 久泰 （KKR 札幌医療センター）	該当なし	該当なし	該当なし	該当なし	該当なし
		該当なし	該当なし	該当なし	該当なし	
	成田 伸太郎 （秋田大学）	該当なし	該当なし	該当なし	ヤンセンファーマ，アストラゼネカ	該当なし
		該当なし	該当なし	該当なし	該当なし	
	平本 秀二 （ピースホームケアクリニック）	該当なし	該当なし	該当なし	該当なし	該当なし
		該当なし	該当なし	該当なし	該当なし	
	堀之内 秀仁 （国立がん研究センター中央病院）	該当なし	該当なし	該当なし	アストラゼネカ，小野薬品工業，協和発酵キリン，日本イーライリリー，アッヴィ	該当なし
		MSD，中外製薬，小野薬品工業，第一三共，アッヴィ，ブリストル・マイヤーズスクイブ	該当なし	該当なし	該当なし	
	松本 誠一 （がん研究会有明病院）	該当なし	該当なし	該当なし	該当なし	該当なし
		該当なし	該当なし	該当なし	該当なし	
	室 圭 （愛知県がんセンター）	該当なし	該当なし	該当なし	大鵬薬品工業，中外製薬，小野薬品工業，サノフィ，武田薬品工業，ブリストル・マイヤーズスクイブ，バイエル薬品，日本イーライリリー，第一三共	該当なし
		該当なし	ソレイジア・ファーマ，アステラス製薬，ノバルティスファーマ，Eisai. Inc	該当なし	該当なし	
	吉村 真奈 （東京医科大学）	該当なし	該当なし	該当なし	該当なし	該当なし
		該当なし	該当なし	該当なし	該当なし	

骨転移診療ガイドライン（改訂第2版）

2015 年　3 月 30 日	第 1 版第 1 刷発行	
2019 年　5 月 31 日	第 1 版第 4 刷発行	
2022 年 12 月　2 日	第 2 版第 1 刷発行	
2024 年　5 月 10 日	第 2 版第 2 刷発行	

編集者　日本臨床腫瘍学会
発行者　小立健太
発行所　株式会社　南　江　堂
〒113-8410　東京都文京区本郷三丁目 42 番 6 号
☎（出版）03-3811-7198　（営業）03-3811-7239
ホームページ https://www.nankodo.co.jp/
印刷・製本　真興社

Practical Guideline of Bone Metastasis
© Japanese Society of Medical Oncology, 2022

定価は表紙に表示してあります.
落丁・乱丁の場合はお取り替えいたします.
ご意見・お問い合わせはホームページまでお寄せください.

Printed and Bound in Japan
ISBN978-4-524-23191-1